PSICOLOGIA em INFERTILIDADE e REPRODUÇÃO ASSISTIDA
da teoria à prática

PSICOLOGIA EM INFERTILIDADE E REPRODUÇÃO ASSISTIDA – DA TEORIA À PRÁTICA

Coordenadores:
Luciana Leis
Paulo Gallo de Sá

Produção editorial, projeto gráfico, diagramação e capa: MKX EDITORIAL

© 2023 Editora dos Editores
Todos os direitos reservados. Nenhuma parte deste livro poderá ser reproduzida, sejam quais forem os meios empregados, sem a permissão, por escrito, das editoras.
Aos infratores aplicam-se as sanções previstas nos artigos 102, 104, 106 e 107 da Lei no 9.610, de 19 de fevereiro de 1998.

ISBN: 978-85-85162-67-2

Editora dos Editores
São Paulo: Rua Marquês de Itu, 408 - sala 104
Centro.
(11) 2538-3117
Rio de Janeiro: Rua Visconde de Pirajá, 547 - sala 1121
Ipanema.
www.editoradoseditores.com.br

Impresso no Brasil
Printed in Brazil
1ª impressão – 2023

Este livro foi criteriosamente selecionado e aprovado por um Editor científico da área em que se inclui. A Editora dos Editores assume o compromisso de delegar a decisão da publicação de seus livros a professores e formadores de opinião com notório saber em suas respectivas áreas de atuação profissional e acadêmica, sem a interferência de seus controladores e gestores, cujo objetivo é lhe entregar o melhor conteúdo para sua formação e atualização profissional.
Desejamos-lhe uma boa leitura!

Dados Internacionais de Catalogação na Publicação (CIP)
(Câmara Brasileira do Livro, SP, Brasil)

Psicologia em infertilidade e reprodução assistida da teoria à prática / organização Luciana Leis, Paulo Gallo de Sá. -- 1. ed. -- São Paulo : Editora dos Editores, 2023.

Vários colaboradores.
Bibliografia
ISBN 978-85-85162-67-2

1. Infertilidade - Aspectos psicológicos. 2. Reprodução humana assistida. 3. Reprodução humana assistida - Aspectos psicológicos. 4. Psicologia. I. Leis, Luciana. II. Sá, Paulo Gallo de.

23-151748 CDD-618.20019

Índices para catálogo sistemático:
1. Reprodução humana assistida : Psicologia
618.20019

Aline Graziele Benitez - Bibliotecária - CRB-1/3129

PSICOLOGIA em INFERTILIDADE e REPRODUÇÃO ASSISTIDA
da teoria à prática

Organização

LUCIANA LEIS
PAULO GALLO DE SÁ

1ª edição
2023

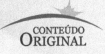

Coordenadores

Luciana Leis

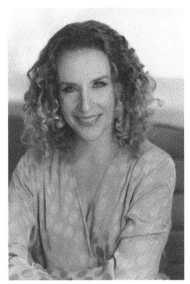

Psicóloga. Especialista em Psicologia Hospitalar pelo Hospital das Clínicas da Faculdade de Medicina da Universidade de São Paulo (HC-FMUSP). Psicóloga e Pesquisadora do Projeto Alfa e Projeto Beta (Medicina Reprodutiva). Atua com enfoque no atendimento a casais inférteis há 22 anos. Coordenadora do Comitê de Psicologia da Sociedade Brasileira de Reprodução Humana (2021/23). Coordenadora da "Jornada Paulista de Psicologia em Reprodução Assistida" desde 2014. Coordenadora e Professora do Curso "Infertilidade e Reprodução Assistida – Temas Contemporâneos" do Instituto Sedes Sapientiae. Professora no Curso de Pós-Graduação em Infertilidade Conjugal e Reprodução Assistida da Faculdade de Ciências Médicas da Santa Casa de São Paulo (FCMSCSP). Professora do Curso de Pós-Graduação em Psicologia em Reprodução Assistida do Instituto Suassuna.

Paulo Gallo de Sá

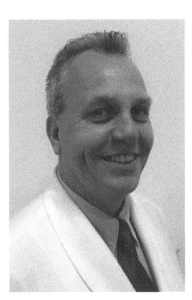

Professor Assistente de Ginecologia da Faculdade de Ciências Médicas da Universidade Estadual do Rio de Janeiro (UERJ). Chefe do Setor de Reprodução Humana do Hospital Universitário da UERJ. Mestre em Ginecologia pela Universidade Federal do Rio de Janeiro (UFRJ). Especialista em Reprodução Humana pela Federação Brasileira das Associações de Ginecologia e Obstetrícia (FEBRASGO)/Associação Médica Brasileira (AMB). 1º Vice-Presidente da Sociedade Brasileira de Reprodução Humana (SBRH) (2017-18 e 2019-20). Presidente da SBRH (2021-23). Membro da Comissão Nacional Especializada em Reprodução Humana da FEBRASGO. Diretor Médico da Clínica Vida – Centro de Fertilidade, Rio de Janeiro. Professor da Pós-Graduação em Reprodução Humana Assistida da Clínica Vida.

Colaboradores

Ana Rosa Detílio

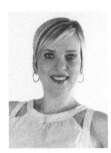

Psicóloga. Psicoterapeuta Individual, de Casais e Família. Membro da Equipe do Centro de Reprodução Humana Assistida Fertivitro, Especialista em Psicologia Hospitalar pelo Centro de Referência da Saúde da Mulher do Hospital Pérola Byngton. Especialista em Psicoterapia Psicanalítica Breve no Instituto Paulista de Psicologia, Estudos Sociais e Pesquisa (IPPESP). Capacitação em Psicologia Aplicada à Reprodução Assistida pela Sociedade Brasileira de Reprodução Assistida (SBRA).

Arielle Rocha de Oliveira S. Nascimento

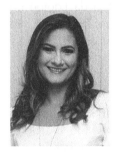

Psicóloga pela Universidade Federal do Espírito Santo (UFES). Mestre em Psicologia Institucional pela UFES. Pós-graduada em Psicologia e Maternidade. Em formação no Curso de Teoria e Técnica de Intervenção na Relação Pais-Bebês pelo ITIPOA. Psicóloga Clínica voltada a Assistência à Gravidez, Parto e Puerpério e para o Tratamento de Casais com Abortos de Repetição e Infertilidade. Psicóloga do Instituto de Medicina Reprodutiva (Vitória-ES) com Orientação e Acompanhamento Emocional aos Casais que estão em Ciclo de Reprodução Assistida, bem como Suporte aos Diferentes Desfechos dos Tratamentos Realizados. Membro do Comitê de Psicologia da Sociedade Brasileira de Reprodução Humana (SBRH).

Cassia Cançado Avelar

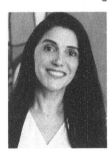

Psicóloga na Clínica Huntington/Pró-Criar, Belo Horizonte-MG. Especialista em Psicologia Médica pela Universidade Federal de Minas Gerais (UFMG). Especialista em Avaliação Psicológica pela Pontifícia Universidade Católica de Brasília (PUC-Brasília). Especialista em Psicologia Aplicada à Reprodução Assistida pela Associação Brasileira de Reprodução Assistida (SBRA). Coordenadora do Comitê Nacional de Psicologia da Sociedade Brasileira Reprodução Humana (SBRH) (biênio 2017/2018). Doutoranda em Psicologia pela Universidade del Salvador (USAL), Argentina.

Cristiano Eduardo Busso

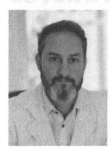

Especialista em Reprodução Humana pela Federação Brasileira das Associações de Ginecologia e Obstetrícia (Febrasgo). Doutor pela Universidade de Valência, Espanha. Professor do Curso de Pós-graduação em Reprodução Humana da Santa Casa de São Paulo (SCSP).

Débora Marcondes Farinati

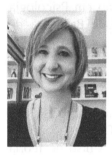

Psicóloga. Psicanalista. Mestra em Psicologia Clínica pela Pontifícia Universidade Católica do Rio Grande do Sul (PUCRS). Diretora Científica da Sigmund Freud Associação Psicanalítica. Membro do Grupo Consenso da Associação Brasileira de Reprodução Assistida (SBRA). Membro do Comitê Nacional de Psicologia da Sociedade Brasileira de Reprodução Humana (SBRH). Membro da Equipe do Fertilitat – Centro de Medicina Reprodutiva. Coorganizadora do livro *Psicologia em Reprodução Assistida* (Editora dos Editores, 2019).

Flavia Giacon

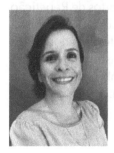

Especialista em Psicologia da Reprodução Humana pelo Instituto Suassuna, Goiânia. Membro Associado da Sociedade Brasileira de Reprodução Assistida (SBRA). Título de Capacitação em Reprodução Assistida pela SBRA. Membro do Comitê de Psicologia da Sociedade Brasileira de Reprodução Humana (SBRH). Psicóloga da Clínica de Reprodução Humana Mater Prime.

Helena Maria Loureiro Montagnini

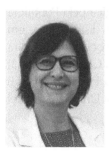

Psicóloga. Doutora em Ciências pela Universidade Federal de São Paulo (Unifesp). Especialização em Terapia de Casal e Família pelo Instituto Familiae. Membro da Equipe da Clínica Huntington de Medicina Reprodutiva. Membro do Grupo de Consenso em Psicologia em Reprodução Assistida.

Helena Prado Lopes

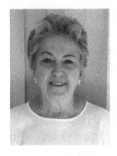

Psicóloga Clínica. Terapeuta de Casal e Família. Membro Titular da Associação de Terapia de Família do Rio de Janeiro (ATF-RJ). Psicóloga Colaboradora do Instituto de Ginecologia da Universidade Federal do Rio de Janeiro (UFRJ), Setor de Reprodução Humana no Hospital Moncorvo Filho. Psicóloga da Clínica Pró-Fértil Centro de Medicina Reprodutiva do Rio de Janeiro. Diplomada em Psicologia da Reprodução Humana pela Rede Latino Americana de Reprodução Assistida (REDLARA). Membro do Comitê de Psicologia da Sociedade Brasileira de Reprodução Humana (SBRH). Membro da Sociedade Brasileira de Reprodução Assistida (SBRA). Autora de Livros Infantis sobre Reprodução Assistida. Autora do livro *Ser Pai & Mãe no século XXI – Desejo aliado à tecnologia*. Autora de capítulos em livros sobre reprodução assistida.

Juliana Roberto dos Santos

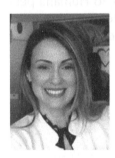

Psicóloga Clínica. Psicóloga do Instituto Ideia Fértil de Saúde Reprodutiva. Psicóloga da Clínica Neo Vita. Especialista em Psicologia Hospitalar pela Faculdade de Medicina da Universidade de São Paulo (FMUSP). Mestra em Ciências pela FMUSP. Especialista em Psicoterapia Psicanalítica pelo Instituto de Psicologia da USP (IPUSP). Doutoranda em Ciências pela Faculdade de Medicina do ABC (FMABC). Professora da Pós-graduação de Psicologia em Reprodução Humana Assistida do Instituto Suassuna, Goiás. Professora do Curso Infertilidade e Reprodução Assistida – Temas Contemporâneos – Curso de Expansão Cultural – SEDES Sapientiae. Membro do Grupo do 1º Consenso de Psicologia da Sociedade Brasileira de Reprodução Assistida (SBRA). Membro do Comitê de Psicologia da Sociedade Brasileira de Reprodução Humana (SBRH). Psicóloga da Clínica Neo Vita.

Katia Maria Straube

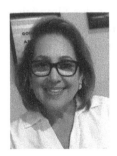

Psicóloga Clínica. Especialista em Reprodução Humana, Psicologia Clínica, Psicologia Infantil e Terapia Familiar Sistêmica. Mestra em Sociologia da Saúde, Psicóloga Certificada pela Sociedade Brasileira de Reprodução Assistida (SBRA). Psicóloga da Androlab Reprodução Humana e Instituto de Fertilidade Feliccità, Curitiba-PR. Co-coordenadora do 1º Consenso de Psicologia em Reprodução Assistida (São Paulo, 2012). Co-coordenadora dos Encontros de Psicologia nos Congressos da SBRA. Membro da SBRA e do Comitê de Psicologia da Sociedade Brasileira de Reprodução Humana (SBRH). Coordenadora e Professora do 1º Curso de Pós-Graduação em Psicologia da Reprodução Humana no Brasil pelo Instituto Suassuna, Goiânia. Coorganizadora da 1ª, 2ª e 3ª Mobilização de Conscientização da Infertilidade, evento online, mês de Junho de cada ano.

Lia Mara Netto Dornelles

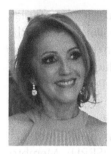

Psicóloga. Doutora em Psicologia pela Universidade Federal do Rio Grande do Sul (UFRGS). Pós-doutorado pela University of Warwick. Mestra em Psicologia Clínica pela Pontifícia Universidade Católica do Rio Grande do Sul (PUCRS). Especialista em Psicanálise Vincular pelo Contemporâneo - Instituto de Psicanálise e Transdisciplinaridade (CIPT). Membro da Sociedade Brasileira de Reprodução Assistida (SBRA) e do Comitê de Psicologia da Sociedade Brasileira de Reprodução Humana (SBRH). Ex-docente da Universidade de Caxias do Sul (UCS). Psicanalista em Formação pelo CIPT.

Maitê de Almeida Covas

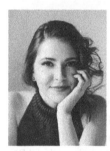

Médica pela Pontifícia Universidade Católica de Campinas (PUC-Campinas). Ginecologista e Obstetra pelo Hospital Israelita Albert Einstein (HIAE). Especialista em Reprodução Humana pela Federação Brasileira das Associações de Ginecologia e Obstetrícia (FEBRASGO) e Sociedade Paulista de Medicina Reprodutiva (SPMR).

Márcia Christina Gonçalves Gusmão

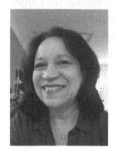

Psicanalista pela Sociedade Brasileira de Estudos e Pesquisa da Infância (SOBEPI). Analista Institucional pela SOBEPI. Psicóloga pela Universidade Federal do Rio de Janeiro (UFRJ). Título de Especialista em Psicologia Clínica. Título de Especialista em Psicologia Escolar e Educacional. Título de Capacitação em Reprodução Assistida para Psicólogo concedido pela Sociedade Brasileira de Reprodução Assistida (SBRA). Coordenadora, Palestrante e Participante de Comissões Científicas dos Simpósios de Psicologia dos Congressos da SBRA. Sócia da SBRA. Sócia da Rede Latino Americana de Reprodução Assistida (REDLARA). Psicanalista da Clínica Fertiprazis – Centro de Reprodução Humana, Rio de Janeiro.

Maria Yolanda Makuch

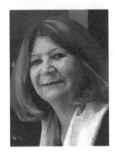

Psicóloga pela Universidade Católica de Córdoba, Argentina. Psicóloga Clínica pela Universidad Nacional de Córdoba, Argentina. Mestre e Doutora em Saúde Mental pela Universidade Estadual de Campinas (Unicamp). Professora Participante da Pós-Graduação do Departamento de Tocoginecologia da Faculdade de Ciências Médicas (FCM) da Unicamp. Professora da Pós-graduação em Infertilidade e Reprodução Humana Assistida do Instituto Suassuna, Goiania. Pesquisadora do Centro de Pesquisa em Saúde Reprodutiva de Campinas (Cemicamp).

Patrícia Marinho Gramacho

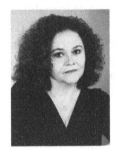

Psicóloga Clínica e Hospitalar. Mais de 25 anos de Experiência Institucional na Área de Psico-oncologia Pediátrica e Psicologia Clínica. Especialista em Psicologia Hospitalar e em Psicologia da Reprodução Assistida. Psicanalista com Ênfase no Desenvolvimento da Criança (Temas Principais: Psicanálise Infantil, Criança Hospitalizada, Luto, Autismo, Óbito Infantil, Oncologia, Literatura Infantil e Reprodução Humana Assistida). Atendimento em Clínica Particular e na Humana Medicina Reprodutiva. Professora de Psicologia Hospitalar em Cursos de Especialização em Goiás. Professora do Curso de Especialização em Reprodução Humana Assistida no Instituto Suassuna, Goiânia. Capacitação em Reprodução Humana Assistida pela Sociedade Brasileira em Reprodução Assistida (SBRA). Mestra em Letras, Literatura e Crítica Literária pela Pontifícia Universidade Católica de Goiás (PUC-GO), com trabalho direcionado para o Uso da Literatura Infantil com Crianças Hospitalizadas, uma Visão Interdisciplinar da Psicologia da Saúde com a Literatura. Participante do Núcleo de Pesquisa de Psicanálise com Criança (Biloquê – do Instituto de Psicanálise Leste-Oeste).

Renata Viola Vives

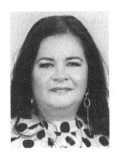

Psicóloga. Psicanalista. Membro Titular da Sociedade Brasileira de Psicanálise de Porto Alegre (SBPdePA). Enlace do Comitê de Mulheres e Psicanálise da International Psychoanalytical Association (IPA). Membro do Comitê Latinoamerciano do Comitê Mulheres e Psicanálise (Cowap). Organizadora e Autora de livros sobre tema da Reprodução Assistida. Coordenadora de Grupos de Estudo sobre Parentalidade, Reprodução Assistida e Adoção.

Rose Marie Massaro Melamed

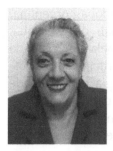

Psicóloga Clínica da Saúde e Hospitalar. Psicóloga do Fertility Medical Group e da Associação Instituto Sapientiae. Capacitação em Psicologia Aplicada à Reprodução Humana Assistida pela Sociedade Brasileira de Reprodução Assistida (SBRA). Membro do Comitê de Psicologia da SBRA. Membro do Comitê de Saúde Mental da Sociedade Brasileira de Reprodução Humana Assistida (SBRH).

Simone Perelson

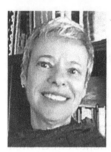

Professora do Instituto de Psicologia da Universidade Federal do Rio de Janeiro (UFRJ). Pós-graduação em Teoria Psicanalítica e Escola de Comunicação. Membro do Comitê de Psicologia da Sociedade Brasileira de Reprodução Humana (SBRH). Membro da Sociedade Brasileira de Reprodução Assistida (SBRA). Membro do Espaço Brasileiro de Estudos Psicanalíticos (EBEP).

Thais Garrafa

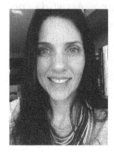

Psicanalista. Doutoranda em Psicologia Social pela Universidade de São Paulo (USP). Integrante da Equipe de Pesquisa em Psicanálise na Parentalidade e na Perinatalidade do Instituto Gerar.

Valéria de Macedo Teixeira Batista

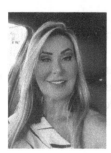

Psicóloga e Psicanalista. Formação em Psicologia e Psicanálise em Reprodução Assistida pela Sociedade Argentina de Medicina Reprodutiva (SAMER) e pela Rede Latinoamericana de Reproduccion Asistida, Buenos Aires. Membro do Comitê da Sociedade Brasileira e Psicologia em Reprodução Humana (SBRH). Psicóloga Responsável pela Clínica Perfetto de Reprodução Assistida. Idealizadora da Jornada de Psicologia e Psicanálise em Reprodução Assistida do Centro Oeste.

Vanya Sansivieri Dossi

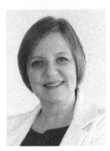

Psicóloga Clínica pela Universidade Paulista (Unip). Pós-graduação em Terapia Sexual pelo Centro Universitário Salesiano de São Paulo (UNISAL). Atua há 20 anos na Área de Reprodução Humana Assistida. Membro do Grupo de Psicologia da Sociedade Brasileira de Reprodução Assistida (SBRA) e do Comitê de Psicologia da Sociedade Brasileira de Reprodução Humana (SBRH). Psicóloga Voluntária do Ambulatório Transdisciplinar de Identidade de Gênero e Orientação Sexual (AMTIGOS).

Agradecimentos

Aos nossos filhos,
Nossas famílias,

À Sociedade Brasileira de Reprodução Humana,
em especial ao Comitê de Psicologia da mesma e

À Julieta Quayle, por abrir portas
para que esse livro fosse possível.

Prefácio

A conferência sobre População e Desenvolvimento da ONU** (Cairo, 1994) definiu que:

> "...a saúde reprodutiva consiste no estado de completo bem-estar físico, mental e social e não meramente na ausência de doenças ou enfermidades em todos os aspectos relacionados ao sistema reprodutivo, suas funções e processos. Saúde reprodutiva implica que as pessoas possam ter uma vida sexual segura e satisfatória, que tenham capacidade de reproduzir e decidir livremente se e quando ter filhos e o espaçamento entre eles..." (p.17)

A infertilidade conjugal acomete cerca de 10 a 15% dos casais e, apesar de sua alta incidência, continua a ser um assunto extremamente particular para os que a vivenciam, com alto impacto na autoestima, sem contar o estigma social que costuma acompanhar esse diagnóstico.

Os casais com dificuldades para conceber necessitam de orientação, tratamento e acompanhamento por serviços qualificados e equipes multiprofissionais, visto que poucos desses casais são definitivamente inférteis. A maioria encontra-se numa situação de "subfertilidade", cuja origem pode estar no parceiro masculino, na parceira feminina ou em ambos.

O tratamento da infertilidade conjugal vai depender do diagnóstico revelado pela pesquisa do casal, podendo variar desde um simples tratamento clínico até a utilização de métodos de alta complexidade, como tratamentos cirúrgicos e os métodos de reprodução assistida (inseminação artificial e fertilização *in vitro*). Um serviço de infertilidade de boa qualidade deve promover atendimento multidisciplinar, oferecendo uma ampla variedade de tratamentos, desde os mais simples até os mais avançados.

Paralelamente, a sociedade contemporânea testemunha transformações profundas em diversas áreas, desde o campo da ciência e tecnologia ao campo do comportamento social, acarretando profundas mudanças em nossa cultura tradicional e possibilitando uma pluralidade de arranjos e novas configurações familiares que, graças aos avanços das técnicas de reprodução assistida, permitem que sujeitos que antes não poderiam se reproduzir espontaneamente, possam construir suas famílias através da utilização desses recursos . Esse fato nos coloca diante de novas demandas psicológicas frente aos tratamentos de reprodução assistida, à gestação, à maternidade e à paternidade.

---

* Conferência Internacional da ONU sobre População e Desenvolvimento (CIPD'94), Cairo – Egito, de 5 a 13/12/1994.

Compreendemos que o desejo de filho, ainda nos dias atuais, continua sendo uma das mais importantes fontes de realização para a maioria das pessoas, uma vez que envolve, além do desejo de formar uma família e cuidar de um outro, satisfações narcísicas relevantes que se relacionam ao desejo de se tornar "imortal", deixar a sua "semente", reafirmar a feminilidade ou masculinidade, compreender a própria origem entre outros.

Justamente por todas essas razões, costuma ser tão sofrido para os que enfrentam dificuldades para engravidar não conseguir realizar um desejo tão comum e, geralmente, fácil de ser conquistado por grande parte dos indivíduos. O impacto que a infertilidade causará em cada pessoa será sempre singular e se relacionará a aspectos da história pessoal e da relevância que o desejo de filho ocupa para esse sujeito.

Assim, uma escuta delicada e qualificada se faz extremamente importante para se conseguir acolher e trabalhar adequadamente as questões trazidas pelos(as) pacientes dentro desse contexto, evitando que o psicólogo/psicanalista faça colocações rasas e de "senso comum" em seus atendimentos, o que, de fato, não irá auxiliar essas pessoas.

Portanto, esse livro tem como principal objetivo ajudar a capacitar profissionais da saúde mental a melhor atenderem as demandas de pacientes com dificuldades para engravidar ou que estão em contexto de tratamentos de reprodução assistida por razões outras, que não a infertilidade. Propomos trazer reflexões e ampliar pontos de vista buscando sempre fazer uma conexão com a prática clínica. Justamente por isso, em cada capítulo você encontrará vinhetas ou casos clínicos para ilustrar, mais claramente, a parte teórica em questão.

Todos os autores escolhidos para compor essa obra têm vasta experiência de trabalho no contexto de reprodução assistida e se propuseram a dividir seu conhecimento para possibilitar uma melhor atuação dos profissionais diante de casos com demandas tão específicas.

Esperamos, através dos conteúdos aqui colocados, ser fonte de qualificação, criatividade e inspiração nos cuidados que você terá diante de cada paciente atravessado(a) por questões aqui colocadas!

Boa leitura!

Luciana Leis e Paulo Gallo de Sá

Sumário

1. Introdução às Técnicas de Reprodução Assistida, 1

Paulo Gallo de Sá

2. O Corpo: Entre o Desejo de Filhos e a Reprodução Humana Medicamente Assistida, 7

Débora Marcondes Farinati

3. Aspectos Emocionais da Infertilidade Conjugal, 17

Flávia Giacon
Kátia Maria Straube

4. Sexualidade, Corpo Erógeno Vincular, Vínculo Conjugal e Tratamentos Reprodutivos: um Enlace Frágil, 27

Lia Mara Netto Dornelles

5. Suporte Psicológico nos Tratamentos de Reprodução Assistida: a Escuta como Cuidado, 37

Arielle Rocha de Oliveira S. Nascimento
Márcia Christina Gonçalves Gusmão

6 Lutos Não Validados em Reprodução Assistida, 47

Luciana Leis

7 Doação de Óvulos, 59

Juliana Roberto dos Santos
Luciana Leis

8 Sobre a Adoção de Embriões: Algumas Reflexões, 69

Renata Viola Vives

9 Considerações sobre Recepção de Gametas, 81

Helena Maria Loureiro Montagnini

10 Doação e Recepção de Gametas entre Parentes, 91

Débora Marcondes Farinati
Luciana Leis

11 Útero de Substituição: O que o Psicólogo Precisa Saber?, 103

Cássia Cançado Avelar
Vanya Sansivieri Dossi

12 Preservação da Fertilidade Social e Oncológica, 115

Patrícia Marinho Gramacho
Juliana Roberto dos Santos

13 A Equipe Médica Diante dos Pacientes de Reprodução Assistida, 127

Rose Marie Massaro Melamed
Valéria de Macedo Teixeira Batista

14 Pensando os Segredos de Origem na Recepção de Gametas: Contar ou Não Contar ao Filho(a)?, 135

Simone Perelson

15 Parar de Tentar, 145

Thais Garrafa

16 Técnicas de Reprodução Assistida em Pessoas Não Inférteis, 153

Maitê de Almeida Covas
Cristiano Eduardo Busso

17 Família Homoparental: Dilemas, Desafios, Constituição de Vínculos, Realização e um Desejo, 161

Helena Prado Lopes
Maria Yolanda Makuch

18 Monoparentalidade, 173

Ana Rosa Detílio
Luciana Leis

19 Pessoas Transgênero e os Tratamentos de Reprodução Assistida, 185

Juliana Roberto dos Santos

Introdução às Técnicas de Reprodução Assistida

CAPÍTULO 1

Paulo Gallo de Sá

Infertilidade conjugal

A infertilidade conjugal é uma das mais difíceis experiências da vida de um casal, interferindo em todos os aspectos de suas vidas e acarretando, muitas vezes, transtornos irreparáveis ao relacionamento matrimonial. Altera seus sonhos familiares, fantasias, confiança mútua, autoestima e sexualidade, gerando, enfim, inestimáveis prejuízos ao relacionamento interpessoal, com a família, os amigos e com o mundo.[1]

A Federação Internacional de Ginecologia e Obstetrícia (FIGO) define a infertilidade conjugal como "a incapacidade de conceber, após dois anos de relações sexuais regulares, sem uso de métodos contraceptivos".[2] A Sociedade Americana de Medicina Reprodutiva (ASRM), por sua vez, conceitua infertilidade conjugal como a "falta de gestação detectada clínica ou hormonalmente, após 12 meses de relações sexuais regulares sem contracepção".[3]

A preocupação da humanidade com os problemas relacionados à procriação remonta de longa data, sendo encontrados relatos referentes a esse tema em vários papiros, como os de Ebers e os de Berlin. Porém, as primeiras descrições precisas sobre fertilidade e infertilidade foram encontradas nos papiros de Kahovn, que datam de 2.200 A.C.[3]

Infertilidade conjugal – etiologia

A infertilidade conjugal acomete de 10 a 20% dos casais,[2,3] sofrendo variações em função de diversos aspectos, como a população avaliada e a idade da mulher.[2,3]

A distribuição dos diversos fatores envolvidos na infertilidade é apresentada na **Tabela 1.1**. Essa divisão percentual é, na verdade, meramente artificial, pois a associação de mais de um fator é muito frequente, principalmente a ocorrência simultânea de fatores masculinos e femininos.[2]

Tabela 1.1. Infertilidade conjugal – etiologia

Fatores	% de casos
Masculino	35%
Tuboperitoneal	35%
Ovulatório	15%
Cervical, corporal e outros	5%
Infertilidade sem causa aparente (ISCA ou ESCA)	10%

Fonte: Speroff, 1995.

É interessante salientar que, em virtude da disponibilidade das técnicas de reprodução assistida, o diagnóstico de incapacidade definitiva de gestar poderá ser sempre questionando, tanto com relação ao fator masculino, que vislumbra uma nova era com as técnicas de micromanipulação de espermatozoides ou de espermátide retirados diretamente dos testículos, como na abordagem terapêutica do fator feminino, lançando mão da substituição temporária do útero ("barriga de aluguel") ou da doação de óvulos.[3]

Reprodução assistida (RA)

O tratamento da infertilidade conjugal pode ser clínico e/ou cirúrgico, na dependência dos fatores etiológicos evidenciados após a pesquisa de cada casal. Quando estas intervenções não são suficientes para a obtenção da gravidez, poderemos lançar mão das técnicas de reprodução assistida (TRAs).

Reprodução assistida é conceituada pela ASRM como o "conjunto de técnicas que visam facilitar o encontro dos gametas, no organismo materno (técnicas intracorpóreas) ou em laboratório (técnicas extracorpóreas), para que ocorra a fertilização".

Essas técnicas podem ser classificadas de acordo com o grau de complexidade (**Quadro 1.1**) ou de acordo com o local em que ocorre a ovulação (**Quadro 1.2**).

A escolha da TRA a ser utilizada vai depender do diagnóstico etiológico da infertilidade conjugal diagnosticada após a investigação minuciosa de cada casal, porém a preferência deve recair sobre os métodos mais simples, de menor custo, com facilidade de repetição e que apresentem bons resultados.[4]

Quadro 1.1. Reprodução assistida – classificação por grau de complexidade

Técnicas de baixa complexidade:
- Coito programado (CP)
- Inseminação intracervical (IIC)
- Inseminação intrauterina (IIU)

Técnicas de alta complexidade:
- Transferência intratubária de gametas (GIFT)
- Fertilização *in vitro* (FIV):
    - Convencional
    - Injeção intracitoplasmática de espermatozoides (ICSI)

Quadro 1.2. Reprodução assistida – classificação pelo local da fecundação

Técnicas intracorpóreas:
- Coito programado (CP)
- Inseminação intracervical (IIC)
- Transferência intratubária de gametas (GIFT)
- Inseminação intrauterina (IIU)

Técnicas extracorpóreas:
- Fertilização *in vitro* (FIV):
    - Convencional
    - Injeção intracitoplasmática de espermatozoides (ICSI)

Reprodução assistida – considerações gerais

Desde os trabalhos preliminares de Roberts Edwards, na década de 1960,[5-7] até a primeira gravidez a termo em humanos,[7,8] transcorreram quase duas décadas. O desenvolvimento das técnicas de reprodução assistida (TRAs) trouxe um acúmulo de conhecimento sem precedentes, tanto com relação à fisiologia dos gametas como também no que se refere à interação dos mesmos. A utilização de ciclos estimulados contribuiu decisivamente para uma intensa evolução no conhecimento do ciclo menstrual e das técnicas de estimulação ovariana. A necessidade de conseguir espermatozoides em número e qualidade adequados, também estimulou a investigação sobre a gametogênese masculina. E, finalmente, o manejo dos gametas induziu ao estudo minucioso do processo de fertilização humana.[3,7]

Posteriormente, a utilização da doação de gametas e embriões permitiu separar os conhecimentos masculinos e femininos no processo de reprodução humana e individualizar os conhecimentos embrionário e endometrial durante o processo da implantação.[3]

O advento da injeção intracitoplasmática de espermatozoides (ICSI)[7,9] possibilitou um avanço importante para o tratamento da infertilidade de causa masculina e permitiu identificar a verdadeira relevância dos vários tipos de alterações seminais.

Critérios de seleção e indicações para RA

A propedêutica básica do casal é fundamental para a escolha do método terapêutico.[4]

Critérios de seleção e indicações para baixa complexidade

Desse modo, para a indicação dos métodos de baixa complexidade (CP, IIC ou IIU) é necessária a observação dos seguintes aspectos:[4]

- Cavidade uterina normal.
- Ovário funcionante (capaz de responder aos estímulos).
- Pelo menos uma tuba pérvia e funcionante.
- Número mínimo de espermatozoides com qualidade.

No caso da IIU, os melhores resultados são obtidos quando o número final de espermatozoides após a capacitação for superior a 5 milhões (progressivos rápidos).[4]

Nos casos com indicação para coito programado (CP), as melhores chances de gestação são observadas quando o espermograma prévio mostra-se normal ou com alterações muito discretas.

As indicações para as técnicas de baixa complexidade estão apresentadas no Quadro 1.3.[4]

Quadro 1.3. Técnicas de baixa complexidade – indicações

Coito programado:
- Fator ovulatório
- Isca

Inseminação intrauterina:
- Fator masculino ejaculatório
- Fator masculino seminal leve a moderado
- Indicação para sêmen armazenado ou de doador
- Fator cervical
- Insucesso das técnicas de CP

As técnicas de inseminação intracervical (IIC) e de transferência intratubária de gametas (GIFT) são muito pouco utilizadas atualmente devido aos seus resultados e indicações muito limitados.

A inseminação intracervical (IIC) não apresenta grande superioridade com relação ao ato sexual. Suas indicações são bastante limitadas, restringindo-se aos casos de impossibilidade de uma relação sexual normal (malformação de órgãos sexuais, distúrbios sexuais ou ejaculatórios).

A transferência intratubária de gametas (GIFT) necessita de pelo menos uma tuba saudável e cavidade uterina normal. Sua maior indicação consiste nos fatores anatômicos cervicais que dificultem a transferência transcervical dos embriões obtidos por FIV.[2] Muitas vezes, porém, essa técnica é escolhida por casais que, por questões morais e/ou religiosas, prefiram que a fecundação não ocorra no laboratório.

Critérios de seleção e indicações para alta complexidade

As técnicas de FIV e transferência de embriões (TE) foram propostas inicialmente por Steptoe e Edwards para solucionar o fator tubário. Com a evolução do conhecimento e das técnicas de RA, as indicações de FIV se estenderam progressivamente a muitas etiologias de infertilidade, incluindo o fator masculino, atingindo sua mais importante conquista com a introdução da técnica de ICSI.[3]

Os critérios gerais de seleção dos casais para ingressar nos programas de alta complexidade incluem:[3]

- Idade da mulher (até 42 anos).
- Função ovariana satisfatória (FSH < 25 mUI/mL e estradiol < 100 pg/mL, no terceiro dia do ciclo).
- Estabilidade emocional do casal.
- Útero normal ou com anomalia que não ponha a gestação em risco.
- Função menstrual normal ou de possível correção.
- Saúde física e mental do casal.

As principais indicações para indicação e utilização das técnicas de alta complexidade são apresentadas no **Quadro 1.4**.[4]

Quadro 1.4. Técnicas de alta complexidade – indicações

FIV:
- Fator tubário
- Endometriose
- Fator ovulatório (em caso de falha com as técnicas de baixa complexidade)
- Isca
- Fator masculino leve a moderado

ICSI:
- Fator masculino severo
- Espermatozoides obtidos do epidídimo ou testículo
- Falha de fertilização em fiv tradicional anterior

Ao abordarmos o tema sobre as técnicas de reprodução assistida é importante ressaltar que, ao mesmo tempo em que os avanços tecnológicos permitiam o desenvolvimento desses procedimentos e melhoravam seus resultados, surgiam problemas éticos e morais fundamentais que colocavam os especialistas e os pacientes frente a situações, algumas previsíveis e outras imprevisíveis.[3] Tais situações careciam de precedentes e obrigavam a uma avaliação cuidadosa e minuciosa com relação aos problemas éticos envolvidos no processo, acrescentando uma nova dimensão ao estudo e tratamento dos problemas de reprodução. Este fato acarretou, desde os anos 60, o desenvolvimento cuidadoso e paralelo da bioética, cujos preceitos adquiriram uma importância fundamental e devem sempre nortear as condutas de todos os profissionais envolvidos na solução de problemas reprodutivos dos seres humanos.

Resumo

A infertilidade acomete de 10 a 20% dos casais, podendo interferir em todos os aspectos de suas vidas e acarretar profundos transtornos matrimoniais e psicológicos a estes casais. Nesse capítulo foi feita uma revisão objetiva das técnicas de reprodução assistida, mostrando suas indicações e critérios de seleção.

Referências bibliográficas

1. Serafini P, White J, Petracco A, Motta E. O Bê a Bá da Infertilidade. São Paulo: Organon, 1998.
2. Federação Brasileira das Sociedades de Ginecologia e Obstetrícia. Infertilidade Conjugal. Manual de Orientação. Rio de Janeiro, 1997. p. 85-92.
3. Badalotti M, Telöken C, Petracco A. Fertilidade e Infertilidade Humana. Rio de Janeiro: Medsi, 1997. p. 601-612.
4. Sociedade Brasileira de Reprodução Humana. Indução de Ovulação. I Consenso Brasileiro. São Paulo, 2000. p. 1-14.
5. Edwards RG. Maturation in vitro of Human Oocytes. Lancet, 926, 1965.
6. Edwards RG, Donahue RP, Baramki TA, Jones HW. Preliminary Attempts to Fertilize Human Oocytes Matured in vitro. Am J. Obstet Gynecol, 96: 192,1966.
7. Junqueira JP, Marinho RM, Petracco A, Lopes JRC, Ferriani RA. Medicina Reprodutiva SBRH. São Paulo: Segmento Farma, 2019. p. 1-12.
8. Steptoe PC, Edwards RG, Purdy JM. Establishing Full Term Human Pregnancies Using Cleaving Embryos Grown in vitro. Brit Obstet Gynaecol, 87: 737, 1980.
9. Palermo G, Joris H, Devroey P, Van Steirteghem AC. Pregnancies After Intra cytoplasmic Injection of Single Spermatozoa into an Oocyte. Lancet, 340: 17-18, 1992.

O Corpo: Entre o Desejo de Filhos e a Reprodução Humana Medicamente Assistida

CAPÍTULO 2

Débora Marcondes Farinati

"Uma coisa é querer com a cabeça e outra coisa é que o corpo, maldito seja o corpo, não nos responda."[1]

F. García Lorca, Yerma

Introduzindo o tema, provocando inquietações

"O que se passa comigo que não engravido? Por que eu? O que fiz para que a mim não fosse possível ter um filho?"

"Tive 4 perdas gestacionais, me reviraram do avesso e, apesar de tudo, outra perda... temo não ter mais tempo, estou ficando velha... e as coisas com o João estão ficando insustentáveis. Brigamos por tudo e por nada, eu nem sei se gostaria de permanecer casada com ele, mais não tenho mais tempo para me separar e construir outra relação. Sabe, é impressionante, cada vez que nós brigamos feio, eu aborto."

"Eu engravido, engravidar acho que não é o problema, a questão é por que eu não consigo sustentar a gravidez, a sensação que tenho é que sou toda estragada por dentro."

Essas são as falas de Marias, Claras, Anas, entre tantas mulheres e homens que tenho escutado ao longo dos últimos 20 anos em minha prática clínica como psicanalista em um centro de medicina reprodutiva e em meu consultório.

Os fundamentos do desejo de maternidade e paternidade há muito deixaram de ser sustentados na premissa de que é o corpo biológico que incita o sujeito humano a ser pai e mãe. Autores como Philippe Ariès[2] e Elisabeth Badinter[3] nas obras clássicas: História Social da Criança e da Família e Um Amor Conquistado – o mito do amor materno demonstram que a formação da família e do desejo de filhos é tributária da subjetividade e da cultura humana e, portanto, não pode ser compreendida como simples fato de natureza.

Embora a filiação e o parentesco tenham sido estudados por muitas disciplinas, as quais sem dúvida são de extrema importância, é na psicanálise que encontramos os fundamentos para a compreensão da complexa trama intrapsíquica e intersubjetiva que se encontra na base do desejo de ter um filho, em sua concepção e nas dificuldades para concebê-lo.

Até poucas décadas atrás estávamos acostumados com a procriação que se dava por meio das relações sexuais e com a fecundação no interior do corpo. O filho desejado adviria da história afetiva e privada dos desejos de homens e mulheres, ficando a história mítica de suas origens albergada no mais arcaico de seu psiquismo. Com o nascimento Louise Brown em 1978, sendo ela o primeiro "bebê de proveta" do mundo, as relações entre fecundação, filiação e procriação foram objeto de grandes transformações.

Na atualidade, não só é possível conceber filhos a partir de óvulos, espermatozoides e até mesmo de embriões doados, como é possível gerá-los em úteros substitutos. A concepção *post mortem* é uma realidade, assim como é possível que filhas(os), irmãs e irmãos, sejam doadores de gametas, auxiliando familiares a conceberem seus filhos, desde que não se incorra em consanguinidade. O que significa que, por exemplo, uma mãe geste novamente a partir do óvulo de sua filha, sendo a criança por nascer irmã da filha e "mãe" genética dessa.

O ritmo frenético com que ocorrem as transformações no campo das tecnociências de modo geral e das novas tecnologias reprodutivas em particular, provoca ressonâncias no campo do humano os quais convocam que nos debrucemos sobre a míriade impressionante de novos paradigmas a que somos confrontados diuturnamente. As formas de nascer e morrer cada vez mais encontram-se sob o controle da ciência, a qual, se por um lado tem permitido, por exemplo, minimizar o sofrimento advindo da infertilidade e ofertar cuidados paliativos no momento da morte; por outro, incrementam sobremaneira o controle dos corpos à luz das regras do mercado e dos sistemas de poder, o que foi magistralmente trabalhado por Foucault[4] em sua tese sobre o biopoder.

Para realizar uma análise do corpo na contemporaneidade penso ser fundamental que tomemos como ponto de partida o paradigma da complexidade proposto por Egar Morin. Morin[5] propõe a superação e a consequente substituição da lógica linear, da especialização e da fragmentação do conhecimento, por uma lógica de religação de saberes, onde diferentes campos do saber se associam na análise dos fenômenos, os quais são para ele essencialmente complexos. Cabe destacar que analisar de modo complexo não pressupõe o abandono da epistemologia própria de cada campo de saber, mas propõe evitar o reducionismo provocado pela fragmentação do conhecimento.

O corpo: entre o desejo de filhos e a reprodução humana medicamente assistida – questões norteadoras

Qual é o estatuto do corpo no discurso científico e na psicanálise? Como se enlaçam corpo e desejo no projeto de filiação? Como podemos pensar com a psicanálise o corpo e seus enigmas?

O desejo

O desejo para a psicanálise, possui sempre um caráter enigmático. Suas raízes estão fincadas no inconsciente e sua formação é sempre sobre determinada. Resulta de um amálgama dos acontecimentos da história real ou imaginada de quem o porta e tem sua origem nas vicissitudes da sexualidade infantil. O desejo de ter um filho está sempre marcado por antigas inscrições psíquicas acerca do significado que possui a concepção de um novo ser.[6] Para Aulagnier, o desejo de procriar encontra suas raízes em três núcleos inconscientes: no desejo narcísico de imortalidade do Eu, na identificação com primária com a mãe e na constelação edípica e a identidade de gênero.[7]

Ana Sigal, afirma que paras possamos compreender a que desejo ou fantasma o desejo de ter um filho se liga, é necessário que analisemos a relação do sujeito com sua sexualidade infantil, no campo do Complexo de Édipo tendo em conta sua trama identificatória. No desejo de filho estão condensados outros três desejos: do homem, da mulher e do desejo de vida desse filho.[8]

O desejo de uma mulher de ter um filho está alicerçado em muitas e diferentes motivações, a saber: a trama identificatória, a satisfação de várias necessidades narcisistas (desejo de conservar a imagem de si como completa e onipotente, de duplicar a si mesma ou espelhar-se e o desejo de realizar os próprios ideais) e a tentativa de recriar velhos laços no novo relacionamento com o bebê.[9]

O desejo de filho no homem será significado não como uma busca de completude, senão como prova de potência e de capacidade criadora. Ao mesmo tempo, reflete uma modalidade de resolução da rivalidade edípica, já que o desejo de morte frente ao progenitor do mesmo sexo estará sempre presente no vínculo. Essa significação passa a constituir o polo negativo da ambivalência, própria do desejo de tornar-se pai. No polo positivo, o filho virtual significa, por uma parte, como aquele que o sucederá enquanto pai e, por outra, como quem ocupará o lugar paterno, em um tempo futuro, expressão do anseio de transcendência. Herdará seu sobrenome, garantia da continuidade de uma linhagem. O desejo de filho no homem inclui e expressa a ordem simbólica.[6;10]

O desejo de ter um filho seria, então, construído desde a mais tenra idade relacionando-se intrinsecamente com o terreno da sexualidade, na imbricação entre os campos intrapsíquico e intersubjetivo. Para Alkolombre,[11] é possível afirmar que esse desejo é produto da elaboração de um desejo inconsciente, singular em cada sujeito e com diferentes ressonâncias e formas de processamento.

O corpo

O corpo está presente na psicanálise desde os primórdios de sua constituição. No ocaso do século XIX, a mente inquieta de Sigmund Freud se intrigava com o sofrimento das mulheres histéricas, o qual se apresentava por meio de seus atormentados corpos. O que revelavam as histéricas com seus sintomas, uma vez que não se encontravam causas orgânicas para seus padecimentos? Essa interrogação freudiana provocou uma fratura no pensamento vigente, onde o olhar para o corpo estava dividido em duas polaridades: o discurso médico *versus* o discurso religioso.

Com Freud, a ausculta e o escrutínio do corpo passam a ser substituídos pela escuta do discurso do sujeito, com seus lapsos, tropeços, sonhos e sintomas, revelando que somos sujeitos do inconsciente. A ênfase recai sobre a palavra, sem que Freud, no entanto, deixe de marcar a importância do corpo para suas teorizações ao longo de toda sua obra. Com a psicanálise, um outro saber sobre o corpo se descortina.

De acordo com Dominique Fingermann,[12] "se o corpo indisciplinado das histéricas foi o ponto de partida da psicanálise, o corpo sintomal constitui igualmente o ponto de partida de cada análise". O corpo tem sido palco na atualidade de diferentes tipos de mal-estar. Na materialidade do corpo sofrente presenciamos o entrelaçamento das dores psíquicas provocadas pelas mazelas dos laços frouxos, rompidos, aprisionantes, excessivos ou faltantes do sujeito com o outro. Penso que a infertilidade possa ser um dos tipos de mal-estar.

Partimos, com a psicanálise, de uma outra visão sobre o corpo. Diferentemente da anatomia a qual aponta a uma visão plana do corpo, para a psicanálise a direção é outra. Com nosso corpo, diz Denicola,[13] temos aprendido o prazer e a dor, experiências fundamentais para a construção do EU e com ele da realidade psíquica. Para Orduz,[14] o EU psíquico é uma re-(a)presentação do EU corporal. Afirmação que segue a proposição freudiana de que o EU é, primeiramente, um EU corporal.

O corpo para a psicanálise, diferente do organismo biológico, é corpo erógeno, berço das pulsões. Para Freud, o corpo seria constituído por um conjunto de zonas erógenas, as quais seriam, como diz Joel Birman,[15] suportes das pulsões sexuais, "pela mediação das quais seria sustentado o imperativo do prazer e a circulação do desejo".

O corpo se erogeiniza na relação com um Outro humano. No desamparo intrínseco à cria humana pode-se dimensionar a importância de um outro que garanta, além de sua sobrevivência física, condições de humanização. As marcas deixadas pela satisfação no encontro com o objeto primordial inauguram o circuito do desejo, que impulsionará o sujeito em busca da, para sempre perdida, satisfação inscrita pelo encontro com esse Outro. Desse modo, o aparelho psíquico se complexiza e se enriquece com as experiências vividas.[16] Como diz Silvia Alonso,[17] é pelo caminho da alteridade que a sexualidade vai se diferenciando do biológico – "é pelo caminho da alteridade, que recebe, acolhe o corpo e o penetra, que o corpo na psicanálise vai se distanciando da biologia".

Pensar o corpo a partir da psicanálise não constitui um processo de desencarná-lo, mas de pensá-lo a partir de sua relação com os processos psíquicos. Estou de acordo com Birman[15] quando ele nos diz que, durante muito tempo, uma parcela da comunidade psicanalítica esqueceu que a subjetividade sofrente tem um corpo e que é justamente nele, no corpo, que a dor se enraíza. O corpo, nesse sentido, nos diz Birman, é caixa de ressonância de um profundo mal-estar na atualidade, onde todos nos queixamos de algo que não vai bem com nosso corpo.

Para Orduz: "o corpo é cortado, tatuado, escrito e inscrito. O corpo é um pergaminho no qual a história imprime caracteres, uma superfície na qual o passar do tempo produz linhas. O corpo é a transferência permanente da história, independente de que essa se transforme ou não na palavra. A história se vai escrevendo sobre o corpo, o tempo parece o buril e o corpo da folha laminar, onde se inscrevem os traços".[18]

Faz-se fundamental observarmos que na contemporaneidade, o discurso científico sobre o corpo é, em sua maioria, um discurso objetificado, onde o corpo é visto como separado do sujeito que o habita (sem alguém como recheio).

Como bem afirma Henri Atlan,[19] o corpo é hoje:

> "...pensado como uma matéria indiferente, simples suporte da pessoa. Sendo distinto do sujeito, torna-se objeto à disposição sobre o qual agir a fim de melhorá-lo (...) matéria prima onde se dilui a identidade e não mais uma raiz para a identidade do homem."

Essa concepção sobre o corpo vem produzindo uma série de intervenções médicas as quais, por vezes, transcendem a mitigação do sofrimento e o tratamento de doenças, voltando-se para dominar e controlar a vida, criando por vezes, um cenário onde o que antes era apenas produto de nossa fantasia torna-se real. A ficção de *Um Admirável Mundo Novo*, de Aldous Huxley, ou de *Frankenstein*, de Mary Shelley, invadem o real provocando um verdadeiro atordoamento. Sob a égide do capital e do direito à liberdade, a criação da vida e a tentativa de driblar a morte estão produzindo modificações em nossos referencias simbólicos exigindo que possamos nos ocupar de pensá-las e fazer trabalhá-las.

Trago algumas situações que ilustram tal atordoamento:

"Eu gostaria de resolver essa questão o mais rápido, possível, não tenho tempo para perder", me diz Júlia ao se referir ao convite para pensarmos sobre o que ela pensava sobre a possibilidade de doar óvulos para que sua mãe pudesse ter um filho com o atual parceiro. "Não tem como eu dizer não para minha mãe, ela vai se vitimizar e nossa relação vai ficar ainda mais difícil".

"Nosso único filho morreu de câncer muito jovem. Agora queremos ter a alegria de ter um neto, com o sêmen que ele deixou congelado." – O casal ganhou na justiça o direito de utilizar o sêmen do filho, com óvulos de uma doadora para que seja gestado de maneira solidária por uma amiga.

O que realmente está nas entrelinhas dessas falas? Um laço frágil entre mãe e filha, o qual por medo de uma ruptura, faz com que uma filha se submeta a algo sobre o qual não quer sequer pensar? A dor inimaginável da perda de um filho, a qual é endereçada a uma criança por nascer que a faça cessar, a ponto de que uma criança seja gerada sem pais?

Essa são apenas algumas das muitas situações em que se objetifica materiais de engendramento da vida – óvulos, espermatozoides e útero, sem que se conheçam os efeitos do que hoje já se faz possível. O ritmo vertiginoso com que se produzem novas tecnologias na fabricação do humano, produzem em nós uma verdadeira vertigem, expressão cunhada por Françoise Ansermet[20] para dar contorno ao impacto e a dificuldade de podermos pensá-las.

Infertilidade e procriação medicamente assistida

Quando um sujeito coloca em marcha seu projeto de construção familiar uma complexa trama desejante e identitária, carregada de significações inconscientes e de intensas expectativas está em jogo. No ato de iniciar as tentativas para engravidar, uma série de condições precisaram ser processadas psiquicamente para que o espaço para o futuro filho possa ser criado. Quando a cena plena de expectativas dá lugar a sucessivas frustrações advindas da não concepção, o que antes era símbolo de potência criadora passa a ser sentido como uma ameaça à própria identidade feminina, masculina e de casal. O que antes povoava os sonhos como expressão de satisfação agora passa a pertencer ao pesadelo da infertilidade e das terapêuticas empreendidas visando sua solução.

Ao pensarmos as complexidades envolvidas no terreno das dificuldades para conceber, precisamos considerar o sujeito-corpo, para além do organismo para o qual se dirige o olhar da medicina. E é nesse enlace fértil que a psicanálise pode contribuir, promovendo a desacomodação necessária para que as inscrições da infertilidade no corpo do sujeito desejoso de filhos possam ser escutadas como enigmas que clamam por ser desvendados. Para a psicanálise, quando o corpo interroga o sujeito sobre sua fecundidade, é a intimidade psíquica que se desvela, terreno fértil de possibilidades, mas também de impedimentos.[18]

E é nessa imbricação entre natureza, corpo pulsional, cultura e linguagem que nos constituímos como sujeitos e que propomos pensar o desejo de filhos, seus enigmas e seus impedimentos. Não podemos conceber como estando em necessária equivalência a reprodução biológica, a procriação medicamente assistida e a concepção de um novo sujeito. A reprodução e a procriação são insuficientes para que se constituam laços de filiação capazes de se fazer advir um sujeito.

O sujeito por nascer precisa ter lugar no desejo de seus pais, ser falado por eles, ser inscrito numa ordem geracional que o permita construir seu lugar no mundo. Com isso, como muito bem disse Colette Soller,[21] "não se pode negar que a mãe, como genitora e parturiente, é um ser biológico; tampouco é possível negar que a reprodução dos corpos é inteiramente ordenada ou até mesmo programada pelo discurso". E é no campo discursivo que a subjetivação se dá, marcada pelos laços sociais e pela cultura em que o sujeito está inserido.

Para Patrícia Alkolombre,[22] os avanços médico-tecnológicos se produzem no seio de um imaginário do corpo que possui características particulares. Um corpo que para ela se tornou predizível, além de transparente, já que pareceria que não guarda quase segredos frente ao olho humano. Contudo, é interessante pensarmos sobre o fato de que, apesar de todos os avanços técnicos, a implantação do embrião no útero segue sendo enigmática, não podendo ser garantida pela técnica médica.

Parafraseando Shakespeare, há mais coisas entre o desejo de filhos e a implantação do embrião no útero que sonha nossa vã medicina. No entanto, temos que ter presente que quando um casal põe em marcha sua busca por filhos, a expectativa é que a gravidez ocorra naturalmente, ou seja, que o corpo a fará, para utilizar uma expressão de Alkolombre.

Trago agora um pequeno recorte clínico, de uma escuta realizada dentro do centro de medicina reprodutiva para que juntos, num exercício de livre pensar, possamos pensar na complexidade e importância de nosso trabalho.

Vou lhes trazer a história de Laura, mas não só a de Laura, mas o encontro da história de Laura com o desejo de filhos de Helena e Eduardo. Muitos de vocês podem estar se perguntando, como assim? No limite do corpo de Helena para gestar seu próprio filho, surge Laura e a oferta de gestar de modo solidário. Complexidades de uma trama onde o corpo nos conta uma história. Uma não, três. Aqui vou me ocupar de trazer apenas um lado dessa história, o de Laura.

Recebo Laura para conversarmos sobre sua disponibilidade de gestar de modo solidário para Helena e Eduardo. Inicia sua fala me contando que já havia pensado há muito tempo em se oferecer para ajudar a Helena em seu projeto de ser mãe, mas que passou muito tempo pensando antes de decidir se oferecer. Queria ter certeza de que poderia gestar um bebê que não seria seu com tranquilidade. Estava decidida a não ter mais filhos, o que para ela era importante, a fim de que pudesse separar a gravidez de um filho.

Laura referiu estar acompanhado a luta de Helena para ser mãe e sentiu que poderia ajudá-la. Disse que são amigas há muito tempo e considera Helena como uma irmã mais nova, quase como uma filha. Embora residam em cidades diferentes, se falam com frequência. A dor de Helena a sensibilizou e, por isso, depois de muito pensar, resolveu se oferecer para ajudar. Eduardo e Helena ficaram muito comovidos com o gesto, mas referiam que gostariam que Laura pudesse refletir bem se pensava estar preparada para viver uma situação tão delicada como essa.

Laura está divorciada há três anos e tem uma filha adolescente. Conta que é uma pessoa extremamente dedicada aos outros, que se doa demais. Assim foi em seu relacionamento, onde fazia de tudo pelo marido e pela filha. Carlos, no entanto, era um homem possessivo, que pouco fazia por ela. A separação foi muito difícil, principalmente porque Carlos passou a evitar ter contato com a filha, Clara. Laura teve um namorado após a separação com Carlos, onde percebeu que estava indo para o mesmo caminho: dar mais para o outro do que para si mesma.

Me pego pensando o que a "generosidade" de Laura significava, pois sua fala era constantemente marcada pelo que ela fazia para os outros, muitas vezes às expensas do sofrimento que poderia imputar a si mesma. Na família, é a pessoa que cuidou de todos os irmãos, da mãe e de quem mais precisasse de sua ajuda, deixando muitas vezes sua vida em segundo plano.

Estaria Laura, novamente, se colocando em uma situação em que dar algo ao outro poderia significar sofrimento para si? No meu segundo encontro com Laura, assinalo que me chamava a atenção a posição que ela ocupava em suas relações: para o outro, tudo; para ela, muito pouco. Laura passa a me contar diversas situações em que pouco pensou em si. A convidei a pensar sobre se gestar para Helena não seria mais uma dessas situações.

A associação de Laura ao meu assinalamento dava sinais de uma nova repetição. Me diz que poderia gestar para Helena sem problemas, se via em condições de ajudar, sua única preocupação era em caso de risco de vida, não por ela, mas porque precisava estar viva para cuidar de Clara.

Quando pergunto "como assim, não por ela", ela sorri e diz: "cá estou eu a não pensar em mim. Sabe Débora, esses encontros estão me fazendo pensar muito sobre mim e sobre a minha vida, sobre as escolhas que faço".

Me encontro com Helena e Eduardo na semana seguinte. Me contam que ficaram muito preocupados com Laura, pois na tarde que se seguiu a consulta, Laura teve diarreia e uma forte dor de cabeça. Ficaram se perguntando se ela não teria somatizado algo da nossa conversa. Para esse casal sensível e atento ao outro, havia ficado claro que algo se passara com Laura. Ao mesmo tempo que temiam que ela desistisse, falavam do quanto não gostariam de prosseguir se Laura não estivesse bem com a sua decisão.

Quando me encontro novamente com Laura, ela me conta que teve uma crise de enxaqueca muito séria, como há muito tempo não tinha. Ficou muito assustada, pois já havia tido risco de AVC. Sua pressão sobe quando ela tem crises muito fortes. Depois disso, ficou pensando muito. Queria muito poder ajudar a Helena e o Eduardo, mas não iria se colocar em risco. Havia consultado o neurologista que a acompanha há muito tempo, que lhe disse que não a autorizava a fazer o procedimento, pois o risco era alto.

Laura estava triste e angustiada, mas ao mesmo tempo me parecia aliviada. Não sabia como contar para Helena que havia decidido não prosseguir com a gestação solidária. "Não quero correr esse risco, quero viver muito ainda, quero terminar de criar minha filha, seguir trabalhando no que amo e, quem sabe, até voltar a namorar". Dizia estar segura de que queria poder olhar mais para si, para a vida que gostaria de viver e compreender as razões de suas repetições.

Podemos, nesse exercício clínico, levantar a hipótese de que as intensidades psíquicas, não tramitadas pela via da palavra, inscreveram no corpo seu enigma. A crise de enxaqueca se fez barreira no corpo à repetição que se avizinhava. Qual o sentido por trás do enigma? Laura, agora, quer decifrá-lo. Pergunta-se, inquieta-se. Desacomodou-se de si mesma.

Considerações finais

A potência transformadora da escuta de um sujeito reside justo na abertura de possibilidades para o pensar-se. Fica evidente e necessária a abertura de espaços de escuta nesses processos a fim de não se atenda a demanda, mas que se compreenda ao que mesmo essa responde. O corpo não objetificado como máquina permite que encontremos nele o sujeito que o habita.

Referências bibliográficas

1. Tubert S. Mulheres Sem Sombra: maternidade e novas tecnologias reprodutivas. Rio de Janeiro: Rosa dos Tempos, 1996.
2. Ariès P. História Social da Criança e da Família. Rio de Janeiro: LTC – Livros Técnicos e Científicos Editora AS, 1973.
3. Badinter E. Um amor Conquistado. O mito do amor materno. Rio de Janeiro: Nova Fronteira, 1985.
4. Foucault M. História da sexualidade: A vontade de saber (Vol. 1). São Paulo: Edições Graal, 2010. (Originalmente publicado em 1976).
5. Morin E. Introdução ao pensamento complexo. Porto Alegre: Sulina, 2006.
6. Farinati D. Org: Avelar C, Caetano JPJ. Parentalidade: os (des)caminhos do desejo. Em: Psicologia em Reprodução Humana. São Paulo: SBRH, 2018.
7. Aulagnier P. Que deseo, de que hijo? Revista Psicoanálisis con niños y adolescentes, v.3, p. 45-46, 1992.
8. Ribeiro M. Infertilidade e Reprodução Assistida. São Paulo: Casa do Psicólogo, 2004.
9. Sigal AM. Escritos Metapsicológicos e Clínicos. São Paulo: Casa do Psicólogo, 2009.
10. Cincunegui S, Kleiner Y, Woscoboinik PR. La infertilidade em la pareja. Buenos Aires: Lugar Editorial, 2004.

11. Alkolombre P. Deseo de hijo, pasión de hijo: Esterelidad y técnicas reproductivas a la luz del psicoanálisis. Buenos Aires: Letra Viva, 2008.
12. Fingerman D. O que é um corpo? Como responde a psicanálise? Em: Corpo – Org. Teperman D, Garrafa T, Iaconelli V. Belo Horizonte: Autêntica, 2021.
13. Denicola L. El cuerpo del que hablamos. Em: Revista de Psicoanálisis, Tomo XXL, Nº 2/3, 2013. pp 283-295.
14. Orduz F. O corpo como entidade primeira. Entrevista on-line para Sociedade Portuguesa de Psicanálise. https://youtu.be/BeN_qc41MJQ.
15. Birman J. Mal-estar na atualidade: a psicanálise a as novas formas de subjetivação: Civilização Brasileira. Rio de Janeiro, 1999.
16. Farinati D. A intimidade desvelada. Em: Psicologia em Reprodução assistida. Org. Quayle J, Dornelles L, Farinati D. São Paulo: Editora dos Editores, 2019.
17. Alonso S. Sexualidade: destino ou busca de solução? Em: Corpos, Sexualidades, Diversidade. Org. Alonso S, et al. São Paulo: Departamento de Psicanálise Instituto Sedes Sapientiae: Escuta, 2016.
18. Orduz F, Atlan H. Adeus ao Corpo. Antropologia e Sociedade. Campinas: Papirus, 2013.
19. Ansermet F. La Fabricación de los hijos. Un vértigo tecnológico. Buenos Aires: fundación CIPAC, 2018.
20. Soller C. A marca materna. Em: Corpo. Org. Teperman D, Garrafa T, Iaconelli V. Belo Horizonte: Autêntica, 2021.
21. Alkolombre P. Ser padres de outra manera: tener hijos de distintas Orígenes. Em: Parentalidades y Género. Buenos Aires: Letra Viva, 2016.

Aspectos Emocionais da Infertilidade Conjugal

CAPÍTULO 3

Flávia Giacon • Kátia Maria Straube

Introdução

O processo de construção de uma família é um tema complexo que demanda um olhar ampliado. As muitas transformações que têm ocorrido no seu centro exigem lentes que focalizem as relações entre conjugalidade e parentalidade marcadas pela continuidade geracional, ou seja, pela transmissão e modificação de modelos conjugais e parentais da família de origem.[1] A complexidade se incrementa quando se acrescenta a intersecção com o tema da fertilidade e os problemas que daí podem advir. A díade conjugal costuma anteceder a construção da família e, com frequência, se pressupõe ser portadora de potencial capacidade reprodutiva que lhe garanta esta condição. Por meio de uma dinâmica de forças paradoxais advinda das individualidades dos sujeitos que a compõem e de um projeto comum a ambos, o par conjugal constrói sua identidade num intrincado interjogo, que agrega planos, sonhos, projetos comuns e individuais. E, assim, pode também agregar ou não a parentalidade, o que supõe um trabalho de ressignificação do passado e do presente, com vistas ao seu futuro.[2,3] Tornar-se pai/mãe, ou aceder à parentalidade, significa um processo aparentemente natural, previsto no ciclo vital do indivíduo e da família, que se liga à construção da identidade conjugal. Todavia, trata-se de processo complexo, gerador de ajustes na conjugalidade, que é impactado quando a ele se entrelaçam obstáculos à fertilidade natural, ou seja, quando surge a dificuldade de o casal conceber naturalmente, o que adia a inauguração da parentalidade.[4] As vicissitudes dessas não-possibilidades que impedem o exercício de funções frequentemente pensadas como naturais, implicam no processamento e elaboração de emoções correspondentes a essas vivências, tanto para o casal heterossexual como para o homoafetivo. Porém, há que destacar as repercussões psicoemocionais mais intensas para o primeiro, que se supõe bioestruturalmente capaz de procriar no universo de sua intimidade, sem ajuda externa, em detrimento do segundo, que ao desejar aceder à parentalidade se reconhece no lugar de busca por ajuda, seja pela adoção tradicional, seja pelo uso das técnicas reprodutivas. Por sua vez, o cenário sociocultural pós-moderno de nossos dias, que tende ao individualismo, à pluralidade, à globalização, atua como indicador e facilitador de vulnerabilidade para as relações conjugais. No mundo contemporâneo, a individualidade deve ser preservada a qualquer preço e representa a liberdade para garantir possibilidades de escolha.[5,6] As formas tradicionais de pensar os relacionamentos e os papéis familiares tornam os vínculos conjugais mais instáveis, efêmeros, descartáveis: "Assim, um dos conflitos centrais da atualidade envolve um paradoxo: a fragilidade do laço e o sentimento de insegurança inspiram um conflitante desejo de tornar o laço intenso e, ao mesmo tempo, deixá-lo desprendido".[7] A vida conjugal contemporânea está sujeita a desafios diante das múltiplas possibilidades e opções no desenvolvimento de suas tarefas, que pode gerar situações paradoxais e a necessidade de manejo de emoções conflitantes, principalmente quando a capacidade reprodutiva é colocada à prova e compromete o desejo pela maternidade e paternidade. A tendência a preservar os anseios das individualidades frente aos anseios por laços estáveis é um dos pilares dos conflitos que indivíduos e casais enfrentam nos dias de hoje.[8,9] Olhar as relações entre conjugalidade, parentalidade e infertilidade no cenário contemporâneo e entender o universo psicoemocional que as envolve a partir de narrativas de casais ou indivíduos que vivenciaram essas demandas, é o objeto deste capítulo, que busca ampliar a reflexão sobre questões como:

- Obstáculos para realizar o desejo de ser mãe ou pai afetam a relação conjugal?
- Quais as repercussões psicoemocionais possíveis?
- Terá a parentalidade prioridade sobre a conjugalidade?
- Essa prioridade se potencializa diante de um problema de fertilidade?

A intersecção conjugalidade × parentalidade × infertilidade

O casal se constitui e se desenvolve em um contexto social que exerce influências sobre seus membros. No ambiente das muitas mudanças que temos assistido na esfera conjugal e familiar, o casal pós-moderno subsiste como um espaço de relação, uma permanente interação entre seus membros, suas expectativas, as de suas famílias de origem e as de seu contexto sociocultural. Na contemporaneidade, valores imutáveis da modernidade foram substituídos por incertezas, menos idealizações, menor tendência a eternizações e onde novas ideias não substituem ideias anteriores, mas se agregam e se entrelaçam. Aqui se coloca o projeto de formar família com filhos.[11,12] Uma vez que se constitui um casal, as expectativas se entrelaçam e, em algum momento de sua jornada, é frequente que esse projeto venha à tona. Embora a pós-modernidade tenha trazido uma crise psicossocial e institucional para a conjugalidade, ao questionar suas formas tradicionais e priorizar interesses individualistas, não destituiu esse projeto do rol dos mais importantes da vida do casal, capaz de impulsionar um alto investimento no sentido de sua realização.[10,12] A questão da reprodução tem um alto valor social e é historicamente reverenciada como um marco no desenvolvimento adulto. Remete a construção da família como lócus fundamental para a sobrevivência e desenvolvimento do indivíduo e da sociedade, o laboratório inicial onde se cunham os primeiros modelos de identificação e convivência.[13] De modo que, "...na sua ausência se configura uma experiencia médica, psicológica e social que exige uma redefinição de identidades do casal, dos indivíduos envolvidos. Da gravidez esperada para o reconhecimento da incapacidade de procriar se estabelece uma transição dolorosa, entremeada pela sensação de fracasso e perda de controle que pode levar à reclusão e ao isolamento social".[14] A infertilidade costuma ser definida como sendo a incapacidade de um casal engravidar após relações sexuais seguidas sem contracepção por um ano. Relações sexuais frequentes, sem controle de natalidade, geralmente resultam em gravidez: para 50% dos casais, em até três meses; para 75%, em até seis meses; para 90%, em até um ano.[15] Acrescentamos a essa definição, embora sabido que temos causas ligadas apenas a fatores femininos, apenas aos masculinos e ou de ambos. Assim sendo, nos guiamos pela concepção atual do enfrentamento da infertilidade como sendo do casal conjugal, independentemente da predominância de fator específico, seja na mulher, seja no homem. Desse modo, diagnóstico e tratamento devem caminhar para o atendimento médico e psicológico conjuntamente, alinhando-se à concepção preconizada pela OMS (Organização Mundial da Saúde), que define saúde como "um estado de completo bem-estar físico, mental e social e não apenas a ausência de doença,[16] considerando o bem-estar biopsicossocioespiritual como forma de cuidado que integra corpo, mente e emoção. Não poder conceber naturalmente toca a vida emocional de modo intenso, desencadeando sentimentos incapacitantes de uma impotência invisível, frustração, baixa autoestima, vivência de muitas perdas, inclusive a do referencial internalizado de família pensada em que os parceiros são férteis e potentes, o que lhes garante normatividade e um lugar de pertencimento social.[17] "A situação de infertilidade abala narcisicamente os pacientes, tendo como decorrência a baixa autoestima encontrada em todos os casais que foram acompanhados. A autodesqualificação dos casais inférteis é arrasadora. Essas pessoas parecem considerar que a única situação que os redimiria dessas ruínas de desqualificação seria conceber um filho. Tudo fica direcionado para esse projeto, as outras conquistas, talvez possíveis no momento, tornam-se menores, até desinteressantes. A situação de infertilidade promove um tipo de concentração de todos os investimentos pessoais, a vida dos pacientes fica imobilizada, aguardando o desfecho da infertilidade".[18]

Resulta daí o estigma da infertilidade, condição desviante para a qual a parentalidade assume um papel determinante por seu caráter normativo e norteador a inúmeros casais inférteis. A impossibilidade de procriar naturalmente parece, assim, conferir especial significado à parentalidade que "... tende a converter-se em um dispositivo de normalização da família. Consiste em discursos que investem na figura de pais competentes, implicados em um modo de vida voltado à educação das crianças e despojados dos dramas que a família comporta. Como se, ao assumir-se como uma parentalidade, a família pudesse livrar-se dos excessos e também das faltas ou imperfeições inerentes à transmissão...".[18] A parentalidade é um neologismo que está consoante com o tempo de muitas mudanças que vivemos.[19] Designa o agrupamento das funções e dos papéis parentais, referindo-se ao processo de tornar-se pai e mãe, o que abrange aspectos conscientes e inconscientes inerentes a essa experiência.[19] A conjugalidade entrelaça as subjetividades dos membros do casal que se originam na história familiar de cada um e é pautada por desafios, inclusive aqueles que advém da parentalidade ou de sua ausência. É demarcada pela continuidade geracional, da qual resulta e deve assumir como tarefa a cumprir. Na intersecção conjugalidade, parentalidade e infertilidade, é necessário compreender as tensões aí presentes, a carga emocional que se desencadeia, resultado de um intenso investimento psíquico para dar conta das novas demandas que surgem. Reajustar planos, "recalcular a rota", lidar com os lutos, com a frustração, processar os diversos afetos, sair do mundo da intimidade para "tornar pública" a dificuldade que revela uma incapacidade são algumas das tarefas dessa intersecção cuja dinâmica supõe forças, muitas vezes, paradoxais, a serem ressignificadas. Surgem questões como: na ausência da parentalidade desejada, há ruídos no vínculo conjugal? O desejo pela parentalidade é capaz de submeter a conjugalidade, colocando-a em segundo plano? Possíveis ruídos no vínculo conjugal devidos à dificuldade de alcançar a parentalidade caminham em direção ao seu fortalecimento ou fragilização? Muitos estudos já se ocuparam das relações entre conjugalidade e parentalidade, todavia a intersecção desses construtos com a infertilidade ainda evidencia lacuna importante a ser preenchida para melhor compreensão das vivências dos casais nesse enfrentamento. Com o objetivo de buscar ampliar tal conhecimento, elaboramos uma pergunta norteadora e enviamos a alguns de nossos pacientes, pessoas com quem partilhamos o tempo de espera para realização do sonho-projeto da parentalidade. A seguir, descrevemos essa breve pesquisa.

Método

Realizada por meio de um formulário na ferramenta virtual Google Forms, foi proposta a pergunta norteadora: Você percebe que a questão da fertilidade/infertilidade e possíveis tratamentos reprodutivos interfere no seu relacionamento conjugal? Como? Descreva em 5 linhas, no máximo.

Obtivemos 16 respostas, sendo 12 de mulheres (11 em casamento heterossexual e uma em casamento homossexual) e 4 de homens (3 em casamento heterossexual e um em casamento homossexual) com idades entre 34 e 59 anos, com profissões em Enfermagem, Música, Magistério, Direito, Engenharia, Psicologia, Farmácia, Fisioterapia, Gerente de Finanças, Serviço público, Autônomo, Bancário, Consultoria e do lar, com tempo de relacionamento de 6 a 19 anos e tempo de tentativa de engravidar de 3 a 9 anos. O resultado obtido foi de quase 90% de respostas afirmativas para a questão proposta, obtendo-se uma resposta negativa. Para responder como a fertilidade/infertilidade interfere no relacionamento conjugal, algumas categorias foram agrupadas, a partir das respostas dadas. São elas:

Processo emocional desgastante: as respostas demonstraram que desejar a parentalidade e enfrentar a infertilidade reverbera como um momento delicado, cheio de expectativas, associadas a mudanças físicas e hormonais devido aos tratamentos. Há importante desgaste emocional, caracterizado por ansiedade, pressão, medo, frustração, irritabilidade, cobrança, sentimentos de incapacidade, incertezas, baixa autoestima, com mobilização crescente da vida emocional, muitas vezes com a sensação de estar fazendo algo errado:

"Sim, por se tratar de algo delicado e tão importante para o futuro do casal. A estimulação ovariana é desgastante apenas para uma pessoa. Quem não vai gestar, não consegue vivenciar o sentimento do outro. Mudanças hormonais acontecem e irritabilidade também... Mas é inevitável não haver desgaste no casal, pois acordávamos e respirávamos a tentativa da gestação, deixando de lado outras coisas importantes enquanto casal." (GL, 36 anos, feminino, enfermeira)

"Sim, antes do tratamento a expectativa não era tão evidente, com o tratamento tudo é muito ampliado, surge uma ansiedade e diversos sentimentos que crescem a cada dia..." (AU, 59 anos, masculino, músico)

"Sim. Transforma-se no foco da vida e diante de incertezas e informações não claras, vários tratamentos são feitos, tornando-se cansativo, para algum tipo de resposta." (GB, 40 anos, masculino, servidor público)

"Sim, os tratamentos provocam muita alteração hormonal, irritação e ansiedade.... No meu caso, a gestação aconteceu na 4 FIV, com bastante desgaste emocional." (PAN, 47 anos, feminino, fisioterapeuta)

"Sim, gera ansiedade e existe uma certa pressão e medo no próprio ato sexual. O casal se sente frustrado e incapaz". (DMA, 35 anos, feminino, farmacêutica)

"Interfere muito. A cobrança é muito grande. A cada menstruação é uma tristeza." (TD, 37 anos, feminino, advogada)

Perda de foco no casal × foco no tratamento: os casais referem a mudança na rotina, a dificuldade do apoio mútuo, a necessidade de paciência e tolerância, a importância de sentir o parceiro presente, aliados ao fato das singularidades dos membros do casal neste enfrentamento (cada um sofre à sua maneira). Resultados negativos podem ser fator de união ou expor a riscos de afastamento e infidelidade.

"Mudou muito nossa rotina de casal. Muitas vezes nos afasta, um resultado negativo, cada um sofre à sua maneira. Mas também nos uniu num propósito maior." (ASOU, 42 anos, feminino, desempregada)

"... são momentos tão delicados em que o casal precisa estar unido no mesmo propósito e desejo..." (RM, 42 anos, feminino, bancária)

"... em muitos momentos fica difícil mostrar para o outro o que sentimos, pois as reações são diferentes conforme as expectativas, embora o objetivo e os motivos sejam os mesmos as vezes as palavras nos fazem parecer estar do lado contrário a eles." (AU, 59 anos, masculino, músico)

"Transforma-se no foco da vida... vários tratamentos são feitos, tornando-se cansativo, para algum tipo de resposta. Além disso, a questão influencia na autoestima." (GB, 40 anos, masculino, servidor público)

"Tantos exames, tantos médicos, tantos tratamentos, tantos diagnósticos ruins fazem com que você perca o foco no casal e fique só focado no tratamento... você passa a viver em função disso, tira férias pra isso, fica sempre pensando nisso, muitas expectativas e frustrações." (DH, 37 anos, feminino, servidora pública)

"E a cada briga tenho que ouvir que ele está a dois passos de engravidar outra." (TD, 37 anos, feminino, advogada)

"Sim, interferiu até ano passado, pois estávamos focando apenas no tratamento e não na vida como um todo." (CM, 35 anos, feminino, consultora)

Comunicação: um fator importante na intersecção conjugalidade, parentalidade, infertilidade que se revela na dificuldade de expor o que sente ao parceiro, de encontrar vocabulário pertinente para sentimentos e emoções, além de informações pouco claras que podem ocorrer em todo o processo reprodutivo, por parte da equipe multiprofissional envolvida:

"...em muitos momentos fica difícil mostrar para o outro o que sentimos... as vezes as palavras nos fazem parecer estar do lado contrário a eles." (AU, 59 anos, masculino, músico)

"...então, sentamos e conversamos sobre o papel das duas partes..." (GL, 36 anos, feminino, enfermeira)

"Transforma-se no foco da vida e diante de incertezas e informações não claras, vários tratamentos são feitos, tornando-se cansativo, para algum tipo de resposta." (GB, 40 anos, masculino, servidor público)

Sexualidade: o relacionamento sexual afetado também aparece em algumas falas, como obrigatório, não prazeroso:

"... existe uma certa pressão e medo no próprio ato sexual. O casal se sente frustrado e incapaz." (DMA, 35 anos, feminino, farmacêutica)

"... as relações sexuais começam a se tornar meio que 'obrigatórias' e não prazerosas." (CRS, 34 anos, feminino, gerente de finanças)

Influência na vida financeira e questões de gênero: na intersecção conjugalidade, parentalidade e infertilidade, as interferências são amplas e abrangem tais fatores:

"... afeta a rotina do casal com consultas e exames, também tem o aspecto financeiro e o mais importante afeta no emocional de ambos." (ONM, 52 anos, feminino, professora)

"... quando as respostas são negativas, a mulher precisa encarar as situações mais difíceis, da perda, da exposição ao corpo com tantos medicamentos e exames..." (RM; 42 anos, feminino, bancária)

Importância da ajuda psicológica: questão também apontada:

"... também fizemos acompanhamento psicológico o que tem ajudado bastante, nas outras tentativas, já sentia ela mais presente comigo em todo processo..." (GL, 36 anos, feminino, enfermeira)

"Ajuda psicológica foi muito importante dos dois lados para saber lidar com as expectativas." (CRS, 34 anos, feminino, gerente de finanças)

".... estávamos focando apenas no tratamento e não na vida como um todo. Tivemos este entendimento após iniciarmos terapia em casal, e fez total diferença para nosso relacionamento." (CM, 35 anos, feminino, consultora)

Discussão

Os dados indicam uma tendência afirmativa desta amostra para a questão norteadora sobre as interferências da dificuldade para aceder à parentalidade na conjugalidade infértil. Os relatos foram 87,5% de casais heterossexuais e 12,5% de casais homossexuais, sendo que a única resposta negativa adveio de um membro de casal homossexual. As respostas afirmativas corroboram o fato já conhecido em vários estudos de que o enfrentamento da infertilidade e o adiamento do projeto parental incidem sobre a conjugalidade de modo psicoemocionalmente desgastante. O forte potencial de emoções diversas é capaz de desviar o foco da conjugalidade e centrá-lo nos recursos para aceder à parentalidade. A vivência de intersecção entre conjugalidade, parentalidade e infertilidade é ainda evidenciada por questões que permeiam a comunicação, gênero, dificuldades na sexualidade, na vida financeira com valorização do acompanhamento psicológico nessas situações.

Os sujeitos da amostra são pacientes que vivenciam ou vivenciaram tal condição e se encontram ou já estiveram em acompanhamento psicológico.

Considerações finais

Muitas vezes em sua trajetória, é frequente que os casais façam referências à uma falta capaz de dar sentido maior à união conjugal. Tal demanda faz pensar que para muitos a conjugalidade não sobrevive por si só, que a ela compete incorporar a parentalidade para alcançar sua missão e completude. Essa ideia confere à parentalidade um tal poder que, diante da sua ausência ou dificuldade para alcançá-la, se desencadeia uma avalanche psicoemocional que pode ou fortalecer a união ou originar ameaças de ruptura conjugal e até mesmo de infidelidade. A parentalidade detém, sem dúvida, uma representatividade importante quanto a sobrevivência dos laços consanguíneos e, portanto, da espécie, da linhagem familiar. Acrescente-se o aspecto de normatividade social que ela confere aos membros do casal, em especial aos inférteis, pois tornar-se pai-mãe é capaz de inseri-los à teia de pertencimento social, importante para sua identidade pessoal e conjugal. A desvinculação entre conjugalidade e parentalidade ocorrida em meados do século XX, ou seja, a possibilidade de se tornar pai-mãe sem estar na parceria conjugal e, assim, autonomizando ambos os construtos, parece não ter afetado o desejo de muitos casais contemporâneos. Hoje, com o desenvolvimento das técnicas de reprodução assistida, várias situações antes impossíveis a casais e indivíduos se tornaram viáveis e, desse modo, romperam com a associação conjugalidade-parentalidade, permitindo, inclusive, o surgimento de novas e diversas configurações familiares. Todavia, não desconstruíram o desejo de realizar o sonho, nem o sofrimento gerado a muitos casais, notadamente os heterossexuais, pela não-possibilidade de conceber naturalmente, o que ameaça o alcance da parentalidade desejada. É fato conhecido que obstáculos para realizar o desejo de ser mãe ou pai afetam a relação conjugal, pois desencadeiam uma carga de afetos cujas repercussões psicoemocionais podem colocar o desejo pela parentalidade como prioridade sobre a conjugalidade, resultando em fragilização da relação, que pode evoluir ou não para seu fortalecimento. Clinicamente, se impõe, deste modo, a necessidade de que ambos os membros do casal que se depara com a infertilidade recebam atenção psicológica qualificada, em conjunto.

Embora essa breve pesquisa não tenha pretensão conclusiva para a questão da interseção entre conjugalidade, parentalidade e infertilidade e ciente de suas limitações, deflagra uma fonte importante para futuros estudos e pesquisas a respeito dessa realidade, com vistas ao aprofundamento sobre as nuances que ocorrem nessa intersecção no sentido de se ampliar o conhecimento das variáveis aí envolvidas, uma vez que há perspectivas crescentes ao que se refere a problemas de fertilidade em nosso país e no mundo.

Referências bibliográficas

1. Anton I. A Escolha do Cônjuge: Um Entendimento Sistêmico e Psicodinâmico. Porto Alegre: Artmed, 2000.
2. Féres-Carneiro T. Casamento Contemporâneo: O Difícil Convívio da Individualidade com a Conjugalidade. Psicologia: Reflexão e Crítica, 1998.
3. Magalhães AS. Conjugalidade e parentalidade na clínica com famílias. Em: Féres-Carneiro T. (Org.). Casal e Família: Permanências e Rupturas. São Paulo: Casa do Psicólogo, 2009. p. 205-17.
4. Carter B, McGoldrick M. The Expanded Family Life Cycle: Individual, Family, and Social Perspectives. Boston: Allyn & Bacon, 2011.
5. Lasch C. A Cultura Do Narcisismo: A Vida Americana Numa Era de Esperanças em Declínio. Rio de Janeiro: Imago, 1983.
6. Bauman Z. O Mal-Estar da Pós- Modernidade. Rio de Janeiro: Jorge Zahar, 2004.
7. Borges C. O Vínculo Conjugal e a Terapia de Casal na Pós-Modernidade. Trabalho de Conclusão Curso de Especialização em Terapia Relacional Sistêmica. Santa Catarina: Familiare Instituto Sistêmico, 2016.
8. Féres-Carneiro T, Ziviani C. Conjugalidades Contemporâneas: Um Estudo Sobre os Múltiplos Arranjos Conjugais da Atualidade. Em: Féres-Carneiro T. Casal e Família: Permanências e Rupturas. São Paulo: Casa do Psicólogo, 2009. p. 83-109.
9. Rosado JS, Wagner A. Qualidade, Ajustamento e Satisfação Conjugal: Revisão Sistemática da Literatura. Porto Alegre: Pensando Família, 2015. v.19, n° 2.
10. Diniz G, Féres-Carneiro T. Casamento e família: Uma reflexão sobre desafios da conjugalidade contemporânea. Em: Viana TC, Diniz GS, Costa LF, Zanello V. (Orgs) Psicologia clínica e Cultura contemporânea Brasília: Liber Livros, 2012. p. 430-47.
11. Hall S. A Identidade Cultural na Pós-Modernidade. Rio de Janeiro: DP & A Editora, 2003.
12. Biscotti O. Terapia de Pareja – Una Mirada Sistêmica. Buenos Aires: Humanitas, 2006.
13. Roca de Bes M, Gimenez VM. Manual de Intervención Psicológica em Reproducción Asistida. Sociedad Española de Fertilidad. Madrid: Edit. Médica Panamericana, 2012.
14. Straube KM. Infertilidade, Estigma e Tratamentos Reprodutivos – Da Família Pensada à Família Vivida. Curitiba: Juruá Editora, 2019. p. 56.
15. Biblioteca Virtual em Saúde – Ministério da Saúde. Disponível em: https://bvsms.saude.gov.br/05-8-dia-nacional-da-saude/. Acesso em 11 de nov 2022.
16. Fiocruz – Fundação Oswaldo Cruz. Infertilidade: O Que Pode Ser Feito? Disponível em: https://www.iff.fiocruz.br/index.php?view=article&id=112:infertilidade-o--que-pode-ser-feito&catid=8. Acesso em 12 out 2022.

17. Ribeiro M. Infertilidade e Reprodução Assistida". São Paulo: Casa do Psicólogo, 2012. p. 148.
18. Teperman D, Garrafa T, Iaconelli V. Parentalidade. 1. ed. São Paulo: Editora Autêntica, 2020. p. 91 e 95.
19. Dantas CRT, Féres-Carneiro T, et al. Repercussões da Parentalidade na Conjugalidade do Casal Recasado: Revelações das Madrastas. Psicologia Clínica e Cultura Psic.: Teor. e Pesq. 35. 2019. Disponível em: https://www.scielo.br/j/ptp/a/dZms6BqNcn7BT5RWJLsNZcj/. Acesso em: setembro de 2022.

Sexualidade, Corpo Erógeno Vincular, Vínculo Conjugal e Tratamentos Reprodutivos: um Enlace Frágil

CAPÍTULO 4

Lia Mara Netto Dornelles

> "El devenir del sujeto está también sometido a las contingencias que impone la vida de manera imprevisible. Frente a lo inesperado de la contingencia, le queda al sujeto decidir si la va a tomar o la va a rechazar o, incluso, si va a dejarla pasar, sin siquiera advertir que algo se le había presentado. También ahí interviene la opción del sujeto, la opción de asir la contingencia que se presenta, de hacer algo con ella o no" (p. 205).[1]

Silêncio. O ar cessa. A cena congela. O tempo, uma superposição de tempos compostos que deslizam com indecisão: um passado-culpa; um presente-abismo; um futuro-multiverso. Uma gota amarga de dor e desespero transborda e escorre pelo rosto. A voz embarga. O tambor no centro do peito rufa em descompasso. A mente quer gritar, mas está sufocada. O corpo empalidece. O mundo se distancia. Ou será que é o sujeito quem se afasta? Há uma fenda abaixo dos pés. Naquele instante, parece que as estrelas perdem seu brilho, a lua se apaga, e o sol se esconde. A escuridão se enlaça. Para alguns indivíduos, essa costuma ser a vivência ao receberem o diagnóstico de infertilidade.

Nesse momento, parece que a frustração e o sentimento de incapacidade decorrentes das tentativas e expectativas frustradas de engravidar naturalmente até então se materializam nos resultados de exames e ganham nome: infertilidade. Revolta, indignação, raiva, tristeza e desesperança inundam o casal pois, em sua crença, eles conseguiriam engravidar assim que o quisessem. Como diz Ansermet,[1] a certeza de que reprodução é resultado da fusão de corpos desalinhados e fora de controle, e de que "são necessários dois para fazer um filho" (p. 91, tradução nossa), nem sempre se aplica.

Quando ter filhos faz parte de um projeto compartilhado pelo casal, o diagnóstico da infertilidade e seu tratamento são vividos, com frequência, como um dilaceramento biográfico.[2] A ciência torna-se um receptáculo de possibilidades e esperanças para o casal que busca tratamentos reprodutivos. No entanto, nesse percurso há diversos desafios a serem sustentados pela trama de subjetividades presentes no vínculo entre os casais, os quais nos suscitam questionamentos, tais como: qual a potência dos desejos – do sexual, de ser pais, de repetir tentativas? Qual o lugar dado à sexualidade? De que forma os tratamentos reprodutivos afetam o vínculo conjugal?

A partir dessas inquietações propomos, neste capítulo, uma reflexão sobre como se enlaçam a sexualidade, os desejos, o corpo erógeno vincular, o vínculo conjugal e os tratamentos reprodutivos. A título de ilustração, serão apresentadas, ao longo do texto, algumas vinhetas clínicas com nomes fictícios para preservar a identidade dos pacientes.

A que vem um filho?

A procriação humana se movimenta dentro de uma dialética de desejo inconsciente e consciente e mandato de descendência. O desejo inconsciente está ligado a traços mnêmicos e recordações e tem como matéria-prima a repetição de vivências experimentadas no vínculo com o objeto provedor, as quais se tornam signos de satisfação sexual.[3] O próprio jogo e fantasia das crianças contêm esse desejo, antes mesmo da possibilidade biológica de procriarem.[4] Essa será a base sobre a qual a pré-história do futuro filho será construída[5] e, em ambos os sexos, sua origem se encontra nas vicissitudes da sexualidade infantil pré-edípica e edípica, com características peculiares em cada gênero. No plano consciente, o desejo de filho remete ao anseio que move os sujeitos em busca de algo que lhes falta e cujo encontro traz prazer.[3]

Já o mandato é uma norma cultural, um valor de troca, e seu cumprimento respalda o pertencimento do sujeito a um grupo social e à cultura, integrado ao psiquismo das pessoas por meio do superego.[3] Lévi-Strauss (1958)[6] *apud* Puget e Berenstein[7] sustenta que a representação mental de um filho é o fruto do intercâmbio entre o feminino e o masculino (ao que acrescentamos gameta feminino e gameta masculino) e surge a partir desse mandato, ou seja, da determinação dessa norma cultural que é essencialmente simbólica. Um filho possui a marca dessa representação mental, selando definitivamente a existência do casal. Nela, há uma relação de consolidação por meio do produto-filho, que vai se instalando como um objeto amparador oposto ao desamparo da criança, na qual o casal projeta o próprio desamparo infantil.

A procriação e seus entraves podem se apresentar na intersecção de desejo e mandato e, também, em cada um dos espaços representacionais de cada parceiro, ou seja, tanto no espaço social como no espaço vincular.[3] Na prática, observamos que a busca incessante pelo filho que não vem, que acontece, geralmente, por meio de uma sucessão de tentativas frustradas e sem a abertura de um espaço para reflexão e para outras possibilidades de aceder à parentalidade, pode ser um indício de que a criança terá a função de tamponar uma carência, isto é, um filho por necessidade.

Corpo erógeno vincular e tratamentos reprodutivos

Na pós-modernidade, a parentalidade nem sempre faz parte dos planos do casal ou acaba sendo incluída somente após o cumprimento de outros projetos compartilhados. Nos casos de adiamento, é frequente o casal se deparar com dificuldades para engravidar e receber, após uma série de análises, o diagnóstico de infertilidade.

Cincunegui et al.[3] destacam que, ao falarmos sobre infertilidade, falamos também de um corpo que se rebela frente ao desejo consciente de procriar; de um corpo chamado de erógeno, que é uma representação e integração das vivências de seu funcionamento e das diferentes zonas corporais sempre em relação com o outro; de um corpo que adquire significado essencial e estruturante a partir do vínculo intersubjetivo presente no manejo corporal do bebê. São essas experiências sucessivas das quais o corpo obrigatoriamente participa que se tornam diferentes representações e que mantêm elementos constantes, permitindo ao sujeito a vivência de continuidade.

A essa noção de corpo erógeno, pertencente a cada membro do par conjugal, Puget e Berenstein[7] acrescentam a ideia de corpo vincular, referindo-se à representação de um vínculo entre dois corpos já simbolizados e simbolizantes. Essa representação contém não apenas o encontro sexual do casal, mas também os modos de contato e intercâmbios cotidianos, bem como a forma com que o outro é percebido.[3] Já Kleiner e Pachuck (1996)[8] apud Cincunegui et al.[3] expandem e integram as noções de corpo erógeno e corpo vincular, formando o conceito de corpo erógeno vincular que, segundo esses autores, é definido como uma "representação compartilhada do entrecruzamento de corpos erógenos, uma espécie de mapa de fixações libidinais e de zonas de gozo em uma cena primária atual, onde se perdem os limites da pele e dos egos" (p. 56).

Quando o desejo de se ter um filho se torna consciente, relações sexuais e concepção se unem, e a "geografia" corporal se reorganiza em função das diferenças sexuais, anatômicas e funcionais. Da mesma forma, o corpo erógeno vincular adquire novos significados, destacando a importância do corpo feminino, sede das transformações de uma gravidez.[3]

Frente à essa expectativa de procriação, o corpo erógeno de cada um e o corpo erógeno vincular adquirem mais significado, uma vez que é neles onde acontece o encontro amoroso e a busca de prazer ligado ao erotismo, configurando, assim, o cenário para a realização do desejo. Toda a sexualidade se ressignifica e o prazer de procriar se agrega ao prazer inerente à psicossexualidade. O corpo erógeno e seus produtos passam, então, a serem vistos sob outra perspectiva: a menstruação, antes fonte tranquilizadora, converte-se, agora, em fonte de frustração, e o sêmen, por sua vez, passa a ser um dom que dá a vida.[3]

Entretanto, se a concepção não acontece, o interesse fica centralizado no corpo erógeno, o qual passa de fonte de prazer à fonte de dor psíquica, de padecimento frente ao "não-poder" realizar o desejo consciente. Diante desse corpo que se nega a procriar naturalmente, uma profunda ferida narcísica se instaura,[3] expressa por sentimentos de vergonha por necessitar de ajuda médica para conceber, além de depressão, raiva e isolamento social.[4] Um exemplo disso, pode ser visto nesta vinheta:

"Eu tenho vergonha, vergonha de não poder ter filhos... me sinto inferior...por quê comigo?" (Luísa, 39 anos)

Além de todos esses sentimentos, surge, ainda, uma intensa culpa por "não-poder" dar um filho a si mesmo e ao outro e por ser responsável pela ameaça de interrupção da cadeia geracional e dos laços de sangue.[3,4] Repentinamente, a necessidade de filiação e a confirmação dos laços sanguíneos adquire importância central na vida do casal, e o corpo de cada um torna-se portador de significados, sendo um deles o de algo desconhecido e estranho, que não responde ao desejo-mandato de ter um filho.[3] Marta (44 anos), em sua fala, ilustra bem isso:

"Tem que ter alguma coisa comigo...eu sei que eu não tenho nada que justifique não engravidar, além da qualidade dos meus óvulos...só pode ter alguma coisa."

Todo corpo converte-se em algo hostil e frustrante, inútil e indomável. Um leque de estados se abre: depressão, desânimos e, até mesmo, explosões de fúria narcisista. Imerso nesse turbilhão de obstáculos e emoções intoleráveis, encontra-se um forte desejo de procriar. É quando a biotecnologia entra em cena para auxiliar um corpo que se sente incapaz a se tornar potente.

A medicalização quase que instantânea do problema desponta como esperança, embora aumente a tensão entre os corpos e se rompa a unidade ilusória do corpo erógeno vincular. Inicia-se, então, um duro processo que, ao fragmentar os contatos íntimos, faz com que se percam os revestimentos imaginários do corpo vincular erógeno.[3] A vida torna-se circunscrita ao universo de medicações, exames e procedimentos, conforme refere Susana (37 anos):

A médica que fez a eco me mostrou os folículos do lado esquerdo...só do esquerdo...cinco e disse que eu tinha uma reserva muito baixa.

O casal passa a controlar, quase sempre de maneira obsessiva, o momento da ovulação, da coleta de sêmen, o espermograma, a anatomia e a funcionalidade das trompas e dos testículos.[3] Esse controle é mais intenso para as mulheres, já que a demanda maior recai sobre elas, provocando desgaste físico e emocional, conforme se observa na fala de Cecília (38 anos):

"Eu controlo pelo aplicativo a minha ovulação. Quem sabe eu engravido sem o tratamento."

Além disso, há uma constante pesquisa sobre os parâmetros de normalidade e seus desvios encontrados nos exames na tentativa de ler, confirmar, reassegurar e questionar o andamento do tratamento, conforme refere Maria (40 anos):

"Ontem fomos a outro médico (ri)...questionei se eu não poderia ter trombofilia e se não seria bom iniciar uma medicação [...] eu pesquisei na internet e falei com outras mulheres de um grupo de WhatsApp...tem exames de genética que nenhum médico me pediu."

Desse modo, os casais parecem tentar controlar e vislumbrar o futuro desfecho de seu investimento físico, financeiro e psicológico:

"... a progesterona tá alta, então tem que regular...me deu remédio...vamos tomar as vitaminas direitinho, pra dar tudo certo, né?" (Carla, 35)

Em muitos casos, os corpos tornam-se passivos e se mostram numa dimensão descarnada,[3] como se observa nas seguintes falas:

"... é aquela coisa muito robotizada, que tu toma remédio...e eu que aplico nela as injeções...aí prepara... e mais adiante coleta o sêmen...tu cria tudo muito mecânico...realmente, não é uma coisa nada romântica." (Sérgio, 40)

Essa concretude é, no início, meio assustadora... Eles selecionam assim o melhor óvulo, o melhor espermatozoide...daí faz a seleção dos melhores embriões; Ah, essa concretude dele lá recolher sêmen também, não é qualquer coisa." (Simone, 42 anos)

À medida que os investimentos afetivos de cada membro do casal são capturados, restringem-se e direcionam-se para a concepção, a vivência da infertilidade e dos tratamentos reprodutivos pode se assemelhar a um buraco negro que suga tudo o que dele se aproxima, como ilustra a vinheta a seguir:

"... sempre gostei de falar com os meus amigos, ligar, conversar. Dessa vez, nem no meu aniversário eu quis falar com eles...no meu trabalho, eu não me concentro direito...esses pensamentos." (Luísa, 39 anos)

Esse processo pode levar a uma espécie de desobjetivação com a passagem de sujeitos de desejo a objetos da biociência.[3] Ansermet destaca que, ao mesmo tempo em que permitem atuar sobre o engendramento dos filhos, as procriações medicamente assistidas nos conduzem ao vazio daquilo que não se pode representar, mas que é tecnicamente realizável.[1]

Vínculo conjugal e tratamentos reprodutivos

O vínculo conjugal é formado pela relação de duas pessoas oriundas de culturas familiares diferentes, que se escolhem e se aproximam com a intenção de permanecerem juntas.[9] Não há vínculo sem trabalho e sem amor, assim como não há amor sem vínculo. Cada sujeito do vínculo é singular e, juntos, produzem outra singularidade particular a esse vínculo.[2] Cada par conjugal estabelece uma dinâmica, na qual coexistem as duas individualidades marcadas pelas normas e valores herdados da geração anterior que, juntos, formam o vínculo conjugal. O laço que se estabelece entre o casal se transforma em um elo entre passado e presente, permitindo projetar um futuro a dois.[10] Moscona acrescenta que o vínculo se relaciona ao efeito dos encontros e desencontros com o parceiro e, para que ele se mantenha, é indispensável haver *um ir fazendo, um ir sendo e um ir vivendo*.[11]

Quando as "necessidades" afetivas são frustradas, geram sentimentos de ressentimento, raiva e ambivalência amorosa. Diante disso, é necessário manter certo equilíbrio entre os anseios infantis próprios à sexualidade infantil, especialmente os de indiferenciação e completude do UM (da unidade) e as exigências de acomodação frente à alteridade do outro, o que requer uma capacidade de elaboração de perdas e de preservação do desejo.[12]

Quando a impossibilidade de gerar filhos se interpõe ao projeto do casal, ela dá vida a antigos conflitos que, algumas vezes, intensificam-se, impactando o vínculo conjugal. Estudos revelaram que a vivência da infertilidade e de seus tratamentos afetaram significativamente a rotina dos casais, provocando desencontros e afastamentos entre eles,[13] ameaçando o rompimento do vínculo, principalmente nos casos de insucesso[14,15] ou, até mesmo, desestruturando-o,[15] o que pode ser ilustrado por esta vinheta:

"Eu vou dar um outro rumo na minha vida...porque o problema não é meu...ele é que não tem espermatozoides. Comigo tá tudo certo. Já fiz todos os exames...não quero mais passar por isso (estimulação e fertilização *in vitro*). Se não der dessa vez, vou dar um tempo, viajar sozinha, sumir." (Luísa, 39 anos)

Outros estudos, entretanto, registraram cooperação, sensibilidade[16] e apoio mútuo às demandas afetivas de cada um[15,16] durante o tratamento, atitudes que podem representar um fortalecimento e amadurecimento do vínculo conjugal.[15,17]

Sexualidade e tratamentos reprodutivos

Ao pensarmos sobre sexualidade do ponto de vista psicanalítico, entendemos que ela contempla toda atividade libidinal que organiza o psiquismo a partir do corpo erógeno e de todas as manifestações e expressões da vida do casal, como o amor, a ternura, o ato sexual. O erotismo pode ser visto como o espaço do jogo da sexualidade, um retorno à intimidade na qual uma cadeia erótica vincular une os parceiros. A erogeneidade, por sua vez, é um estado em que o prazer predomina entre o casal e representa uma possibilidade de comunicação, na qual o contato silencioso, os gestos, as mímicas, as entonações e os ritmos adquirem significados tão importantes quanto a palavra.[18]

Em todo vínculo conjugal há conflitos intersubjetivos e intrassubjetivos, ambos com aspectos conscientes e inconscientes que se articulam e se mobilizam reciprocamente e cujos determinantes e efeitos são, em sua maioria, inconscientes. Os conflitos intersubjetivos constituem uma argamassa de desejos antagônicos, lutas pelo poder, tentativas de impor ao outro "como é" a realidade etc.

Ao necessitar de ajuda médica para tentar conceber, a autoestima, a intimidade e a sexualidade do casal são abaladas, reforçando antigos conflitos e causando distanciamento entre o par. Conforme Thorstensen,[12] os conflitos inerentes aos relacionamentos atuais da vida conjugal, como os do contexto dos tratamentos reprodutivos, suscitam alguns conflitos e anseios primitivos oriundos dos primeiros amores, confundindo a apreciação da realidade e a tomada de decisão.

Estudos sobre a temática apontaram que o contexto dos tratamentos reprodutivos diminuiu[13] ou fez desaparecer a libido,[19] afetou a intimidade conjugal,[13] tornando-se fonte potencial de dificuldades para a sexualidade.[15] Tentativas fracassadas colocaram a sexualidade do casal em *stand-by* e trouxeram questionamento sobre a "utilidade" das relações sexuais para as mulheres (mas não para os homens), incrementando o sofrimento do casal.[19] Ao prescindirem de desejo e satisfação mútua, as relações sexuais deixam, frequentemente, de serem vividas de forma espontânea[13] e dissociam-se do prazer, assemelhando-se a uma tarefa.[17]

Alguns casais referiram oscilação na frequência do sexo em diferentes momentos,[19] indicando que, após a descoberta da infertilidade, as relações sexuais, embora consideradas mais frequentes, eram insatisfatórias, desprazerosas e visavam apenas a reprodução, e não mais a satisfação do casal.[20] Por outro lado, quando os tratamentos iniciaram, as relações sexuais foram consideradas restritas.[15]

O estudo de Silva e Lopes[15] destaca que a forma como o casal soluciona os conflitos conjugais nesse momento parece ser resultante de características de cada um, ou seja, anteriores ao relacionamento conjugal. A esse respeito, Volich[21] acrescenta que as formas como cada um reage, seja individualmente ou como casal, são coloridas pela subjetividade, pelos recursos próprios de cada um e pelo que construíram juntos.

Enlaces e tramas possíveis

Par ou ímpar? Essa pergunta pode nos conduzir a diferentes associações. A que vem de imediato, possivelmente, é a da conhecida brincadeira, com certeza presente na infância de todos nós. Nessa, há um único vencedor. A outra associação, leva-nos à trama que é tecida pelos sujeitos ao longo dos tratamentos reprodutivos. Fiquemos com essa.

Há uma dupla em cena, mas não necessariamente um par. Cada sujeito da dupla é singular, ou seja, ímpar. Singular porque cada sujeito do vínculo tem a sua subjetividade, sem outra igual. Juntos, no entanto, eles constroem outra subjetividade, que não é a soma das duas anteriores, mas uma nova, construída "no entre". Tomamos emprestada a ideia de "par ou ímpar" do título de um capítulo de Ana Maria Medeiros da Costa, no livro de Contardo Calligaris,[22] embora aqui essas palavras sejam utilizadas com outro sentido.

A expressão "par ou ímpar" foi aqui empregada pensando na dinâmica que se estabelece pelo par conjugal ao lidar com os inúmeros desafios lançados ao corpo e à mente durante os tratamentos com técnicas de reprodução assistida, tendo início já no próprio diagnóstico de infertilidade. Nesse contexto, o corpo e a mente dos sujeitos são exigidos ao limite. Além do mais, dor e desconforto físico se assentam num psiquismo fragilizado pela incapacidade de conceber espontaneamente. Embora haja esperança na biotecnologia, não há garantias. O casal tem que se haver com um luto pelo filho sonhado que não vem. Corpo e mente são indissociáveis e a experiência da infertilidade e de tratamentos fracassados formam uma amálgama de dor, tristeza e sonhos frustrados. O corpo, esse elemento tão conhecido e familiar com o qual o sujeito sabe lidar, pode transformar-se em algo desconhecido, que passa a obedecer a comandos e programações com o único fim de engravidar, podendo, para isso, ser submetido a tratamentos que visam dar conta do que é desejado, ou seja, um filho.

Na vivência da infertilidade e seu tratamento, todas as áreas da vida dos casais são afetadas. A trajetória produz enlaces frágeis entre sexualidade, erogeneidade, desejos, esperança, projetos e vínculo conjugal que correm o risco de desenlace. Corpos e mentes encontram-se em sofrimento. E como é possível seguir nessa trajetória? Cada dupla precisa estabelecer uma modalidade de relação para lidar com a complexidade vincular que se apresenta.

Para alguns casais, conflitos anteriores se agudizam e a desesperança e a solidão inundam o espaço psíquico e vincular, levando-os a seguirem a trajetória no modo "ímpar", ou seja, sem cumplicidade e sem compartilhamento. Aquilo que outrora os unia – sonhos, projetos, amor, sexo, admiração – pode, agora, separá-los. Mandato e desejo se acoplam, ganham força e transcendem os limites do seu próprio corpo. Com isso, o psiquismo não dá conta e transborda. Às vezes, na ilusão de encontrar certeza, refugiam-se em si próprios. A forma como lidam com os conflitos pode, inclusive, paralisar o vínculo, uma vez que não há tempo para pensar sobre o que é produzido a partir do encontro de subjetividades. Nesse desencontro, o espaço vincular se enrijece, e cada um olha para o seu sofrimento como se ele fosse o mais intenso e legítimo. O corpo biológico de um é portador de uma ofensa narcisista e impede a existência de um outro que seja representante do vínculo conjugal. O corpo vincular se esvazia de desejo e ternura pelo outro. Entra em sofrimento e pode, até mesmo, morrer.

Outros casais, entretanto, em meio às exigências e expectativas dos tratamentos reprodutivos, encontram forças e se descobrem "pares". Caminham lado a lado, partilhando conquistas e derrotas, alegrias e tristezas. Buscam o prazer além da vivência traumática. O vínculo conjugal se fortalece *apesar de* e *em decorrência de* todas as dificuldades e obstáculos, e essa etapa do ciclo vital pode adquirir outro sentido e conduzi-los a novos caminhos.

E qual o papel do analista junto a esses casais? Primordialmente, escutar e dar voz. É preciso ajudá-los a narrar livremente a sua experiência emocional da infertilidade e dos tratamentos e a se escutarem numa modalidade de intercâmbio, na presença do outro. Ao narrarem suas angústias e seus conflitos, reproduzem-nos na presença do analista e podem nomear e dar sentido ao que vivenciaram. É o compartilhamento desses conflitos e sentimentos que possibilita o trabalho com mal-entendidos e o esclarecimento de dúvidas. Trabalhar nessa direção, a partir daquilo que é produzido e reproduzido pelo casal, pode abrir possibilidades de mudança no vínculo conjugal.

Antes de finalizar este capítulo, gostaríamos de destacar que a temática presente nestas páginas ainda é pouco abordada como objeto de estudo da Psicanálise Vincular. Por isso, entendemos que a reflexão aqui proposta é uma forma de aproximar os temas.

Referências bibliográficas

1. Ansermet F. La fabricación de hijos. Un vértigo tecnológico. Buenos Aires: Unsam; 2018.
2. Dornelles LMN, Correa EPLC. Ressonâncias dos tratamentos reprodutivos no vínculo conjugal. In: Giacon F, coordinator. Contribuições interdisciplinares no contexto da reprodução humana assistida. Brasília: Viva Mais Editora; 2022. p. 50-71.
3. Cincunegui S, Kleiner Y, Woscoboinik PR de. La infertilidad en la pareja. Cuerpo, deseo y enigma. Buenos Aires: Lugar Editorial; 2004.
4. Ribeiro M. Infertilidade e reprodução assistida: desejando filhos na família contemporânea. São Paulo: Casa do Psicólogo; 2004.
5. Alkolombre P. Deseo de hijo. Pasión de hijo: esterilidad y técnicas reproductivas a la luz del psicoanálisis. Buenos Aires: Letra Viva; 2008. Capítulo 1, El deseo de hijo; p. 99-138.
6. Lévi-Strauss C. Antropologia estructural. Buenos Aires: Eudeba; 1959 apud Puget J, Berenstein I. Psicanálise do Casal. Porto Alegre: Editora Artes Médicas; 1994. Capítulo 4, Representação corporal no vínculo de casal; p. 49-65.
7. Puget J, Berenstein I. Psicanálise do Casal. Porto Alegre: Editora Artes Médicas; 1994. Capítulo 4, Representação corporal no vínculo de casal; p. 49-65.
8. Kleiner Y, Pachuck C. Sexualidad y conyugalidad en la pareja: encuentros, desencuentros, reencuentros. Buenos Aires: Paidós; 1996 apud Cincunegui S, Kleiner Y, Woscoboinik PR de. La infertilidad en la pareja. Cuerpo, deseo y enigma. Buenos Aires: Lugar Editorial; 2004.

9. Weissmann L. Casal. In: Levisky RB, Dias ML, Levisky DL, organizators. Dicionário de psicanálise de casal e família. São Paulo: Blucher, 2021. p. 68-70.
10. Férez-Carneiro T. Conjugalidade. In: Levisky RB, Dias ML, Levisky DL, organizators. Dicionário de casal e família. São Paulo: Blucher, 2021. p. 97-101.
11. Moscona SL. Infidelidades en la pareja. Amor, fantasmas, verdades, secreto. Buenos Aires: Lugar Editorial, 2007.
12. Thorstensen S. Sexualidade. In: Levisky RB, Dias ML, Levisky DL, organizators. Dicionário de psicanálise de casal e de família. São Paulo: Blucher; 2021. p. 477-82.
13. Nascimento FRM do, Térzis A. Adiamento do projeto parental: um estudo psicanalítico com casais que enfrentam a esterilidade. Psicologia em Revista, 2010;16(1):103-24.
14. Gasparini EVR. Experiência com casais inférteis que utilizam a medicina reprodutiva: um estudo psicanalítico [tese]. Campinas: Pontifícia Universidade Católica de Campinas; 2007.
15. Silva IM da, Lopes RCS. Relação conjugal no contexto de reprodução assistida: o tratamento e a gravidez. Psicologia: teoria e pesquisa, 2011;27(4):449-57.
16. Rosa RCF da. Infertilidade e conjugalidade [tese]. São Paulo: Pontifícia Universidade Católica de São Paulo; 2015. 157 p.
17. Faria DEP de, Grieco SC, Barros SMO de. Efeitos da infertilidade no relacionamento dos cônjuges. Rev Esc Enferm USP, 2012;46(4):794-801.
18. Severo AF. Encontros e desencontros: a complexidade da vida a dois. São Paulo: Casa do Psicólogo, 2010. Capítulo 2, Condenado a ser apenas um: as distâncias e as ausências na vida a dois; p. 40-63.
19. Marques PP, Morais NA. A vivência de casais inférteis diante de tentativas inexitosas de reprodução assistida. Avances en Psicología Latinoamericana; 2018;36(2):299-314.
20. Kushwaha C, Sinha P, Gupta U, Srivastava K. Impact of infertility on marital relationships among infertile couples attending OPD of a tertiary health care centre. Int J Reprod Contracept Obstet Gynecol; 2018;7(3):1164-7.
21. Volich RM. Tempos da fertilidade. In: Levisky RB, Dias ML, Levisky DL, organizators. Dicionário de psicanálise de casal e família. São Paulo: Blucher, 2021; p. 68-70.
22. Calligaris C, Souza O, Bueno CMO, Aragão LT, Malheiros F, Melman C, et al. (2010). O laço conjugal. 2. ed. Porto Alegre: Artes e Ofícios, 2010.

Suporte Psicológico nos Tratamentos de Reprodução Assistida: a Escuta como Cuidado

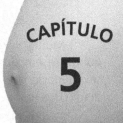

CAPÍTULO 5

Arielle Rocha de Oliveira S. Nascimento • Márcia Christina Gonçalves Gusmão

Introdução

Os pacientes que adentram uma clínica de reprodução assistida e endereçam seu desejo de engravidar e de constituir uma família aos profissionais que ali se encontram, trazem consigo uma série de emoções e sentimentos que os acompanharão ao longo de sua caminhada em busca de um sonho – ter um filho.

Múltiplas histórias e demandas levam esses pacientes a buscarem nas clínicas de reprodução assistida respostas e possibilidades para engravidar, que podem ir além das questões da infertilidade, como é o caso das relações homoafetivas e da maternidade solo.

Cada vez mais nos deparamos com pacientes que chegam às clínicas bem informados ou achando que estão cientes sobre o que encontrarão nesse percurso. A partir da primeira consulta com o especialista médico da clínica, muitos exames são solicitados, onde as partes envolvidas nesse processo vivenciam, de uma hora para outra, alterações em suas rotinas e em suas vidas. Realidade nada comparada com o sonho e a idealização, por vezes romântica, de uma gestação natural. Vemos então a técnica da reprodução assistida entrando nos espaços das demandas e mudanças sociais, tornando possível a um indivíduo ou a um casal novas formas de conceber, novos vínculos parentais e filiais. No entanto, a subjetividade de cada sujeito implicado nesse processo não acompanha o mesmo ritmo dos avanços das técnicas. Necessita de tempo para elaboração de seus efeitos em suas realidades psíquicas. "As crianças não nascem tão facilmente da biologia: é preciso também um aparelho psíquico para gerá-las".[1]

Entendemos assim, que não é fácil simplesmente se nascer mãe/pai, tampouco se resume somente a uma questão biológica. Como sustenta Ana Suy[2] (2022) também "trata-se de uma questão simbólica, com cores afetivas".

Muitas vezes a impossibilidade de conceber um filho naturalmente pode desdobrar-se em distorções sobre o próprio corpo (independente do gênero), sobre a sexualidade, sobre a autoestima; produzindo sentimentos ambivalentes e conflituosos diante dos empecilhos encontrados para gerar.

Contar ou não contar à família, aos amigos, informar ou não aos colegas de trabalho sobre o que está acontecendo, sobre o que se deseja alcançar, tornam-se elementos de estresses, de angústias e de muitas ansiedades, causando um turbilhão de emoções que, segundo Ribeiro[3] (2012) podem ativar áreas de conflitos psíquicos inconscientes relacionadas ao desejo de ter um filho. Desejo esse carregado de significados inconscientes que, por vezes, demandam o amparo de uma *escuta sensível*.

Propomos neste trabalho – tendo a psicanálise como ancoragem teórica que escuta o sentido e a subjetividade dos sujeitos – trazer experiências de nossa prática clínica, afirmando a importância de uma escuta sensível como suporte emocional aos pacientes que vivenciam a técnica da reprodução assistida.

A escuta sensível como abertura ao encontro: entre a técnica, a subjetividade e o ambiente

A medicina moderna com suas intervenções e técnicas cada vez mais especializadas se desenvolveu imbricada na ideia da neutralidade e objetividade. A medicina reprodutiva e sua alta tecnologia também seguem as rigorosas exigências da ciência, para realizar seus procedimentos e avanços. Por outro lado, vemos comparecer nas clinicas de reprodução assistida a indispensável tarefa de serem um ambiente que sustente o lugar da subjetividade.

As contribuições teóricas de Donald Winnicott[4] sobre o desenvolvimento humano enfatizam a importância do ambiente e dos cuidados maternos que cercam o início da vida de um bebê. No decorrer da teoria, ele amplia a ideia de *ambiente facilitador* para além da figura materna, incluindo-a nos processos de cuidados terapêuticos propondo que estes não se limitem a fornecer cura ou interpretação do inconsciente, mas também ofereçam um ambiente adequado. Segundo o autor, a oferta de um ambiente confiável permite a sustentação da continuidade do ser do paciente, um *holding* – análogo ao cuidado materno. Em seu texto "Cura: uma conversa com os médicos", Winnicott,[5] partindo da noção de *ambiente facilitador*, destaca as condições fundamentais para as práticas médicas de cuidado, uma vez que esses profissionais frequentemente atendem indivíduos em condições de vulnerabilidade/dependência.

Um ambiente facilitador não é artificial, mecânico e asséptico, inclui em sua provisão algo vivo que atenda tanto às necessidades físicas quanto as emocionais. Nesse sentido, onde houver "um ser dependente", (condição observada em alguns pacientes que vivenciam os procedimentos das técnicas da RA) o ambiente em que ele estará inserido precisará assumir uma "posição de adaptação, de preocupação, de confiabilidade e de cuidado" (p.135).[5]

Como exercer uma clínica que oferte um ambiente em que as evoluções sobre o conhecimento do corpo biológico e as técnicas que tanto podem contribuir para o sonho de se ter um filho acompanhem a escuta do sofrimento, a empatia e o olhar para a subjetividade? De que maneira a tríade – técnica/ambiente/subjetividade – tem atravessado nossos pacientes?

Reconhecer que as histórias dos pacientes que vivenciam os tratamentos de reprodução assistida são frequentemente longas, com idas e vindas, traz um desafio muito próprio às clínicas. O desafio de que não basta possuir os melhores protocolos, centros cirúrgicos e laboratórios se não houver um cuidado humanizado no ambiente onde o paciente circula. Portanto, o ambiente da clínica de reprodução assistida deve criar um espaço flexível, de intercessão, onde a técnica e a subjetividade possam se encontrar e dialogar entre si.

Talvez aí começamos a destacar a importância do suporte emocional nesse contexto, sensível à dor desses pacientes e as questões por eles trazidas. Um espaço de escuta sensível que possibilite a criação de sentido das suas trajetórias reprodutivas, dando a eles condições de integrá-las em suas histórias.

De modo geral, a escuta sensível procura compreender o sujeito para além do que é dito por suas palavras, onde a sensibilidade e a atenção flutuante podem fazer parte do manejo técnico como ferramentas para a escuta. Freud,[6] em seu texto "Recomendações aos médicos que exercem a psicanálise", faz considerações a respeito da escuta psicanalítica; orienta que a escuta não deve dirigir reparo para algo específico e que a atenção deva ficar suspensa em face de tudo o que se escuta. Agindo assim, evitaremos a atenção somente naquilo que for falado pelo paciente pois se assim o fizermos corremos o risco de "nunca descobrir nada além do que já se sabe".

Consideramos, então, que a escuta é um instrumento terapêutico que pode trazer alívio, sentido e acolhimento para cada paciente, aplainando os próximos passos que darão nos incertos e possíveis porvires dos tratamentos de reprodução assistida. Consideramos que a preservação de um lugar de *escuta sensível* na relação com o paciente e com a equipe da clínica de reprodução assistida seja fundamental, no entanto, não é algo que ocorra facilmente. Demanda certas condições e preparo técnico/teórico do psicólogo/psicanalista.

Destacamos a seguir algumas etapas/procedimentos presentes nos tratamentos, enlaçando-as com alguns exemplos clínicos vivenciados em nossa prática.

O suporte emocional durante as etapas do tratamento

No momento em que se dá início a fertilização in vitro, o desejo de ter um filho, antes impossibilitado pela gestação natural, agora se infla em forma de grande expectativa (nem sempre realista) rumo às novas possibilidades que se apresentam com o tratamento. Junto a isso, é comum que o avançar das etapas e os caminhos não garantidos, evoquem sentimentos e conflitos subjetivos.

Vale ressaltar que, muitas vezes, a realidade dos tratamentos é de pouca compreensão do laço social, da sociedade e até mesmo de profissionais da saúde, o que faz com que a maioria dos pacientes tenham uma vivência da FIV de maneira sigilosa, solitária e por vezes, em segredo. Escutamos desses pacientes a solidão em que vivenciam os processos, as invenções de motivos infindáveis para não sair no horário das medicações, não beber e não comer comidas que estejam fora do cardápio da fertilidade. Escutamos também a dor de não verem reconhecidas suas difíceis experiências quando compartilhadas com outrem. Podemos perceber esses atravessamentos na fala abaixo de uma paciente:

"Agora com o tratamento, e todo o investimento que estamos fazendo, estamos fazendo tudo direitinho, seguindo toda a dieta, nem comendo fora eu estou. Mas isso tudo só me faz me sentir mais pressionada, não sei se é efeito colateral dos hormônios, mas estou muito tensa. Nem posso falar isso com meu marido, pois ele acha que ficar assim pode atrapalhar. Mas é difícil ficar calma e pensar positivo o tempo todo. Aí a gente quase não conversa sobre o tratamento lá em casa...Ainda mais sobre o que estou sentindo."

Nesse contexto da FIV, entre tantas expectativas e turbilhão de afetos, o trabalho do psicólogo/psicanalista se apresenta como um espaço importante para reconhecimento e expressão desses diferentes sentimentos e questões, bem como favorece a compreensão do processo que estão vivendo por meio da troca de informações sobre as etapas, termos e riscos.

No entanto, um cuidado a se ter é não deixar que o suporte emocional, quando inserido no fluxo da clínica, enrijeça o nosso fazer, reduzindo-o a um protocolo padrão a ser seguido, que faz adentrar aos consultórios portando somente técnicas prontas a serem utilizadas, balizando previamente os rumos que a sessão tomará. A escuta sensível permite um olhar para as minúcias, indo além dos aspectos concretos das etapas e de seus riscos. Nesse sentido, a maneira como cada paciente vivencia o tratamento será sempre singular, convocando de diferentes modos o psicólogo/psicanalista, pois é o sujeito diante de nós e diante de si mesmo, que trará o material subjetivo a ser trabalhado, e nos dará pistas sobre os caminhos a serem tomados.

A escuta no ambiente do centro cirúrgico ambulatorial

A partir de nossa prática clínica, trabalhando em uma equipe de uma clínica de reprodução assistida, identificamos o centro cirúrgico ambulatorial (CCA) como um dos espaços para o psicólogo/psicanalista exercer sua escuta na assistência e acolhimento ao estado emocional das pacientes e de seus acompanhantes que ali se encontram. No CCA de uma clínica de reprodução assistida são realizadas: as aspirações foliculares para FIV/ICSI ou criopreservação, transferências embrionárias, testes de receptividades endometrial, procedimentos de *Percutaneous Epididymal Sperm Aspiration* (P.E.S.A.) ou biópsia testicular. Geralmente faz parte do bloco cirúrgico a sala de repouso e a sala cirúrgica onde são realizados os procedimentos.

Nesse espaço "escuta-se as palavras do paciente que são inscritas em suas histórias de vida. Passado, presente e futuro são revelados em tão pouco tempo nas falas das pacientes, mostrando suas demandas.[7] "Essas demandas são, antes de tudo, um assunto de fala de ressonância no cruzamento de desejos, que cada um tem sua particularidade e sua lógica, que não existe de um lado o corpo real, e de outro a fala simbólica... juntos em todo ato de fala".[8]

Cada atendimento realizado no C.C.A. é registrado e compartilhado com a equipe por meio de prontuários e pareceres.

Como opera essa escuta no centro cirúrgico ambulatorial?

A paciente chega na sala de repouso paramentada, após ter sua identificação confirmada. Recebe os primeiros cuidados pela equipe de enfermagem onde os sinais vitais são verificados e os últimos exames realizados são informados. Os demais profissionais da equipe chegam no repouso, se apresentam e a paciente aguarda ser chamada para a realização do procedimento. Nesse momento nos dirigimos ao repouso onde a paciente se encontra.

Fazemos uma breve apresentação como psicóloga e psicanalista da clínica procurando deixar claro que escutamos e acompanhamos todos os pacientes que chegam no espaço do CCA. Pedimos permissão para conversarmos e a fala/escuta inicia-se. A solicitação de permissão implica a(o) paciente no diálogo, na fala/escuta, possibilitando "suportar as incertezas, produzindo abertura com relação ao saber daqueles que participam desta troca".[9]

"Estou muito ansiosa, tenho uma boa reserva de óvulos e uma boa resposta apesar da minha idade mas, depois, acabo não conseguindo um embrião para transferir ou o Beta vem negativo. Meu marido também teve algumas dificuldades no sêmen, mas agora está ok... estou cansada... há muito tempo que estou nesse processo... tentando... e no meio de tudo também teve a Covid. Faço terapia, voltei para os ansiolíticos... são muitas as angústias. Estar aqui é uma opção porque tenho problemas em uma das trompas... estou confiante... bom poder falar e ser acompanhada neste momento... falar acalma... fica mais leve."

Após a escuta e acolhimento realizado no repouso a paciente se dirige para a sala cirúrgica. Permanecemos ao seu lado durante o procedimento que está em curso (FIV/ICSI, aspiração folicular para criopreservação) deixando-a após a sedação, dependendo da necessidade do caso, para iniciarmos outro atendimento à próxima paciente que se encontra no repouso. Algumas vezes, na sala cirúrgica, antes da sedação, a paciente nos dirige a fala expressando seus medos e ansiedades diante da agulha que levará a medicação que irá sedá-la, apesar de ter passado por uma série de medicações injetáveis para estimular a produção de óvulos. Percebemos que essas medicações injetáveis trazem para a paciente a esperança de gerar um filho uma vez que estimulam a produção de óvulos enquanto que a "agulha da sedação" confronta a paciente com suas impossibilidades, limitações e sintomatologias, tendo em vista a falta de controle e a sensação de impotência imposta durante o período da sedação. Após o procedimento a paciente retorna ao repouso onde continuamos o atendimento incluindo agora, seu acompanhante, parceiro/a ou familiar. Não é raro escutarmos neste recinto informações sobre a história pessoal e familiar ou mesmo questionamentos que não fizeram a outros membros da equipe. Por isso, faz-se necessário que tenhamos conhecimento sobre como ocorreu cada etapa dos procedimentos, as consultas, os exames realizados, as medicações prescritas e suas finalidades; para que haja interface dos "códigos de saber" (como cita Reisreferindo a Foucault, 2004)[10] e unidade de ação entre os profissionais da equipe da clínica.

No caso da transferência embrionária atendemos e acompanhamos a paciente, seu parceiro/a ou familiar, na sala de repouso e, posteriormente, na sala cirúrgica. Para a realização da transferência embrionária faz-se necessário que a paciente esteja com a bexiga preenchida, para que o útero fique retificado e facilite o procedimento da transferência. Enquanto espera-se por esse preparo atendemos a paciente com seu parceiro/a ou familiar. Abre-se então um tempo de fala/escuta, de trocas e de reflexões sobre as experiências vividas ao longo desse processo.

"Não tem como não trazer a ansiedade para esse momento. A gente vai deixando e depois nos deparamos com o tempo do emocional que é diferente do tempo cronológico/biológico... não é justo... nem sei se vou conseguir dessa vez... já fizemos outras transferências, mas não deram certo... mesmo sendo embrião testado... eles não evoluem... eu fico mais tensa... meu marido parece que tá calmo, mas não tá".

"Não sei como nomear. Tem um embrião dentro de mim, mas não sei o que está acontecendo com ele".

"Fico com medo de pegar o resultado do Beta porque enquanto o dia do resultado não chega fico me sentindo grávida... é uma forma de me sentir grávida durante alguns dias mesmo sem ter a certeza... coloco até a mão na minha barriga e falo com o embrião. Porque a gente acha que vai dar sempre certo".

Observamos que a expectativa maior, a "ebulição das emoções", referida pelos pacientes, ocorre em função dos "dias horríveis de espera do resultado do Beta...se eu pudesse dormia e acordava só no dia do resultado".

Escutamos e acompanhamos muitos casos onde as pacientes revelam como se sentem ao sair da clínica de reprodução assistida, após a transferência embrionária. Algumas pacientes referem a uma espera que parece asfixiar, já que temem até que a respiração possa atrapalhar a marcha do recém colocado embrião rumo a sua implantação. Prendem o ar, reduzem os movimentos e passos e buscam, vigilantes, qualquer manifestação de sinais e sintomas que, em suas fantasias, poderiam dar pistas sobre o que ocorre dentro de si. Paradoxalmente, a mesma vigilância que poderia trazer ar e alívio, exige de novo não respirar, não se mexer, para que qualquer manifestação do corpo não passe despercebido.

O excesso de expectativas nesses dias que antecedem ao teste de gravidez se apresenta na maneira como algumas dessas pacientes lidam com o próprio corpo, quando dizem ter percepções e fantasias de onipotência sobre o organismo e suas funções, de tal modo que, segundo Fonseca (2016)[11] desafiam aos médicos, ainda que estes contem com o saber científico, com exames de imagens e outras técnicas.

> Algumas imaginam que possuem uma alergia no útero e isso "espanta" os embriões ou os mata, impedindo a placenta de se implantar corretamente. Outras possuem a capacidade de detectar detalhes exatos do momento da ovulação, de saber com clareza que estão grávidas ou, ao contrário, de perceber a hora em que o embrião morreu. O que pode nos chamar a atenção não é exatamente uma mulher ser capaz de observar detalhes tão sutis de seu corpo, de conseguir ter percepção dessas informações, mas, sim, como ela se detém nisso. O que essa mulher faz e qual preço paga ao se colocar tão ligada, tão atenta aos rumores do seu corpo e, especialmente, do seu "aparelho reprodutivo"? (p. 54)[11]

Escutando os desfechos negativos

Os desfechos negativos são cenas clínicas difíceis de serem vivenciadas e trazem repercussões tanto para os pacientes como para a equipe da clínica de reprodução assistida. Ausência de óvulos maduros, interrupção do desenvolvimento do embrião, betas negativos, betas positivos interrompidos por uma não evolução da gestação e tantas outras situações atravessam durante nosso campo de atuação.

Na clínica de reprodução assistida que atuamos, quando estamos diante de tais desfechos, o médico que conduziu o caso é quem realiza o contato com a paciente, no mesmo dia, sem se ater a dar explicações técnicas e respostas científicas a respeito do resultado (que serão feitas na consulta médica de pós-ciclo); demonstrando assim uma conduta de acolhimento a esse momento. Nesse contato, o médico oferta ao paciente, incluído no tratamento da clínica, o espaço de escuta e suporte emocional com o psicólogo/psicanalista da equipe.

Tal modo de condução dos desfechos negativos se dá por uma compreensão de que, no instante do resultado de um Beta HCG negativo, por exemplo, não há estatísticas, explicações racionais e técnicas, que darão conta de sustentar o desamparo experimentado por esses pacientes. Por isso, vemos como importante o contato do psicólogo/psicanalista que nesse momento é feito por ligação telefônica onde o paciente também será informado sobre a possibilidade de agendar uma consulta. Quando o psicólogo se apresenta ciente do desfecho vivenciado pelo paciente, demonstra que a equipe reconhece e testemunha o momento difícil e importante que está vivendo. Com isso, o paciente pode ter seu sofrimento legitimado e amparado através da escuta psicológica/psicanalítica.

"Quando a Dra. me falou que eu poderia marcar com você como parte do tratamento eu pensei que então não era só eu que passava por isso. Não foi só comigo que deu errado. E se ela acha importante eu estar aqui é porque então dói mesmo, pra todo mundo... (...) me senti um pouco mais normal".

Logo, não se trata apenas de seguir um fluxo protocolar de encaminhamento para o psicólogo, mas, sobretudo, faz-se necessário que também haja por parte da equipe, ciência e compreensão acerca dos impactos e dos desfechos vivenciados pelo paciente. Desse modo, ainda que o paciente opte por não agendar com o psicólogo, não terá sido desmentido em sua dor e em suas perdas.

É comum nesses momentos escutarmos as pacientes dizerem, cada uma ao seu modo, que, embora o exame de gravidez não tenha dado positivo, a dor é como se tivessem perdido um bebê. Imprimem em suas narrativas um possível excesso na maneira como estão vivenciando esse momento. Nesses contextos, apostamos no acolhimento sensível que, como pontua Kupermann,[12] poderá ser percebido pelo paciente se a escuta ofertada se interessar pelo modo como a intensidade da experiência vivida o afeta.

"Parece loucura, porque racionalmente eu sei que não era um bebê porque não implantou, mas eu já tinha imaginado tanta coisa, pensando nos nomes, no quarto... porque a gente acha que depois da transferência o filho já está ali e agora eu não estou sabendo entender o que faço com isso. Ter que recalcular a rota está sendo muito difícil".

Muitas vezes, é só diante desse momento de sofrimento que o paciente poderá olhar para algumas questões de sua história e de seu desejo de ter filho, na medida em que o desfecho negativo escancara a real impossibilidade de controle do corpo e do sonho. É a incerteza do tratamento que, se antes não fora ponto de reflexão, agora se apresenta no rasgo das ilusões.

"A gente escuta que pode dar negativo, mas a gente finge que não existe essa possibilidade e não quer nem pensar e nem falar sobre não dar certo. Eu tinha certeza que iria engravidar... me vejo agora com muito medo de uma próxima tentativa".

Estamos diante de casos que ao vivenciarem a RA, possivelmente experimentam uma travessia do traumático. Do desamparo. Muitos procuram os tratamentos porque algo não funcionou em seu corpo. A *escuta sensível* pode possibilitar que encontrem palavras para simbolizar essas experiências. Palavras que não só podem dar sentido ao vivido, mas serem matérias de sustentação para as densas etapas dos tratamentos.

Considerações finais

A clínica da reprodução assistida nos aproxima da dramática situação psíquica vivenciada pelos pacientes que é a impossibilidade de conceber um filho naturalmente. No momento em que esses pacientes adentram as clínicas, apesar do frescor esperançoso das novas possibilidades, os trilhos que conduzem a elas ainda estarão vulneráveis às incertezas e limites de cada caso.

Nesse cenário, cada vez mais o suporte emocional tem feito parte dos protocolos e serviços ofertados junto aos tratamentos de reprodução assistida. Por vezes, as questões específicas desse campo nos colocam diante de perdas, de incertezas e desesperanças.

Objetivamos com esse trabalho enunciar e exemplificar com a nossa prática clínica, o lugar e a importância da escuta sensível como cuidado, manejo técnico e acolhimento aos pacientes que buscam uma clínica de reprodução assistida. Destacamos também a importância da existência de um "ambiente facilitador" nas clínicas de reprodução assistida para que, além das consultas, exames e procedimentos, esta possa fornecer um contexto profissional de confiança através de uma postura implicada com o cuidado. Portanto, acompanhar e acolher o paciente em suas diferentes travessias ao longo dos procedimentos que este será submetido na clínica de reprodução assistida, implica que o psicólogo/psicanalista sustente sua função de escuta.

Escutar é possibilitar o contorno para as diferentes histórias. "É seguir o fio do sentido" (...) apreendendo "o sujeito pela escuta" de maneira que haja abertura para à dimensão subjetiva, como nos diz Ansermet,[13] ao referir-se à escuta psicanalítica.

No decorrer deste trabalho apresentamos a escuta sensível sem a pretensão de defini-la como um conceito fechado, pois partimos do princípio de que a compreensão e o entendimento do que foi escrito neste texto, quando compartilhamos nossas experiências clínicas, acontecerá de maneira singular.

Acreditamos que o relato das narrativas dos pacientes e a escuta de suas incertezas quanto à concepção, pode levar à uma compreensão do sofrimento psíquico presentes antes, durante ou mesmo depois do tratamento de reprodução assistida, possibilitando uma abertura para o campo do sensível. Por conseguinte, o entrelaçar da escuta com a práxis poderá elucidar e produzir instrumentos de manejo clínico para os profissionais que atuam nessa área.

Referências bibliográficas

1. Faure-Pragier S. Os bebês do inconsciente: o psicanalista diante das esterilidades femininas atuais. PUF, 1997.
2. Suy A. A gente mira no amor e acerta na solidão. 3. ed. São Paulo: Planeta do Brasil, 2022.

3. Ribeiro MFR. Infertilidade e reprodução assistida: desejando filhos na família contemporânea. 1. ed. São Paulo: Casa do Psicólogo, 2012.
4. Winnicott D. Bebê e suas Mães. São Paulo: Ubu Editora, 2020.
5. Winnicott D. Tudo Começa em casa. São Paulo: Ubu Editora, 2021.
6. Freud S. Recomendações aos médicos que exercem a psicanálise. Obras Completas de Sigmund Freud. 2. ed. Edição Standard Brasileira. Rio de Janeiro: Imago, 1912. Vol. XII.
7. Gusmão MCG, et al. Psychological intervention in the oocyte pick-up room and recovery room in assisted reproduction: new listening accounts. JBRA Assisted Reproduction,. 2020. 24(2): 175-9. Doi: 10.5935/1518-0557.20190092.
8. Chatel MM. Mal-estar na procriação: as mulheres e a medicina da reprodução. Rio de Janeiro: Campo Matêmico,1995.
9. Dunker C. Como aprender a escutar o outro? Plataforma casa do saber: https://bit.ly/3faaUE4. Canal do YouTube Casa do Saber, 2017.
10. Reis ES. De corpos e afetos: transferência e clínica psicanalítica. Rio de Janeiro: Contra Capa Livraria, 2004.
11. Fonseca MAA. "Pequeno nada" – uma leitura psicanalítica da Perda Gestacional de Repetição na medicina reprodutiva. Tese de doutorado. Belo Horizonte: Universidade Federal de Minas Gerais, 2016.
12. Kupermann DP. Presença sensível: cuidado e criação na clínica psicanalítica. Rio de Janeiro: Civilização Brasileira, 2008.
13. Ansermet F. Clínica da origem: a criança entre a medicina e a psicanálise. Rio de Janeiro: Contra Capa Livraria, 2003.

Lutos Não Validados em Reprodução Assistida

CAPÍTULO 6

Luciana Leis

Introdução

A maioria dos casais quando se une imagina que, assim que interromperem o método contraceptivo, o esperado bebê virá. Porém, nem sempre as expectativas ocorrem conforme o esperado, sendo que os meses vão passando e o casal precisa lidar com o fato de que engravidar não é tão fácil quanto imaginavam.

Embora a infertilidade se configure como uma doença, na maioria das vezes, com presença de disfunções na esfera somática, se não há o desejo de conceber ela não é um problema de fato. A grande questão é quando se tem o desejo de filhos biológicos e a impossibilidade de consegui-los. Apesar da infertilidade não ser uma doença que mata, ela é capaz de destruir sonhos e isso causa uma dor imensurável nos que a vivenciam, principalmente, porque o desejo de ter uma família com filho(s) parece ser um dos mais importantes na vida de muitas pessoas.

O projeto de ter filho é carregado de investimentos narcísicos, de expectativas que datam da infância. Em nossa cultura, desde muito cedo podemos perceber as meninas brincando com suas bonecas, reproduzindo funções que suas mães fazem com elas. Já os meninos, costumam reproduzir nas brincadeiras, o papel do pai, o qual, nos dias de hoje, cada vez mais também participa dos cuidados com a família. Esses investimentos nos "bebês imaginários" ficam guardados dentro dos sujeitos para que possam se tornar viáveis em momentos possíveis fisicamente, com os futuros pares escolhidos por identificação com as figuras parentais.

Ribeiro[1] coloca que a vivência da infertilidade pode reeditar ou reativar o complexo de inferioridade da infância, onde a criança não podia conceber como seus pais e esperava por essa capacidade na vida adulta, desta maneira, quando o sujeito se percebe novamente impossibilitado de realizar esse desejo, é a antiga ferida que reabre.

Embora buscar ter um filho biológico para poder exercitar funções parentais como cuidar, amar e educar façam parte do que almeja a grande maioria das pessoas que querem se tornar pai e mãe, não podemos desconsiderar que questões narcísicas importantes estão atreladas a esse desejo.

Ter um filho significa poder deixar sua marca neste mundo, de certa forma, negar a mortalidade através da transmissão da herança genética para as outras gerações. É pulverizar-se através de sua semente.

"Quero ter um filho, poder ver partes de mim na criança, passar as coisas que sei fazer e que gosto, tenho muito a ensinar! Não quero que tudo se acabe em mim." (Rita, nome fictício, 38 anos)

Buscar ver traços de si no ente querido, se aperfeiçoar através do filho, realizar antigos sonhos por meio deste e se tornar imortal pelo fruto que o representa são aspectos narcisistas saudáveis e que fazem parte do projeto de parentalidade.[2]

Também faz parte do narcisismo dos pais desejar ter um filho e poder ver partes de si e do companheiro(a) na criança, ver a mistura do casal estampada no outro.[1] Desse modo, o casal é eternizado a partir do filho, o qual também representa um elo para sempre.

Além disso, ter filho(s) costuma ser um importante marcador de identidade de gênero, assim, para a mulher vir a ser mãe pode representar sua completude enquanto mulher, reafirmar sua feminilidade. Já para o homem, ter filho(s) costuma estar atrelado à sua masculinidade e virilidade.

Tendo em vista todos esses aspectos, é possível compreender porque é tão difícil, para a maioria das pessoas, se deparar com o diagnóstico de infertilidade, uma vez que são colocados no campo da incerteza projetos e realizações importantes para muitos sujeitos.

Assim, a infertilidade e seus tratamentos trazem consigo a vivência de diversas perdas simbólicas, as quais, quando não reconhecidas socialmente e, até mesmo pelo próprio sujeito, podem dificultar ainda mais o enfrentamento do processo de busca por um filho.

O luto pela perda da fertilidade

A primeira vivência de perda que costumamos encontrar dentro desse contexto é o luto pela perda da fertilidade, uma vez que a capacidade de engravidar é tida como natural e certa para boa parte das pessoas. Os casais com vida sexual ativa e que ainda não desejam filhos evitam a gravidez e se preocupam com o fato de virem a engravidar antes da hora, justamente, porque acreditam em suas capacidades reprodutivas. Dessa maneira, não engravidar, após certo período de tentativas, costuma ser uma desagradável surpresa.

O diagnóstico de infertilidade causa dor, medo e inseguranças para os que o recebem de seu médico; a partir desta notícia, novos caminhos precisarão ser pensados se o casal desejar seguir com o projeto de conquistar uma família, quer pela via dos tratamentos de reprodução assistida e/ou da adoção.

Considerando que um dos primeiros desejos da criança (a qual foi concebida naturalmente) é ter filhos do mesmo modo que seus pais, com o diagnóstico de infertilidade uma ferida narcísica se abre, uma vez que não será possível ter filhos sem auxílio de terceiros, como foi com seus progenitores[3] e como costuma ser para maioria das pessoas. É essa ferida que, muitas vezes, dificulta com que os casais possam aceitar os tratamentos de reprodução assistida, ou, inclusive, a adoção, pois para isso é necessário se diferenciar da história dos pais e das pessoas que conceberam naturalmente, para poder trilhar caminhos próprios na construção da almejada família.

Desse modo, para que um casal possa aceitar as técnicas de reprodução assistida, primeiramente, é necessário o reconhecimento de sua dificuldade para engravidar, assim como, a necessidade de ajuda de terceiros para que essa possa acontecer; é preciso que o luto pela perda da fertilidade seja elaborado para que os casais possam pensar em possíveis saídas para essa dificuldade. Notamos que alguns resistem em buscar médicos especialista por anos, já outros, nunca chegam a procurá-los.

Percebemos que, mesmo pacientes que já se encontram em tratamento de reprodução assistida, podem ainda não ter aceitado o diagnóstico de infertilidade e isso pode dificultar o enfrentamento desse processo. Em meio aos tratamentos, muitos falam, com pesar, do fato de precisarem estar ali para engravidar, sendo que também não são incomuns atos falhos como: esquecimentos de datas de ultrassons, confusões relacionadas ao uso de medicações, perdas da data correta para coleta de sêmen, nos homens, dentre outros.

Entretanto, é importante ressaltar que não podemos generalizar, tomando todos esses acontecimentos mencionados como atuações do inconsciente, já que cada interpretação deve considerar a singularidade do caso em questão.

As falas a seguir ilustram como para alguns é difícil aceitar os tratamentos:

"Para mim é muito difícil ter que pagar para ter um filho! Passar por todo esse processo de tomar injeções, consultas médicas... Queria ter um filho como todo mundo!". (Vilma (nome fictício), 39 anos, paciente esqueceu de tomar o remédio e acabou ovulando antes do esperado, colocando, assim, todo o tratamento a perder).

"Não gostaria que o primeiro berço do meu filho fosse uma palheta." (Mara, nome fictício, 40 anos)

Luto pela tentativa de tratamento sem sucesso

Quando o casal aceita o tratamento e decide buscar por ajuda, a esperança de conquista da almejada gravidez é renovada, o sonho do filho, que antes parecia algo tão distante e difícil de ser realizado, passa a ficar cada vez mais próximo. É comum notarmos os pacientes fantasiando ainda mais com "seus bebês imaginários", pensando em possíveis nomes para a criança, olhando roupinhas e fazendo contas, a partir do início do tratamento, de quando terá o filho em seus braços.

Desse modo, antes mesmo do casal iniciar o tratamento, como também ao longo desse, percebe-se que o bebê já existe muito antes da gravidez se concretizar como um fato. Cada ultrassonografia, cada injeção, cada centavo economizado é para o filho, que aos poucos vai ganhando "corpo" e forma de gente no psiquismo de seus pais.

Ao longo do tratamento, com o uso de medicamentos e hormônios, boa parte das mulheres apresenta inchaço nas mamas e um ligeiro aumento do volume abdominal, devido à alta produção de folículos ovarianos, sendo essas mudanças corporais, para muitas pacientes, um estímulo para se imaginarem grávidas. Algumas chegam a brincar, apontando para a barriga proeminente, dizendo que ainda nem transferiram o embrião para o útero e já estão grávidas. Esse chiste não é em vão, já que esse filho está circulando a todo momento no psiquismo de seus pais, antes mesmo de poder se tornar uma realidade em si para eles.

Iaconelli[4] nos coloca que a chegada de um bebê, para se constituir como um bebê humano, pressupões sua espera. Isto quer dizer que é na antecipação da chegada deste filho, realizada a partir das fantasias e identificações de seus pais, que algo, da ordem da ambivalência, será construído no psiquismo destes últimos para recebe-lo.

Somado a esse cenário, para as mulheres que realizam tratamento de fertilização *in vitro* (FIV), é muito difícil não se sentirem grávidas logo após a transferência embrionária, afinal, no dia da transferência do(s) embrião(ões) para o útero, elas costumam ver a imagem deste(s) (projetada em uma tela de TV) antes de serem colocados, delicadamente, em seu útero. Somado a isso, logo depois deste procedimento, estas costumam ganhar a foto da ultrassonografia com o(s) embrião(ões) já dentro do útero, o que configura para elas, praticamente, uma gravidez.

Ao longo da espera pelo exame de BHCG, independentemente do tipo de tratamento realizado, muitos casais já conversam com seu(s) "bebê(s)", acariciam a barriga e contam, ansiosamente, os dias que faltam para realizarem o exame de gravidez. Em geral, as mulheres passam a ficar muito mais atentas a qualquer tipo de sintoma em seu corpo, numa busca de sinais para tentarem saber se estão ou não grávidas.

Quando o tratamento dá certo, todos esses investimentos serão deslocados para o bebê real e fará parte, inevitavelmente, da história deste último. Porém, quando o tratamento não tem sucesso, os pacientes ficam frente a um enorme vazio, diante da perda deste filho que parecia estar tão perto. A vivência costuma ser de luto, muitas vezes, até mesmo de aborto, para algumas pessoas. Pois aquele bebê que já existia para o casal, de um momento a outro, para de existir, deixando-os desestruturados emocionalmente, sem conseguirem definir ao certo que tipo de sentimento estão experimentando.

Juntamente com o BTCG negativo perde-se também tudo aquilo que se sonhou para aquele bebê, perde-se parte da feminilidade e da masculinidade (projetadas nesta gestação), a possibilidade de restauração da fertilidade etc.

Em meio aos atendimentos a pacientes pós falha de tratamento, é comum escutarmos as pessoas fazerem associação do sentimento em questão, com o vivenciado em outros momentos de luto em suas vidas, como, por exemplo, perdas de entes queridos. Porém, como objetivamente não morreu ninguém, a sensação é de estranhamento, exagero, pois como podem estar sentindo aquilo se foi só um tratamento que não deu certo? Percebemos que muitas pessoas não conseguem localizar o que, de fato, foi perdido e, assim, se autorizarem a vivenciar essa dor.

"Quando eu e meu esposo pegamos o beta negativo, saímos para andar um pouco, para tentar espairecer. Que sensação horrível, tínhamos um buraco no peito! A sensação era que alguém tinha morrido!".

Gramacho & Reginatto[5] nos falam que, quando a tão desejada confirmação da gravidez não se realiza, existe um luto por um espaço psíquico anteriormente construído e por esse objeto idealizado. Explicam que talvez o objeto não tenha morrido, uma vez que nem chegou a nascer, mas que, provavelmente, tenha sido perdido como objeto de amor e de investimento do casal parental.

Freud, em seu texto Luto e Melancolia,[6] também nos auxilia a pensar essa questão quando nos diz o seguinte: "...o luto, de modo geral, é a reação à perda de um ente querido, à perda de alguma abstração que ocupou o lugar de um ente querido, como o país, a liberdade ou o ideal de alguém, e assim por diante." (p. 249)

Dessa maneira, percebemos que o bebê almejado foi quem ocupou o lugar abstrato de ente querido e, a reação emocional a essa perda independe deste ter existido de fato, com um corpo físico ou algum tipo de materialidade.

Mais à frente desse seu texto, Freud[6] complementa sua colocação:

> "...Verificamos, à guisa de explanação que, no luto, se necessita de tempo para que o domínio do teste de realidade seja levado a efeito em cada detalhe, e que, uma vez realizado esse trabalho, o ego consegue libertar sua libido do objeto perdido." (p. 258)

No teste de realidade no luto, dentro desse contexto, percebemos que algumas mulheres precisam repetir o exame de gravidez, que resultou negativo, para se convencerem do resultado.

Para outras, enquanto a menstruação não desce, mesmo com os dados objetivos do resultado de não gravidez, é difícil se convencer que o tratamento não deu certo, afinal, tudo foi feito para que a gravidez ocorresse. Nas pacientes que realizaram FIV, existe um elemento complicador a mais, que é o fato delas terem visto o(s) embrião(ões) ser(em) colocado(s) em seu útero, fazendo, em alguns casos, que questionem o médico aonde ele(s) foi (foram) parar.

Quando, enfim, a menstruação acontece, algumas chegam a procurar o embrião no sangue menstrual, buscando numa possível materialidade, algo que justifique na realidade o que perderam.

Para dificultar ainda mais esse cenário, não é raro observarmos os médicos oferecendo uma nova tentativa de gravidez logo após um tratamento sem sucesso, não legitimando os sentimentos da paciente/casal e ainda oferecendo como consolo uma nova possibilidade de tratamento para "mudar o resultado", como se fosse possível desconsiderar o que aconteceu.

Além disso, algumas mulheres chegam a nomear o acontecimento de BHCG negativo como aborto, nos falam que ficaram muito assustadas e sem saber como proceder quando começaram a abortar. Certas pacientes chegam a ir ao pronto socorro obstétrico para tentar salvar o seu bebê, sentindo-se muito impotentes quando verificam que não há nada a fazer.

"Quando peguei o resultado do beta negativo, no mesmo dia comecei a sangrar! Liguei para a clínica, pois estava abortando e não sabia o que fazer!". (Liane, nome fictício, 35 anos)

Faz-se importante destacar que essas pessoas não nomeiam como aborto esse acontecimento à toa, senão porque para elas, realmente, o que se sucedeu foi uma perda de filho. Porém, não é raro observarmos uma confusão de línguas, onde os profissionais da equipe médica desmentem esse acontecimento, reforçando que não ocorreu perda de nenhuma ordem, mas sim um exame de beta negativo, numa tentativa de negar o bebê imaginário colocado em questão.

Ferenczi[7] atribuiu ao desmentido a vivência de trauma. "O pior é realmente o desmentido, a afirmação de que não aconteceu nada, de que não houve sofrimento (...) é isso, sobretudo, o que torna o traumatismo patogênico", p. 171. O desmentido é a não validação, o não reconhecimento da experiência e sofrimento vivido. O que se desmente não é o evento, mas sim o sujeito.[8]

Assim, percebemos que na experiência de beta negativo, além de muitas outras que ocorrem no contexto dos tratamentos de reprodução assistida, a ausência de reconhecimento do entorno social – e até mesmo da própria equipe médica – da experiência de perda, colabora por deixar esses pacientes num profundo desamparo, uma vez que há uma desautorização para que se possa inscrever essa vivência como perda em seus psiquismos.

O desmentido gera confusão, pois coloca em dúvida o sentido de realidade, inibindo a capacidade de simbolização, de poder representar e dar sentido à experiência vivida.

No atendimento a essas pessoas, é relevante considerar que só quem poderá dizer se a experiência em questão foi de perda ou, até mesmo de ganho, é o próprio sujeito, afinal, embora para a grande maioria dos pacientes a experiência de passar por um BHGC negativo seja de perda, para alguns pacientes, mais defendidos psiquicamente devido à dor de muitos tratamentos sem sucesso, esse resultado pode se inscrever no psiquismo como mais uma frustração e reforçar o sentimento de incapacidade de engravidar. Outros pacientes ainda, que estão se submetendo a esse processo por demandas alheias, um teste negativo de gravidez pode configurar-se como um grande alívio.

Ao longo dos tratamentos de reprodução assistida, podemos verificar muitas outras situações, além das colocadas até o momento, que poderão ser representadas como vivência de perda, por exemplo:

- Cancelamentos de início de ciclo de tratamento por baixa produção de folículos antrais, cisto ovariano, presença de pólipos, miomas, hidrossalpinge etc.
- Cancelamentos de ciclos de tratamento, já iniciados, por ausência de resposta ovulatória.
- Ausência de óvulos na punção ovariana ou ausência de espermatozoides na punção ou cirurgia testicular.
- Ausência de embriões após fertilização *in vitro*.
- Ausência de transferência embrionária devido à não progressão de desenvolvimento embrionário pós fertilização *in vitro*.
- Abortamentos pós-tratamentos.

Luto pelo bebê perfeito (teste genético PGT-A)

Nos tratamentos de fertilização *in vitro*, há a possibilidade de as pessoas escolherem fazer análise genética dos embriões antes de os transferirem para o útero, sendo que várias transferências embrionárias acabam sendo canceladas quando não há nenhum embrião euploide, ou seja, sem alterações genéticas. Esse tipo de situação tende a ser bastante dramática para os que a vivenciam, pois, além da perda da possibilidade de transferir o embrião, perde-se também a fantasia do bebê idealizado como filho para aquele tratamento.

Assim, percebemos que esse luto tende a tornar-se ainda mais peculiar, pois o embrião idealizado, fruto do narcisismo de seus pais, dá lugar ao embrião/"bebê" real, ou seja, que possui alguma deficiência cromossômica, sobrepondo, desse modo, mais um luto a esse processo e intensificando ainda mais a dor da ferida narcísica e sentimentos de medo e insegurança presentes nesta jornada.

As más formações fetais fazem reviver as fantasias de deformidades e monstruosidades que habitam o psiquismo dos pais, trazendo a cena temida para a realidade.[4] Por mais que o embrião com alterações genéticas ainda esteja em formato anterior ao de um bebê, para seus pais, na maioria das vezes, ele já se configura como um bebê de fato.

Luto por perdas gestacionais

No contexto de gravidez, quer de forma espontânea ou através de tratamentos, o aborto pode se fazer presente como desfecho inesperado a essas pessoas. Porém, a perda gestacional pós tratamentos de reprodução assistida, tende a mobilizar emocionalmente os pacientes de forma diferente das gestações espontâneas, uma vez que a vinculação com esse bebê se inicia anteriormente à gravidez, como já colocado previamente. Quayle[9] (2019) faz colocações importantes quanto a esse tema:

> "... por ocorrerem no contexto de uma gestação deliberadamente buscada, extremamente valorizada e, muitas vezes, com poucas perspectivas de novas tentativas, essas reações tendem a ser mais fortes e demandar uma leitura e uma intervenção diferenciadas". (p. 181)

Além disso, em função do constante monitoramento do corpo da mulher, através de exames de sangue ou ultrassonográficos, a paciente fica sabendo da gravidez ou de alguma anormalidade nesta, logo no início deste processo, uma vez que são constantes as consultas de retorno médico.

Em decorrência de todo esse acompanhamento bem de perto a essas mulheres, a perda pós gestação bioquímica costuma ser mais diagnosticada no contexto de tratamentos de reprodução assistida do que nas gravidezes espontâneas, nas quais a mulher, muitas vezes, nem sabia que estava grávida e imaginou que sangrou mais tardiamente porquê sua menstruação desregulou.

A perda pós gestação bioquímica é aquela que se sucede bem no início da gravidez, quando a mulher já tem um exame de BHCG positivo, porém, a gestação deixa de evoluir antes mesmo do aparecimento do saco gestacional. Geralmente, esse tipo de perda é descoberta pelo médico após o exame de gravidez não evoluir quantitativamente, ou então, quando a paciente começa a sangrar logo nas primeiras semanas pós descoberta de gravidez, sem ainda ter se formado o saco gestacional, evoluindo com queda do nível quantitativo de BHCG (observado no exame de sangue) e sangramento da paciente.

Percebemos que esse tipo de perda, por ser ainda muito inicial, para muitos médicos, ao menos status de aborto e/ou perda tem. Alguns chegam a explicar para as mulheres que foi somente uma reação química de seus corpos, já que nem um saco gestacional se formou. Deste modo, a falta de reconhecimento desse tipo de experiência, coloca a gestação bioquímica num limbo de emoções, onde os pacientes não sabem o que de fato aconteceu e como devem reagir, uma vez que tiveram um teste positivo de gravidez, mas, muitas vezes, não podem nomear essa gestação não evolutiva como abortamento, bloqueando, assim, todas as vias de simbolização.

Notamos que mesmo abortos de gravidezes em fases mais evolutivas, podem também não serem reconhecidos pelo entorno social e, até mesmo médico, como perdas de bebês. "Algo" não vingou, não foi para frente; essa falta de reconhecimento faz com que o luto não seja autorizado,[9] sendo o reconhecimento social da dor muito importante para o trabalho de luto.

Casellato (2005)* *apud* Silva (2020)[10] nos fala que quando uma perda não é reconhecida, há um fracasso do ambiente social em oferecer aceitação e suporte necessários aos enlutados, consequentemente, a experiência de luto será incrementada por sentimento de alienação e solidão.

Além disso, é importante levar em consideração que, no contexto de tratamentos para infertilidade, a necessidade de fazer ou decidir por novas tentativas, pode colaborar para que a pessoa/casal não se permita um tempo para lidar com esse luto, favorecendo o fortalecimento de defesas maníacas[9] e obstruindo o processo de tentar atribuir representação e sentido ao vivido.

Dunker[11] reforça o que já havia sido colocado por Freud,[6] nos dizendo que o tempo é fundamental no processo de luto e, se não respeitamos essa temporalidade, tentando apressar o luto, esse último pode complicar. "...o luto faz resistência estrutural à lógica da produção, à lógica do apressamento..." p. 35. Portanto, apressar-se para uma nova tentativa de gravidez para "não perder tempo" pode implicar num custo emocional alto, com desfechos desfavoráveis para o investimento numa nova gravidez, podendo, inclusive, desencadear um luto patológico.

Luto pelo filho biológico

Quando tentar ter um filho com os próprios gametas deixa de ser uma possibilidade para os que procuram ou já estão em tratamento de reprodução assistida, a indicação médica de recepção de gametas (óvulos ou espermatozoides) e/ou embriões doados por terceiros, pode ser uma opção na busca da desejada maternidade ou paternidade. No entanto, para que se possa trilhar novos caminhos, é imprescindível que se faça o luto pela perda do filho biológico, ou seja, com as características físicas do(a) paciente e a carga genética da família de origem.

A indicação de recepção de gametas, geralmente, é vivida com bastante ambiguidade pelos pacientes, pois, ao mesmo tempo que representa uma possibilidade de serem pais, também representa frustração e a impossibilidade de terem um filho biológico.

No atendimento psicológico a essas pessoas, é muito importante que possa haver um espaço onde estas possam expor suas fantasias, dúvidas, medos e angústias ligadas a esse tipo de procedimento. É fundamental discutir aspectos relacionados ao que estas pensam que é a filiação, se há possibilidade de transpor a barreira do biológico e trabalhar o luto e a ferida narcísica por não ser possível conceber um filho com a sua genética.

Um outro aspecto que merece destaque, é que o luto, nos casos de recepção de gametas, não será somente da pessoa quem não terá seu material envolvido no processo de fertilização, já que seu cônjuge também precisará lidar com os sentimentos de perda

---

* Casellato G. Dor silenciosa ou dor silenciada? -Perdas e lutos não reconhecidos por enlutados e sociedade. Campinas: Livro Pleno, 2005.

advindos desse tipo de tratamento, afinal, o filho, em um primeiro momento, idealizado, era um filho com a mistura genética do casal, do companheiro(a) escolhido(a).

Luto pelo filho que não nasceu

A ausência de sucesso na conquista de um bebê após sucessivas tentativas de tratamento, faz com que as pessoas se questionem sobre o momento de parar. Afinal, todo esse processo gera um desgaste emocional muito grande, tanto na esfera individual quanto conjugal, cansaço físico, principalmente, nas mulheres, e comprometimentos financeiros, devido ao alto custo dos tratamentos.

Todavia, abrir mão do projeto de filhos, geralmente, não é nada fácil, principalmente, por tudo que esse último costuma representa ao sujeito e devido a todos os investimentos colocados em sua possibilidade de realização. Vivemos em uma sociedade do desempenho, onde é dito que se você quiser e se esforçar para conseguir, tudo é possível. Inclusive, muitos médicos infertileutas chegam a falar para os(as) pacientes ou publicar em suas redes socias que "só não consegue quem não tenta, se você ainda não conseguiu, é porque não tentou o suficiente", reforçando a ideia de que com esforço, não há limites.

Essa lógica faz com que muitas pessoas que optam por desistir dos tratamentos, por não suportarem mais essa jornada, sintam que fracassaram frente ao projeto do filho, como se fosse possível controlar os resultados do tratamento e, mais ainda, a chegada de uma vida.

A decisão por parar de tentar costuma ser ambígua e permeada de inseguranças, uma vez que, a cada nova tentativa está colocada a possibilidade de mudar o rumo da história, com o alcance de uma gravidez. No entanto, quando o desgaste físico, emocional e financeiro fica alto demais, a escolha por buscar diminuir o sofrimento e deixar de viver em "modo de espera" torna-se uma opção possível.

Embora a maioria das mulheres continuem trabalhando e seguindo com seus afazeres enquanto realizam tratamentos para engravidar, algo que se repete em suas falas é o quanto a vida fica em *stand by*, esperando a gravidez acontecer. Muitas vezes é uma viagem para longe que se deixa de programar em função de uma possível gravidez, uma pós-graduação que se deseja fazer, tentar de mudar de emprego, comprar uma casa nova e muitos outros projetos que ficam congelados à espera da concretização do sonho do almejado filho.

Abrir mão do projeto do filho é ter que se deparar com a própria castração, com a realidade de que nem tudo que queremos podemos ter do nosso jeito. Entretanto, as pessoas que escolhem enveredar por esse caminho o fazem porque não suportam mais viverem tristes e, como elas próprias nomeiam, em uma montanha russa emocional, cheia de altos e baixos, com momentos de esperança, desesperança, quando não desespero em algumas situações. Muitos(as) pacientes se dão conta que enquanto estão investindo no projeto de gravidez para não perderem a chance de serem pais, na verdade, estão perdendo em muitos outros lugares que estão deixando de investir, centralizando suas vidas na busca por esse filho.

A perda dessa criança sonhada não é reconhecida socialmente e, muitas vezes, até mesmo por quem a vive, como se tratando de um luto; justamente, pela falta de clareza sobre o que de fato foi perdido, afinal, perde-se algo que ocorreu anteriormente a esse filho ter sido concebido. Deste modo, em muitos momentos, é negado à mulher e, também ao homem, o direito de enlutar-se, por não haver nenhum reconhecimento desse tipo de perda.[10]

Quando a escolha é parar de tentar, junto com a perda desse possível filho perde-se também tudo que se sonhou para ele, a mãe e o pai que imaginavam ser e muitos outros projetos fantasiados enquanto se estava em busca da realização desse sonho.

Quando o investimento libidinal é retirado do objeto filho, a partir de seu luto, abre-se a possibilidade de, através de deslocamentos, ligar essa energia a outros objetos, outras produções, outros "filhos" simbólicos que podem trazer satisfação e realização aos sujeitos.

Lembro-me de uma paciente que, após sucessivas tentativas para engravidar de um segundo filho, desistiu, não sem sofrimento, do tratamento e, após certo tempo, decidiu montar um escritório para trabalhar juntamente com seu marido.

"Estou tão feliz, o escritório acabou de ficar pronto! Escolhemos todo o projeto, móveis e decoração juntos. Ficou com a nossa cara e isso nos uniu ainda mais! Fiquei pensando que esse projeto, tão nosso e que construímos juntos, acabou sendo o nosso segundo filho!"

Considerações finais

Trabalhar no contexto dos tratamentos de reprodução assistida exige dos profissionais uma escuta atenta e delicada aos pacientes, auxiliando-os a dar nome a certas emoções e sentimentos que não conseguem ser reconhecidos e validados nem mesmo por quem os sente.

Além disso, diante das diversas perdas reais e simbólicas vivenciadas por essas pessoas, o espaço psicoterapêutico, em muitos casos, pode ser o único lugar onde essas poderão ter a oportunidade de falar sobre seus lutos e dores, tendo na figura do psicólogo/psicanalista alguém para validar e reconhecer essas perdas e, a partir daí, ter-se a chance de dar sentido e significado a essa experiência para seguir em frente.

Referências bibliográficas

1. Ribeiro MFR. Psicanálise e Infertilidade: desafios contemporâneos. Dissertação [Mestrado]. São Paulo: Pontifícia Universidade Católica de São Paulo, 2003.

2. Farinati DM. Aspectos emocionais da infertilidade e da reprodução medicamente assistida. [acesso em 24 de julho de 2018] Disponível em: http://sig.org.br/wp-content/uploads/2015/05/aspectosemocionaisdainfertilidadeedareproduomedicamenteassistida.pdf.
3. Ribeiro M. Articulações entre narcisismo e reprodução assistida. In: Melamed RMM, Quayle J (Orgs). Psicologia em Reprodução Assistida: Experiências Brasileiras. São Paulo: Casa do Psicólogo, 2006. p.91-103.
4. Iaconelli V. Luto insólito, desmentido e trauma: clínica psicanalítica com mães de bebês. Rev Latinoam. Psicopat. Fund. São Paulo. 2007, 10(4): 614-23.
5. Gramacho PM, Reginatto MM. Estratégias para integração do luto na jornada dos tratamentos reprodutivos. In: Giacon F, coord. Contribuições Interdisciplinares no Contexto de Reprodução Humana Assistida. Brasília: Viva Mais Editora, 2022. p. 226-47.
6. Freud S. Luto e Melancolia [1917]. In: Ed.Standart Brasileira das Obras Psicológicas Completas de Sigmund Freud. Psicológicas Completas de Sigmund Freud, v-14. Rio de Janeiro: Imago, 1996. p. 249-53.
7. Ferenczi S. Análises de crianças com adultos [1931]. In: Ferenczi S. Obras Completas, Psicanálise IV. São Paulo: Martins Fontes, 1992. p. 69-83.
8. Gondar J. Ferenczi como pensador político. Cad Psicanál.-CPRJ. 2012, 34(27):193-210.
9. Quayle J. Perdas em gestações pós-reprodução assistida. In: Quayle J, Dornelles LMN, Farinati DM (Coords). Psicologia em Reprodução Assistida. São Paulo: Editora dos Editores; 2019. p 179-200.
10. Silva ESF. Caixeta HR, Correia JS, Soares SMSR. Luto na infertilidade após tentativas sucessivas de tratamento. In: Casellato G. Luto por perdas não legitimadas na atualidade. São Paulo: Summus, 2020. p. 215-30.
11. Dunker CIL. Teoria do luto em psicanálise. Pluralidades em Saúde Mental [periódicos na internet]. 2019, 8(2): 28-42 [acesso em 20 de julho de 2022]. Disponível em: https://revistapsicofae.fae.edu/psico/article/view/226#:~:text=Teoria%20do%20Luto%20em%20Psicanálise%20Examinan.

Doação de Óvulos

CAPÍTULO 7

Juliana Roberto dos Santos • Luciana Leis

Introdução

A doação de óvulos é um procedimento da medicina reprodutiva que permite àquelas que desejam ter filhos, mas que não podem produzir ou usar os seus próprios gametas, usar os de outras mulheres na tentativa de procriar. A utilização de óvulos doados é indicada quando a mulher passou por cirurgia de retirada dos ovários, câncer que deixe a infertilidade como sequela, menopausa precoce, "má" qualidade oscitaria, dentre outras.

Sem embargo, as mudanças sociais e culturais ocorridas nas últimas décadas, sem dúvida, afetaram mais significativamente o perfil reprodutivo da população feminina mundial. A tendência atual de priorizar a realização pessoal, profissional e a estabilidade financeira, fez com que se adiasse a idade em que as mulheres decidem por uma gravidez e não é raro começarem a tentar engravidar após os 35 anos. Múltiplos fatores sociais e fisiológicos ocasionam um número cada vez maior de mulheres que gostariam de ter filhos, mas não produzem mais óvulos em quantidade e/ou qualidade suficiente para que a gestação ocorra naturalmente, vista disso, a utilização de óvulos doados por outra mulher se apresenta, muitas vezes, como única opção para alcançar a desejada gravidez.

Para que o médico possa solucionar tal demanda, uma alternativa que vem sendo adotada no Brasil e no exterior é a doação de óvulos compartilhada, que recebe pacientes mais jovens (com até 37 anos), com bom prognóstico de ovulação e que procuram a clínica para tratamento devido a outros fatores de infertilidade, que não seja ovariano, incluindo, por exemplo, a infertilidade masculina.

Na atualidade, é possível também que mulheres que não estão envolvidas em um processo de reprodução assistida possam doar os seus óvulos de modo "altruísta" ou pensar em doar parte deles quando submetidas à preservação social de fertilidade, desta feita, elas também podem receber desconto ou o tratamento gratuito.

A possibilidade de conseguir mulheres interessadas em doar óvulos, certamente, aumentou devido à maior divulgação da doação compartilhada por parte das clínicas; ao avanço da internet e ao próprio acesso a ela, e às redes sociais que contribuíram para a desconstrução de não-verdades elaboradas desde o aparecimento das técnicas de reprodução assistida.

Pensando em tal ascensão, as mulheres que precisam da doação de óvulos se deparam com algumas opções de acesso a esses gametas, dependendo do médico e da clínica que se faz o tratamento. Inclusive, pode ser oferecido às mesmas, bancos internacionais de óvulos. Apesar disso, devido a toda a sua complexidade e alto custo, o procedimento ainda costuma levantar vários questionamentos e discussões no âmbito ético, moral e religioso. Em cada país, aspectos como anonimato, remuneração e recrutamento de doadoras, são abordados de maneiras diferentes, dependendo de suas legislações e questões legais, morais, éticas e religiosas.

O Brasil ainda carece de legislação no âmbito civil e criminal que regulamente as técnicas de reprodução assistida. Portanto, a doação de gametas é lícita e válida, desde que não possua caráter lucrativo ou comercial. A partir da resolução do Conselho Federal de Medicina (CFM), de 2021,[1] foi possível a doação entre parentes até quarto grau, porém, não abordaremos aqui tais doadores.

Discorreremos, neste capítulo, sobre a doação de óvulos, justamente, pela sua complexidade e também considerando o valor dado aos mesmos pelos profissionais que trabalham na área, dando a ideia de óvulos terem uma importância maior que a de espermatozoides. Neste sentido, podemos pensar que carecemos mais de óvulos comparado a espermatozoides. Afora toda a complexidade de "produzir" tais gametas – a invasão e as pesadas manipulações do corpo feminino, as pacientes aplicam diversos hormônios para "produção" de oócitos e, posteriormente, retira-los de seus corpos, através de punção ovariana – se tratando, assim, de um procedimento incômodo e doloroso.

Começando a pensar

A doação compartilhada é uma das formas de doação mais realizadas no Brasil, ela se dá quando as mulheres em tratamentos de fertilização *in vitro* dividem os seus óvulos com outras mulheres que também estão em tratamento, em troca de um abatimento financeiro ou da gratuidade de seu tratamento. A paciente doadora dividirá os seus óvulos com a paciente receptora. Caso o número de óvulos for um número ímpar, a doadora ficará com a maioria, conforme resolução do CFM.[2]

A equipe médica é responsável em esclarecer dúvidas das pacientes, muitas vezes relacionadas ao receio de que a doação resultará em posterior escassez de seus gametas, fato que não se sucede devido à doação. A doadora ainda deve saber que a doação é anônima e que a clínica se responsabilizará em não revelar, em nenhuma hipótese, a sua identidade para a paciente/casal receptor(a).

Entretanto, com os novos testes de ancestralidade, de fácil acesso de compra às pessoas, o anonimato deixou de ser garantido e, caso o descendente tenha interesse próprio de buscar por informações genéticas de si mais detalhadas, o mesmo pode fazê-lo, sem nenhuma dificuldade. Essa informação deve ser exposta pela equipe médica à paciente, antes que ela tome a decisão final quanto à doação.

Em recente documentário de 2022,[3] nos Estados Unidos, uma mulher, fruto de doação de sêmen, teve acesso a outros "irmãos" frutos do mesmo doador, através de um teste de ancestralidade. O que antes era ficção tornou-se realidade, assim como outros aspectos da reprodução assistida que acabam por realizar desejos que eram, no passado, da ordem do inimaginável.

Cabe a nós, profissionais atentos a escuta subjetiva de cada sujeito, pensarmos por que uma mulher deseja doar os seus óvulos.

Motivações para a doação

Considerando a regulamentação[1] vigente para doação de óvulos no Brasil, a qual leva em conta o anonimato para casos de doção sem parentesco, o que levaria uma mulher desejar doar óvulos para uma pessoa desconhecida? Quais os principais motivos para esse gesto? Criar um novo elo? Ajudar outras mulheres/casais? Constituir família? Não se sentir sozinha? Buscando responder à essas perguntas, diversos estudiosos[4,5] se debruçaram sobre esse tema almejando encontrar respostas.

Uma revisão de literatura sobre esse assunto, realizada por Pureval & Akker,[4] evidenciou que as razões para a ovodoação dependem muito do tipo de doação, por exemplo, se a doadora é conhecida da receptora ou não, se a doação é compartilhada, se esse processo passa pela venda de óvulos ou se será doação puramente voluntária. Nesse estudo, notou-se que doadoras conhecidas são motivadas, principalmente, pelo altruísmo e relacionamento que possuem com as receptoras; já as doadoras voluntárias, por razões altruístas, as doadoras pagas por motivos financeiros e também altruístas e as doadoras compartilhadas por razões altruístas e também por interesses próprios, como o abatimento dos custos com o tratamento.

Assim, percebemos que a razão altruísta aparece em todas as modalidades de doação de óvulos entre os motivos mais importantes que impulsionam esse gesto. Mas o questionamento que se faz necessário é se seria mesmo possível doar algo a alguém sem esperar nada em troca?

Para nos ajudar a esclarecer essa questão, citamos a contribuição da psicanalista Anna Freud,[6] a qual coloca o altruísmo como um mecanismo de defesa, onde uma pessoa entrega seus desejos próprios a uma outra, numa tentativa de buscar se preencher indiretamente. O trecho a seguir nos deixa mais clara essa ideia:

Esse processo defensivo serve a dois propósitos. Por um lado, habilita o sujeito a interessar-se amistosamente na gratificação das pulsões de outras pessoas. E, desse modo, indiretamente e apesar da proibição do superego, a gratificar as próprias pulsões, enquanto, por outro lado, liberta a atividade e a agressividade inibidas, com o intuito primordial de garantir a satisfação dos desejos pulsionais em sua relação original com o próprio sujeito (p. 93).

Dessa maneira, podemos perceber que as pessoas que se dispõem, voluntariamente, à doção o fazem porque são atravessadas, de algum modo, por questões pessoais que as levam a essa atitude.

Vale lembrar ainda, que a maioria das doações de óvulos, em nosso país, acontecem de modo anônimo e compartilhada, sendo que, dentro desta modalidade de doação, o altruísmo e a tentativa de ajudar outra pessoa que também passa pela vivência da infertilidade estão entre as principais motivações para a escolha.[5]

Desse modo, percebemos que a identificação, "conhecida na psicanálise como a mais remota expressão de laço emocional com outra pessoa",[7] faz com que boa parte das doadoras de óvulos, mesmo sem conhecer suas possíveis receptoras, escolham doar seus gametas a essas por estarem identificadas pela vivência em comum da infertilidade e todo o sofrimento trazido com essa situação.

Freud[7] nos coloca que a identificação se torna, de maneira regressiva, o sucedâneo para vinculação com um objeto libidinal, sendo que pode surgir a partir da percepção de qualquer nova qualidade comum partilhada com outra pessoa. Sonia (nome fictício) dizia:

"Quero doar porque sei o que é passar pela dor de não conseguir ter um filho. Se eu precisasse de óvulos também gostaria de receber uma doação".

Notamos motivação ainda maior para a ovodoação em mulheres que necessitam de espermatozoides doados para engravidar; quer em casos de infertilidade conjugal devido a fator masculino, reproduções independentes ou casais de mulheres. Parece que o fato de também necessitarem de gametas doados para engravidarem, faz com que a identificação com a receptora se torne ainda mais intensa.

No entanto, há que se considerar que a possibilidade de gratuidade ou de obter um tratamento mais barato mostra-se igualmente importante para essas mulheres, as quais consideram o compartilhamento de gametas uma relação de "ganha-ganha", onde ambas saem favorecidas nesse processo.[4] Na prática clínica, percebemos que a ovodoação aumentou consideravelmente após a Resolução do CFM, em 2013,[2] regulamentar que as doadoras poderiam compartilhar seus óvulos e os custos de seus tratamentos com as receptoras, ao contrário do que era anteriormente, onde o compartilhamento de óvulos não oferecia "nada" em troca para a doadora desses.

Um aspecto a ser destacado ainda, é que a grande maioria das mulheres doadoras classificam como positiva a experiência da doação de óvulos e não se arrependem de tê-la feito, independente do resultado positivo ou negativo de seu próprio tratamento.[5]

Escutando essas pacientes, algumas doadoras chegam a afirmar que saber que podem existir outras pessoas com a sua carga genética por aí é algo satisfatório, pois, caso não consigam ter um filho, mesmo assim, sua genética estará propagada, já que narcisicamente se sentirão gratificadas, afinal, na doação sempre haverá algo da pessoa que a realizou em outrem. Esta afirmação é exemplificada na fala a seguir: "Quando o médico falou sobre eu doar os meus óvulos fui logo pensando que sou uma pessoa tão legal, seria bacana ver algumas de mim por aí", dizia Andreia (nome fictício).

Além disso, ser capaz de doar óvulos a outra mulher também infértil, pode ser algo reconfortante e que minimiza o problema pelo qual estão passando, de certa maneira, coloca as doadoras em uma posição melhor que a das receptoras as quais, além de não conseguirem engravidar, precisam da ajuda de uma outra mulher para poderem ter o seu filho.

A possibilidade de ser uma doadora de óvulos pode favorecer o aumento da autoestima nessas mulheres, as quais relatam, com orgulho, a grande quantidade de óvulos que conseguiram a partir de suas estimulações ovarianas. A vivência da infertilidade costuma marcar essas pacientes com sentimentos de incapacidade e menos valia, ser capaz de produzir muitos óvulos e ainda auxiliar na realização do sonho de outra pessoa, costuma devolver a elas parte do sentimento de potência e capacidade.

Em se tratando de pacientes candidatas a doação não compartilhada, em pesquisa[8] com mulheres que tinham a intenção de doar os óvulos excedentes, sem a troca pelo desconto ou gratuidade no tratamento, foi encontrado a barganha como motivação principal para a realização da doação. As mulheres entrevistadas tinham como desejo serem merecedoras do resultado positivo de gravidez. Realizando um bom ato, uma doação, ajudando alguém, seriam "boas", "amorosas", "doadoras", as fariam dignas do sucesso no tratamento.

Na verdade, sabemos que não seriam magicamente beneficiadas com "algo bom", a gravidez. Talvez, se pudessem dar conta disso poderiam não participar da doação de óvulos, utilizando defesas menos maníacas.[8] O benefício velado da doação, as excluem de levar em consideração medos/receios ora relatados.

Na mesma pesquisa citada acima,[8] a fantasia de que seriam abençoadas com o sucesso do tratamento aparece como uma troca pelo seu ato, o processo de barganha se entreve nesta condição. As entrevistadas imaginaram, ainda, que a sua participação no programa de doação de óvulos possibilitaria o funcionamento do mesmo, por outro lado, não participar significaria não serem merecedoras dos cuidados da equipe, deixando transparecer aqui fantasias persecutórias.

O "altruísmo" aí se torna um egoísmo indireto onde a relação de doar vem ao encontro com a necessidade dessas mulheres receberem algo em troca, com um pensamento mágico e religioso.

Diante dos fatos colocados, tanto pela nossa experiência clínica como em pesquisa, a doação vai perdendo cada vez mais o caráter altruísta, tomando um contorno diferente do que era imaginado anteriormente, quando a equipe médica acreditava que doação de óvulos seria apenas pelo gesto de ajudar alguém.

De acordo com a leitura psicanalítica, o altruísmo acontece no psiquismo do sujeito, que pode acreditar que está doando somente para realizar uma boa ação, como mencionado anteriormente. É de extrema importância pensar sobre tais questões que envolvem altruísmo na medida em que um caminho amplo se abriu para mulheres e também homens que se envolvem em questões semelhantes: doação de sêmen, doação de embrião, tratamento em que a mulher se propõe a gestar o bebê para outro casal/paciente.

Sobre a escuta das doadoras

"A resposta certa não importa nada, o essencial é que as perguntas estejam certas." (Mário Quintana)

Na escuta clínica junto a mulheres possíveis doadoras de gametas é preciso compreender que a verdadeira motivação para esse gesto, nem sempre está ao acesso do nível de consciência das mesmas e, ter clareza sobre o que, realmente, motiva essa escolha, pode ser muito importante no processo de tomada de decisão quanto a seguir em frente com a doação.

Percebemos, por exemplo, que há mulheres que veem na doação uma possibilidade de reparação de situações pelas quais se arrependeram no passado e, devido a isso, podem estar se sentindo punidas a partir da dificuldade para engravidar. Assim, abortos provocados anteriormente, traição ao companheiro, brigas com os pais ou qualquer outra história pela qual se culpabilizam, pode justificar para si mesmas a necessidade de doar, mesmo em casos que não se encontrem emocionalmente confortáveis para isso. Desta maneira, podemos auxilia-las a pensar, interpretando o que parece ser o verdadeiro motivo que está por trás da intenção de doação, abrindo a possibilidade de continuarem ou não com essa, a partir da consideração desse olhar.

Outro aspecto a ser considerado nesta escuta, é qual a representação que o óvulo possui para cada mulher, uma vez que, para muitas, óvulo e filho acabam tendo o mesmo significado. Percebemos que pode haver uma confusão do lugar de doadora de gametas com o de mãe, sendo que, não podemos desconsiderar a representação simbólica, atrelada à filiação, que o óvulo possui dentro de nossa cultura. Portanto, para as mulheres que percebem seus óvulos como possíveis filhos, a doação deve ser desestimulada, visando evitar que se tenham fantasmas posteriores. A fantasia de ter um filho seu por aí ou, até mesmo, o receio de casamento consanguíneo entre irmãos no futuro, é algo que comumente é relatado por mulheres que tem essa percepção e isso pode representar um risco à estabilidade emocional dessas, caso decidam seguir com a doação.

No entanto, o caráter financeiro leva várias pacientes a se colocarem como doadoras de óvulos nos programas de doação compartilhada nas clínicas, mesmo sem estarem confortáveis com essa ideia. Para muitas, realizar a doação é o único modo de viabilizarem o tratamento, tendo em vista o alto custo financeiro implicado no mesmo. Inclusive, alguns maridos chegam a coagir suas esposas à doação, como forma de conseguirem realizar o tratamento.

Nos casos citados acima, se faz necessária uma fala cuidadosa sobre a nossa escuta, não só junto a mulher, como também ao casal, uma vez que é preciso considerar que, após a doação, não é mais possível recuar, a partir do momento que doam, os óvulos não serão mais dessas pacientes.

Possíveis desfechos psicológicos desfavoráveis podem ocorrer se a mulher acreditar que será "mãe" de filhos que não conhece. Assim, ajudar o casal a pensar em outras estratégias para viabilizar o tratamento, que não seja através do caminho da doação de gametas, pode se mostrar útil neste momento, mesmo que isso implique no adiamento do mesmo em prol da captação de recursos financeiros, pois, o custo emocional em seguir em frente, dentro dessas condições, pode ser alto demais.

Somado a isso, nas consultas psicológicas para ovodoação, os esposos também devem ser escutados, uma vez que alguns homens podem não concordar com a doação ou se sentirem incomodados em pensar, por exemplo, que suas esposas terão seus óvulos fecundados pelos espermatozoides de outro homem, dando margem para fantasias de traição, já que, para o inconsciente, sexo e reprodução estão, inevitavelmente, associados.

Para que a doação de óvulos seja bem-sucedida, é importante que haja certo distanciamento emocional da mulher quanto ao material a ser doado, caso contrário, a doação poderá ser deletéria. As pacientes que conseguem realizar a doação de maneira "tranquila", geralmente, percebem o óvulo como uma célula, possibilidade de gravidez a outra pessoa, semente etc.

Em nossa experiência clínica, não é raro a paciente não questionar sobre o significado do óvulo e da doação. Algumas mulheres chegam a relativizar, defensivamente, o valor de seu material para doá-lo, por exemplo, comparando-o à doação de órgãos ou sangue (os nomes citados são fictícios): Cristina afirmou: "É como doar sangue, não vai fazer falta no meu corpo..." ou como afirmava Vera: "Eu perco todo mês quando menstruo, não me importo em doar para uma mulher que não tem nenhum, vou ajudá-la". Para Vera o óvulo é perdido todo mês, colocado em sua fala como sem valor. Como algo sem valor é agora "usado" e pensado como troca para realizar o próprio tratamento para alcançar a gravidez? Possivelmente, seria essa maneira de pensar, a única possibilidade de realizar a doação, gameta ora desvalorizado, ora supervalorizado.

Em continuidade à nossa escuta, considerando outros sentidos pensando na doação, citamos Dominique Mehl* apud Perelson[9] que nos fala que na doação de óvulos o objeto colocado em circulação é dotado de forte valor simbólico e de diversos fantasmas imaginários, requisitando, tanto dos doadores quanto dos receptores, um importante esforço de elaboração buscando colocar à distância o que se apresenta aos primeiros como "a parte de si dada ao outro" e aos últimos como propriamente "o outro em si".

O fato de tanto doadora quanto receptora compartilharem da mesma impossibilidade de engravidar, de certa maneira, coloca-as em uma situação de equidade e, tanto uma quanto a outra, terão que se submeter a algum tipo de sacrifício e elaboração de luto para buscarem a gravidez. No caso das doadoras, o luto será pelos óvulos doados, já para as receptoras, o luto que se deverá fazer será pela impossibilidade de ser a genitora de seu filho. Assim, o compartilhamento dessa mesma situação, a qual implica elaboração de luto do que é sacrificado, possibilitaria a construção de um laço social entre doadora e receptora, mesmo ambas permanecendo anônimas, uma a outra, esse laço não deixaria de existir.[9]

Considerações finais

A doação de óvulos é, sem dúvida, uma prática necessária para que as mulheres que não dispõe de seus gametas para engravidar, possam utilizar os doados por outras. Contudo, a doação não é algo simples, o procedimento é trabalhoso e doloroso, sem falar que estamos considerando uma célula que vai constituir metade de um ser, isto significa que se trata de uma célula de extrema importância.

Por mais que as mulheres que se propõem a doar, muitas vezes, se coloquem em um lugar superior, comparadas às receptoras, as mesmas também se encontram um uma situação de impossibilidade de ter seu filho naturalmente, o que causa sensação de impotência e frustração, podemos pensar que estão também em um momento delicado.

A necessidade de desconto e, por vezes, tratamento gratuito, também as coloca em uma situação difícil; muitas só poderão realizar o próprio tratamento através da doação e, assim, não se sabe ao certo se doariam afora essa proposta. Ainda assim, a capacidade de se identificarem faz com que muitas possam doar os seus óvulos e possibilitar a chance de casais/mulheres terem os seus filhos. É certamente a partir das doações, que mulheres com infertilidade e casais homoafetivos masculinos, podem realizar o sonho da parentalidade, além da adoção. Com relação ao avanço da ciência, ainda que se estude e pesquise sobre o gameta artificial, na atualidade, a doação desse material genético só é possível pela concordância de um outro.

---

* Mehl D. Enfants du don. Procréation médicalement assistée: parentes et enfants témoignent. Paris: Robert Lafont, 2008.

É necessário considerar que um dos desfechos do tratamento poderá ser o resultado negativo, e a mulher que doa terá que lidar com esta perda e com o fato do não saber sobre o destino e resultado do tratamento do casal/mulher que recebeu os seus gametas, inclusive, qualidade de embriões formados a partir do seu material doado e embriões excedentes, que poderão ser doados pelo casal/pessoa receptora, futuramente. Dependendo do modo como isto será lidado, poderá causar pensamentos persecutórios e angústia.

Para finalizar, vale ressaltar como ficaria a situação do segredo perante as famílias onde realizaram a doação. Primeiramente, faz parte da ética médica explicar sobre os testes de ancestralidade e que, por isso, não há como garantir anonimato, além do sigilo absoluto que a clínica pode oferecer. Não sabemos se isto impactará o desejo de doação mais tarde, a partir da ideia de revelação da doadora, apesar da mesma não ter responsabilidades sobre o sujeito fruto de tal doação, a revelação poderá ter um impacto de outra ordem.

Com relação ao nosso trabalho, consideramos que cabe aos profissionais de saúde mental, com uma escuta atenta, oferecer um espaço para reflexão sobre a decisão quanto à doação, tratamento e desfecho do procedimento médico. A paciente deve ser considerada em sua singularidade e desejo, os lutos que tal situação impõe devem ser reconhecidos e levados a reflexão, o marido/companheiro deve ser incluído e considerado também em seu desejo.

A nossa atuação clínica pode se configurar em torno de vivências que engendram a história singular de cada mulher, homem e casal; do desejo de um filho, da criança que eventualmente poderá vir a nascer após a fertilização *in vitro* e da família que poderá se constituir, sendo parte da equipe médica ou trabalhando em consultório privado.

Referências bibliográficas

1. Conselho Federal de Medicina (CFM). Resolução nº 2.294/2021. [Acesso em 10/11/2022]. Disponível em: https://sistemas.cfm.org.br/normas/arquivos/resolucoes/BR/2021/2294_2021.pdf.
2. Conselho Federal de Medicina (CFM). Resolução nº 2.013/13. [Acesso em 10/11/2022]. Disponível em: https://portal.cfm.org.br/images/PDF/resoluocfm%202013.2013.pdf.
3. Documentário Pai Nosso. [Acesso em 13 de agosto de 2022]. Disponível pela plataforma streming Netflix www.netflix.com.
4. Purewal S, Akker OBA. Systematic review of oocyte donation: investigating attitudes, motivations and experieces. Human Reproduction Update. 2009, 15(5): 499-515.

5. Bracewell-Milnes T, Saso S, Abdalla H, Thum MY. A systematic review investigating psychosocial aspects of egg sharing in the United Kingdom and their potential effects on egg donation numbers. Human Fertility, 2018; 21(3): 163-73.
6. Freud A. O ego e os mecanismos de defesa. Tradução de Francisco Settineri. Porto Alegre: Artmed; 2006.
7. Freud S. Psicologia de grupo e análise do ego (1921). In: Edição Standard Brasileira das Obras Psicológicas Completas de Sigmund Freud. Rio de Janeiro: Imago; 1996. p 115-120.
8. Santos JR. Ovodoação: Vivências das doadoras e receptoras de óvulos em um hospital universitário [Dissertação de Mestrado]. São Paulo: Faculdade de Medicina da Universidade de São Paulo, 2009.
9. Perelson S. Doação e Recepção de Gametas. In: Quayle J, Dornelles LMN, Farinati DM. (Coords). Psicologia em Reprodução Assistida. São Paulo: Editora dos Editores, 2019. p. 317-38.

Sobre a Adoção de Embriões: Algumas Reflexões

CAPÍTULO 8

Renata Viola Vives

Os avanços na área da reprodução humana têm permitido novas formas de ascensão à parentalidade. Entre esses avanços, a adoção de embriões tem se mostrado como uma possibilidade para a realização do tão sonhado desejo de um filho, por vezes trazendo situações até então inéditas e criando novas subjetividades, bem como mudanças significativas na família contemporânea. O capitulo a seguir possui como objetivo refletir, através de uma vinheta clínica, sobre a adoção de embriões e algumas de suas implicações subjetivas à luz da psicanálise. Verificou-se que a paciente Carla precisou dar conta de suas angústias frente à infertilidade, buscando a elaboração de seus lutos, da origem da vida separada do encontro sexual e do encontro amoroso e da repercussão de todos esses aspectos sobre as subjetividades dos envolvidos. Destaca-se o quanto esse cenário pede reflexões sobre as fantasias da origem genética, bem como dos processos simbólicos de filiação e parentalidade.

Carla e sua história de amor

Acompanhei Carla durante todo seu processo para tornar-se mãe. Contou que a vontade de ser mãe era maior do que qualquer outro desejo. Sonhava com isso desde criança, cuidava dos irmãos menores, tinha os nomes escolhidos para os três filhos que um dia teria. "Era um sonho de toda a vida". Viu essas possibilidades ruírem quando o marido com quem era casada há 10 anos sofreu um câncer agressivo e veio a falecer com 32 anos. Não conseguiu reconstruir sua vida afetiva, nunca mais se apaixonou, não namorou ninguém; aos 36 anos voltou a pensar em ser mãe, inicialmente fez 4 tentativas com óvulos próprios e com sêmen de um doador, mas nenhuma gestação foi adiante, ao mesmo tempo em que entrou na fila de adoção; trocou de clínica e tentou mais uma vez, quando descobriu que seus óvulos não eram viáveis.

Foi quando surgiu a ideia de adotar embriões: o médico sabia que Carla estava na fila de adoção desde os 36 anos, então viu a viabilidade da adoção de embriões.

"Fiquei sabendo que os embriões eram de um casal em que o sêmen já havia sido doado, porque o marido tinha problemas e que já tinham os filhos que desejavam e gostariam de ajudar outras pessoas, como eles próprios se sentiram ajudados".

Carla conta que saiu da clínica e nunca mais voltou, ficou muito assustada, porque sempre pensou que se tivesse embriões excedentes não os doaria, pois não conseguia imaginar filhos seus "espalhados por aí".

"Liguei alguns dias depois e disse que ia pensar". Acabou dizendo: "guarda os embriões para mim". Carla se fez muitas perguntas:

- Vou ter o bebê, ele não tem meu DNA, como fica isso?
- E se os pais que doaram os embriões se arrependerem e vierem buscar o bebê, vão tirá-lo ele de mim?
- Eles sabem onde estão os embriões?
- Como são as características desses embriões? Eles têm doenças de família?
- Como vou gestar e sair do hospital? E se no hospital fizerem DNA e vão ver que não é meu o bebê?
- Serão mesmo meus filhos?
- E sobre ser mãe sozinha?

A análise foi o meio de pensar algumas dessas questões e meses depois Carla voltou à clínica e transferiu 2 embriões, mantendo segredo para toda família.

Mesmo com essas dúvidas todas, esses medos, a vontade de ter um filho era maior.

Somente quando recebeu o resultado positivo é que contou para a mãe e para a irmã. O susto foi por saber que eram gêmeos. A gravidez transcorreu normalmente e os meninos nasceram com 36 semanas. Durante a gestação, voltou a ser tomada pela dúvida de contar ou não para as pessoas, mas resolveu ser muito explícita, contar para todos sua experiência. Atualmente os meninos estão com 4 anos e, por vezes, perguntam sobre o pai ou porque a família deles é diferente, ao que Carla tem procurado responder dentro das possibilidades de compreensão das crianças. "Todos dizem que eles se parecem muito comigo, muito com minha família".

"Hoje, recomendo para todos que tenham filhos, é muito bom. É um amor indescritível. Um sentimento infinito. Falo da adoção de embriões e mando procurar alguma clínica, e não deixar o sonho morrer. Mudei também meu pensamento quanto à doação dos embriões, hoje se eu tivesse embriões meus que sobrassem, eu doaria sim, para alguém ter a mesma alegria que eu estou tendo. Meus filhos trouxeram vida para minha vida. E confesso que às vezes até esqueço que eles são adotados, às vezes não, eu esqueço totalmente que eles são adotados, eles são meus filhos, meus gêmeos, Pedro e Antônio. Pedro recebeu esse nome em homenagem ao pai do meu marido falecido e Antônio é em homenagem a Santo Antônio, pela graça que eu recebi."

Sabemos que impera no ser humano a certeza de sua finitude, onde a fantasia da imortalidade surge em homens e mulheres como desejo de continuidade através de sua reprodução.

É a partir desse desejo de ter um filho que homens e mulheres passarão a desenvolver um projeto parental, que se iniciou na infância de ambos, através de seus desejos infantis e identificações precoces, projeto esse que fará parte da pré-história do filho que está por vir. O desejo, entretanto, é diferente do projeto parental, pois quando se deseja um filho, falamos do filho imaginário, o filho da idealização e do narcisismo.[1,2]

Ter um filho implica a possibilidade de transmissão biológica, cultural e social e o exercício da parentalidade, onde o filho representará as aspirações futuras não concretizadas.

Quando a parentalidade não é alcançada estamos diante de sentimentos de fracasso, impotência, desvalia e uma confrontação com a ideia de finitude, por não se obter o prolongamento de si através dos filhos.

Existe um "luto" que precisa ser vivido/elaborado frente à infertilidade. Estamos diante de um luto genético, narcísico, por vezes de difícil tramitação e metabolização, onde a infertilidade pode seguir como pano de fundo dessas situações.

A infertilidade está ligada a enorme gama de fenômenos psíquicos, como: a qualidade dos vínculos precoces, os aspectos traumáticos vividos, a configuração da identidade sexual, bem como a representação imaginária e a função simbólica que um filho por vir tem, além da representação da gestação e da maternidade/paternidade, bem como a relação com o próprio desejo de filho.

É no contexto da infertilidade que as técnicas de reprodução assistida ganham campo, tentando oferecer a casais ou indivíduos aquilo que lhes falta. Contudo, as técnicas reprodutivas costumam ir ao encontro das demandas, por vezes desconhecendo os desejos inconscientes e toda a teia simbólica que os envolve.

São os fracassos, as desilusões, todo o esforço psíquico e a crise narcisista pelos quais passam as mulheres ou os casais que se submetem às tecnologias de reprodução assistida os causadores de mais estragos nas subjetividades fragilizadas e debilitadas pela infertilidade,[3] necessitando que ocorra justamente um trabalho de luto prévio às adoções e aos tratamentos de reprodução assistida.

No percurso da reprodução assistida muitos indivíduos terão que se deparar com a necessidade da fabricação da vida em laboratório, através da junção de óvulos e espermatozoides, próprios ou de doadores, formando embriões. Alguns embriões serão utilizados, outros serão congelados e armazenados.

No Brasil, de acordo com Sis Embrio,[4] estima-se que existam em torno de 100.380 embriões congelados. Estamos diante de um número considerável de embriões humanos congelados, armazenados fora do corpo, esperando o destino que lhes será dado.

A produção, manipulação, preservação, congelamento, descarte e doação de embriões nunca foi um terreno tranquilo na reprodução assistida. Diversos debates em torno da viabilidade dos mesmos e seu potencial de vida são temas delicados e que envolvem preocupações psicológicas, legais, éticas e sociais.

São esses mesmos embriões, ora valorizados ora considerados sobra, que hoje poderão ser usados por pacientes como Carla.

Sabemos que a história de Carla, bem como a história de seus filhos, não começa com o nascimento dos mesmos.

Se a história do sujeito não começa com ele, mas ela o precede e esse período prévio é determinante para seu futuro[1,5] todo o sujeito ocupa um lugar no mito familiar, e esse lugar será determinante na sua vida, assim como é o nome próprio escolhido, onde sua subjetividade se encadeia.

É o nome próprio que permite ao bebê passar da vida à existência. A escolha do nome é oriunda de uma atividade fantasmática dos pais e algumas vezes de toda a família, ou seja, a escolha do nome envolve um processo muito mais complexo que uma escolha consciente e dentre todas as determinações inconscientes envolvidas, muitas vezes desconhecidas, as questões relativas ao ideal do ego dos pais tornam-se fundamentais. A nomeação do sujeito é fundamental no seu processo de subjetivação, bem como em toda sua estruturação psíquica, fazendo do nome próprio um caminho por onde podemos pensar o bebê.

A relação mãe-filho também não espera o parto para nascer ou existir; isso significa o lugar que a criança ocupa enquanto objeto do desejo materno, partindo do momento em que começa sua história biológica, ou seja, a fecundação.

Para Aulagnier,[5] o início da gravidez coincide com a instauração de uma relação imaginária na qual o sujeito criança não é representado pelo que é na realidade, um embrião em desenvolvimento, mas por um corpo imaginado, ou seja, um corpo já completo e unificado e é sobre esse suporte imaginário do embrião que se despeja a libido materna. Desse modo, as mulheres precisam se inclinar sobre o seu recém-nascido, atribuindo semelhanças e até traços de personalidade sobre o mesmo. Precisam derramar a libido materna afim de erotizar o corpo e começar a torná-lo um sujeito, ainda que o que se passa na gravidez possa ser uma vivência de objeto a ser perdido e o parto possa ser vivido como um grande luto.

Pois sabemos que a gravidez ameaça despertar tudo aquilo que é descrito como sendo o próprio centro da estrutura fantasmática da mulher.

Raphael-Leff[6] afirma que uma mulher, ao descobrir que está grávida, terá estabelecido um mergulho nas profundezas de seu espaço psíquico, ligando imagens inconscientes de sua história infantil que começou a permear seus sonhos, fantasias e toda sua vida emocional na gravidez. Existem dois corpos, um dentro do outro: "duas pessoas vivem sob uma pele – uma estranha união que retoma a própria gestação da mulher grávida no útero de sua mãe, muitos anos antes".

Dois corpos em um único constituem, nas palavras da autora, um enigma biológico, pois o corpo da futura mãe suprime suas defesas imunológicas para permitir ao corpo estranho residir dentro dela.

A história interior diz respeito à cada mulher, ou seja, difere em cada uma e também difere em cada gravidez, onde cada mãe coloca nesse processo seus sentimentos, esperanças e fantasias inconscientes.

Uma criança imaginária é colocada ao lado do embrião implantado no ventre materno. Mesmo antes da concepção, a criança desconhecida é gestada na realidade psíquica da mulher fazendo com que a história de cada mulher seja colocada em cena, reativando velhos temas, fazendo um entrelaçamento entre mundo interno e mundo externo.

Aulagnier[5] questiona-se se haveria representação possível do que o embrião é enquanto ponto original do homem, nos levando a pensar o que significa essa primeira inserção da criança no imaginário materno enquanto corpo imaginado, corpo que precisa ser visto como autônomo e sexuado.

Essa relação significa que o sujeito possa ser reconhecido como um elo que vem a se inserir em uma cadeia significante da qual ele é o fim e cujo prosseguimento ele tem que garantir.

O investimento materno desde o início deve ser colocado sobre o corpo imaginado, visto como já unificado e separado da mãe, mãe esta que precisa sair do corpo a corpo para que o nascimento não seja vivido como uma morte.

É certo que ser mãe representa para qualquer mulher uma experiência na qual ela reviverá aquilo que foi para ela sua relação primeira. Não é de se admirar que nas mulheres em que a relação sempre foi profundamente perturbada, a gravidez ser a causa do retorno maciço do recalcado, retorno que, se não acaba em psicose, pode tornar psicógena sua relação com a criança.

Aulagnier[5] afirma que algumas mães podem tratar o bebê como objeto orgânico, representando-o como tal, parecendo haver uma impossibilidade de representação para a criança que está por vir, quando a relação parece se dar entre a mãe e a massa que cresce em seu interior, um órgão ou apêndice que cresce graças a ela.

Nas palavras da autora esse tipo de mulher é a única que tem uma relação com a criança real enquanto embrião, nesses casos estamos diante de um sobre investimento narcísico daquilo que é sentido como uma produção endógena, como um acréscimo ao próprio corpo. O embrião não tem nenhuma simbolização possível, somente o que é investido a nível de um embrião é a onipotência materna, fazendo com que a exclusão paterna (da função) se torne evidente, ou seja, tudo que poderia fazer ele (embrião-feto) lembrar que é fruto de uma união, é forcluído. É o corpo real que está em jogo e é o prolongamento do narcisismo materno que se apresenta. A criança será o corpo feito de pedaços, pois fragmentado constituiria testemunha da lei materna. Nesse sentido o indivíduo pode ter para sempre interditado o direito ao desejo.

Desse modo, torna-se evidente a necessidade de que o embrião seja visto como um indivíduo separado, ainda que habite e se desenvolva no corpo da mulher.

Raphael-Leff[6] cita Winnicott a respeito da relação com o ursinho ou com o pequeno objeto, afirmando que o embrião-feto deve pertencer a essa área intermediária, ao espaço transicional.

Seria então, todo embrião ou feto esse "objeto" transicional, constituído no espaço transicional da placenta, nem conhecido pelo eu e nem apresentado de fora?

Winnicott[7] usa os conceitos de objetos transicionais e fenômenos transicionais para designar a área intermediária da experiência, entre o erotismo oral e a verdadeira relação de objeto, entre a atividade criativa primária e a projeção do que foi introjetado.

O conceito de "transicional" refere-se a objetos que não fazem parte do corpo do bebê, embora ainda não estejam plenamente reconhecidos como parte da realidade externa.

Quanto mais esse feto puder ser sentido como transitando nesse espaço útero-placenta, mais poderá ser futuramente reconhecido e incluído na cadeia de gerações, tornando-se "filho de alguém", adotado simbolicamente?

Carla precisou identificar os embriões recebidos como seres diferentes dela, e não um complemento seu, um órgão, um apêndice. Precisou transitar nesse espaço "entre", criando um espaço próprio para os embriões, que já possuíam inclusive um nome.

Allebrandt[8] afirma que há uma transformação e flexibilidade dos significados e compreensão do que é o embrião. Ele é a eficiência da técnica; sua imagem é utilizada para fundamentar a escolha dos tratamentos; sua imagem é utilizada para discutir chances de nidação e escolha de quais devem ser implantados e/ou congelados.

Também afirma que embriões são parte do idioma da família. Evocam parentesco de modo tão direto que podemos pensar em seu abandono e posterior adoção.

No caso da adoção dos embriões esse parentesco precisa ser negado para que uma nova relação de parentesco se estabeleça.

Perelson[9] afirma que, nesse contexto, podem surgir fantasias de que esses embriões são, de algum modo, filhos congelados. No caso da doação desses embriões, podem ocorrer fantasias de ver, em todas as crianças, seus próprios filhos. Por outro lado, para aqueles que recebem um embrião remanescente de um projeto e de um desejo alheio, muitas outras fantasias poderão advir. É comum, porém, que para muitas mulheres tudo funcione sem palavras, de uma maneira dessubjetivada.

A adoção é a criação de um vínculo de filiação que vai além do biológico, o sobrepõe, para atingir o vínculo a partir do desejo de encontrar-se.

Salzberg[10] ao falar da adoção de crianças e de seu êxito, afirma que os pais precisam ter conhecimento e aceitação da criança com tudo o que essa traz, boas experiências e dificuldades e tudo isso irá constituir os marcos de uma parentalidade tolerante.

Também afirma que os pais esperam uma criança desconhecida, mas pela qual já tem sentimentos complexos: ilusão e alegria, medos, desconhecimento e temor a não saber se serão bons pais. Faz-se necessário analisar os fantasmas frente a um filho desconhecido e elaborar o medo de usurpar o lugar dos genitores. É somente a partir da análise dos fantasmas que esses pais poderão se sentir autorizados e legitimados e serem pais desse filho e com isso poderão exercer a função parental e precisam superar o luto de não terem engendrado esse bebê.

Em outro trabalho[4] já tínhamos apresentado alguns pontos em comum na adoção de crianças e na adoção de embriões: a fantasia de imposição genética e a fantasia de incesto, onde algumas mães relatavam: "Eu sinto como se eles fossem do meu sangue" ou "Fico pensando nos irmãos que eles têm por aí".

Na adoção de embriões, a mulher vive a gestação e todos os seus percalços, acompanha o crescimento da barriga, bem como o desenvolvimento da criança, o que pode ou não minimizar a ambivalência frente a adoção dos embriões.

Apesar de existirem pesquisas tranquilizadoras, a perspectiva de ter um filho sem parentesco genético pode ser assustadora para alguns pais. Golombok[11] afirma que em uma pesquisa com mulheres com bebês concebidos por óvulos doados, muitas delas disseram que se preocuparam durante a gravidez se seus bebês eram próprios. A maioria teria descoberto que tinha temores infundados, enquanto para outras esse processo levou mais tempo.

Afirma que ainda que isso também se passe com mães que estão ligadas geneticamente a seus bebês, as mães do estudo atribuíram seus sentimentos à ausência de vinculo genético, conseguindo essa conexão aos 12 meses de vida do bebê.

Do mesmo modo que crianças nascidas de famílias com a mesma carga genética, a autora afirma que o bem estar psicológico dessas crianças depende do bem estar de seus pais, da qualidade de suas relações e das circunstâncias sociais em que crescem.

Carla muda de ideia com relação aos embriões, aceita-os e pensa inclusive que doaria, se tivesse embriões excedentes.

Com efeito, a lógica da troca demonstra que a dádiva contém sempre um desafio e que este é por vezes negado.

Na lógica da troca, enquanto um indivíduo não retornar, ele permanece obrigado, obrigado a mostrar sua gratidão ao seu benfeitor, a ter consideração por ele, a poupá-lo e a não usar outras armas que ele poderia usar contra ele, sob pena de ser acusado de ingratidão e de ser humilhado.[12]

Na doação de gametas esses indivíduos que fazem essas doações altruístas, ao mesmo tempo, dão dons ambivalentes, dons um tanto mágicos. Enfim, dons que exigem, uma contrapartida, mesmo que fantasiada.[12]

Estamos no campo da dádiva e da dívida.

Esse tipo de doação, como a doação de gametas, está relacionado a um dom que assume a forma de voluntariado, de ação humanitária; um dom anônimo e unilateral, um "dom da vida" que deve encontrar sua compensação no fato de dar e retribuir.

Assim, por trás das palavras "presente", "gratuidade", "generosidade" etc., devemos ver claramente a realidade que é a mais complexa que se esconde, ou seja, claramente, a doação de gametas não é uma doação pacífica.[12]

Isso estabelece uma ligação entre as mulheres, uma troca por vezes secreta e privada, onde poderiam funcionar alguns pensamentos, no modelo "eu sei, mas mesmo assim..."; "eu sei que a existência de embriões congelados pode ser algo persecutório, mas isso proporciona uma reserva, mesmo assim.."; "eu sei que meus filhos não terão minha genética, mas mesmo assim..."; dentre outros, criando um mecanismo para, muitas vezes, não lidar com a carga afetiva que esses procedimentos geram.[12]

Talvez, em Carla, isso que não é pacífico e que não se acomoda dentro da paciente, retorna nas questões dos silêncios e segredos. Carla inicialmente silencia, depois conta para algumas pessoas, pensa em contar para os filhos e o tem feito de acordo com as perguntas que vão surgindo por parte dos meninos.

Bayo Borras[13] aponta que um dos problemas inevitáveis na adoção de embriões diz respeito à "revelação" da origem. Por vezes, as famílias tendem a manter os procedimentos tecnorreprodutivos silenciados e escondidos até mesmo de outros familiares e amigos próximos, e também de seus próprios filhos. Com isso, esse aspecto tão significativo para a identidade de cada pessoa torna-se um grande "segredo de estado".

"Quais podem ser os efeitos na subjetividade das crianças?", pergunta-se Bayo Borras.[3]

Na visão da autora a criança receberá a mensagem de que saber de si mesma é perigoso e as funções cognitivas, de pensar por si mesmo, também poderão ser afetadas, estabelecendo-se um conluio com o inconsciente dos pais: eles não querem que eu pergunte, logo não pergunto. É muito comum que as crianças por vezes apresentem dificuldades na escola, nas questões de aprendizagem, já que querer saber, perguntar está interditado.

Bayo-Borras se faz algumas perguntas, como Carla se fez antes de aceitar a adoção de embriões, Antonio e Pedro também fazem perguntas, ou seja, na família de Carla é possível perguntar sobre a origem, sobre o pai, sobre a vida, sobre a morte.

Contudo, essas perguntas nos confrontam com a angústia da castração, por diferentes motivos. Por um lado, porque os doadores, por exemplo, mostraram-se mais potentes, mais jovens, mais saudáveis e muito generosos, pelo menos na fantasia dos receptores.

Surgem muitas perguntas incômodas, na visão de Bayo-Borras:[14]

- Os doadores pensam em conhecer nossos filhos, que são seus descendentes genéticos?
- Eles farão alguma coisa para conhecê-los?
- Serão "nossos" filhos que desejarão conhecer seus doadores? O que pode acontecer então?

Quanto aos genitores, a autora também afirma que podem surgir muitas questões, por exemplo:

- Que acontecerá com meus/nossos embriões, o que faremos com eles?

- Eles ficarão no banco de embriões?
- Alguém irá procurá-los?
- Quem irá adotar esses embriões?
- Por parte dos filhos:
- Por que eu? Quem me escolheu? (referindo-se a uma suposta intenção ao escolher os melhores gametas para gerar o embrião)
- E os outros embriões congelados? Teríamos algo ou muito em comum?
- Eles ainda podem viver?
- Para onde eles foram? Entre outras.
- No que se refere aos pais, surgiriam algumas questões:
- O que será dos embriões que sobraram?
- Destruí-los é matá-los?
- É privar meus filhos atuais de irmãos?
- Eles são irmãos, meio-irmãos, que tipo de relacionamento eles têm com meus filhos?
- Eu gostaria de conhecê-los?
- Prefiro ignorá-los, esquecê-los, enfrentá-los?[14]

Por parte do analista, poderíamos acrescentar: Como ajudar essa mulher a lidar com sua infertilidade. Como ajudá-la a pensar as formas de contar ou não sobre a origem. Como ouvi-la em seus lutos.

Por mais que nos pareça assustador que essas e muitas outras questões surjam, o que se impõem aqui é que perguntas sejam formuladas, que haja espaço para elas, mesmo que não haja respostas imediatas, satisfatórias.

Como nos diz Cabassu,[15] um conhecimento dos primeiros registros psíquicos nos permite entender a relação entre as fantasias e desejos inconscientes maternos e as respostas que o bebê precocemente mostra, mas isso também abre um campo fértil para a intervenção do analista, aos moldes da metáfora das fadas, que nos lembra o lugar subjetivo que o analista ocupa através de sua escuta e de seu discurso.

> "... doze fadas benevolentes foram convidadas a fazer seus dons à princesa, uma décima terceira foi esquecida. Despeitada a fada esquecida irrompe ente a décima primeira e a décima segunda fada e prediz a morte da criança. A décima segunda fada surge de um canto da sala, adianta-se para dizer de sua impotência em anular este destino, e que está em seu poder apenas amenizá-lo: a criança sobreviverá, mas ao preço de um longo sono".[15]

Como a autora afirma, somos por vezes colocados no lugar da décima segunda ou da décima terceira fada: fixar ou transformar o destino da criança.

Considerações finais

A relação mãe-bebê não existe desde o início, é algo que se cria no contato, lembrando que o bebê real é diferente daquele que foi inicialmente imaginado. Todas as mães imaginam um bebê. Se não o fazem, estamos no campo da psicose, no campo do real. À medida que o bebê nasce a mãe vai desenvolvendo uma relação exclusiva, de simbiose com o bebê e é por meio desse encontro e dessa relação que o psiquismo do bebê irá se constituir. Cabe à mãe derramar sua libido sobre o bebê, libidinizando seu corpo, reconhecendo um sujeito em construção.

Então, ser mãe e ser pai é muito mais que um processo biológico, pois não se trata apenas de ter um filho, mas sim de criar oportunidades para refletir sobre existência e a descendência, sobre a parentalidade, a partir de um árduo trabalho interior.

Ser mãe e ser pai, exercer a parentalidade é poder contar uma história, narrar, incluir o bebê numa cadeia geracional, contar uma história de vida, uma história relacional, onde os pais precisam contar e rever a própria história para libertar o filho dos seus fantasmas do passado, construindo os primeiros parágrafos da história dos filhos.

Lebovici[16] fala da metáfora da árvore da vida, onde a história familiar é considerada um fio condutor para se chegar a uma narração.

> "Somos mãe e pai porque podemos transmitir raízes que geram troncos, que geram galhos, que geram frutos."[17]

Pois, se somos árvore da vida, ou se desejamos sê-la, a árvore que por fim gera frutos, gera continuidade, não se importará a origem dessas "sementes". Próprias ou doadas, recebidas, compartilhadas, adotadas, antes armazenadas, congeladas essas sementes precisam ser albergadas e cultivadas no imaginário de cada indivíduo que pretende ser pai ou mãe para só assim, essa semente tornar-se um bebê em estado nascente, num vir a ser, no encontro com aqueles que o desejaram, o sonharam, o fantasiaram, o imaginaram, o planejaram. Frutos que um dia se tornarão novas árvores e gerarão novos frutos, carregados da história daqueles que foram seus precursores e criando, ao mesmo tempo, sua história própria.

Referências bibliográficas

1. Szejer M. Se os bebês falassem. São Paulo: Editora Instituto Langage, 1999.
2. Soulé M, et al. A dinâmica do bebê. Porto Alegre: Artes Médicas, 1987.
3. Bayo-Borràs R. Sobre la demanda de hijo a las técnicas de reproducción asistida: aspectos emocionales en juego. Em: Revista de Psicopatología y Salud mental del niño y del adolescente. Nº 17. Fundación Orienta. (pp. 75-82). Barcelona, 2011.
4. Vives RV. Reflexões Psicanalíticas sobre a reprodução assistida. Porto Alegre: Sulina, 2019.

5. Aulagnier P. Um interprete em busca de sentido. Rio de Janeiro: Editora Escuta, 1999.
6. Raphael-Leff J. Gravidez: a história interior. São Paulo: Blucher, 2017.
7. Winnicott DW. O brincar e a realidade. Rio de Janeiro: Imago, 1971.
8. Allebrandt D. Negociando o destino dos embriões humanos produzidos na reprodução assistida: criopreservação, descarte, doação e seus agenciamentos em uma clínica de Porto Alegre. Intersecções. Rio de Janeiro, 2018. V.20 n.1, p.114-40.
9. Perelson S. Os embriões congelados: Da falta ao excesso. Em: Revista Mal-Estar e Subjetividade, 9(3), 815-37. Rio de Janeiro: Comunicação, 2009.
10. Salzberg B. El desafio de la adopcion Subjetiva. Em: El laberinto Edipico: madres padres e hijos em el siglo XXI. Barcelona: Xoroi Ediciones, 2021.
11. Golombok S. (2012) El bienestar psicológico de los niños con TAR: que hemos aprendido de 40 años de investigación? Disponível em: https://doi.org/10.1016/j.rbmo.2020.08.012. Acessado em: 18 de março de 2023.
12. Perseval GD, Chatel MM. Mal-estar na procriação: As mulheres e a medicina da reprodução. Rio de Janeiro: Campo Matêmico, 1995.
13. Bayo-Borràs R. (2001) Éxitos y fracasos - luces y sombras: reflexiones em torno ala reproducción asistida. In Revista Intercambios – Papeles de Psicoanálisis, (6), 13- 20. Disponível em: http://intercanvis.es/pdf/06/06-02.pdf. Acessado em 18 de março de 2023.
14. Bayo-Borras R. Edipo Frankenstein. Em: Ensaios sobre reprodução assistida, parentalidade e adoção. VII. Porto Alegre: Genesis, 2022.
15. Cabassu G. Palavras em torno do berço. Salvador: Agalma, 2001.
16. Lebovici S. A infância reencontrada: uma vida em psicanálise. São Paulo: Insituto Piaget, 2004.
17. Gutfreind C. O livro dos lugares. Porto Alegre: Artes e Ecos, 2022.

CAPÍTULO 9

Considerações sobre Recepção de Gametas

Helena Maria Loureiro Montagnini

O desenvolvimento das técnicas de reprodução assistida tem ocorrido de maneira vertiginosa, propiciando a ampliação das possibilidades de ter um filho. Em tempos que já remetem a um passado distante, a procriação necessitava invariavelmente de relações sexuais de um casal heterossexual.

A reprodução assistida possibilitou inicialmente desvincular procriação do ato sexual, tanto com os procedimentos de inseminação intrauterina como com as fertilizações *in vitro*. Posteriormente, a utilização de gametas doados ampliou ainda mais as possibilidades para ter um filho, ultrapassando limites biológicos que anteriormente inviabilizariam a realização da maternidade e paternidade se não fosse pelo processo de adoção.

A fertilização com o uso de gametas femininos doados tem sido utilizada no Brasil há aproximadamente 25 anos e é indicada quando ocorre a perda ou diminuição da capacidade reprodutiva da mulher. Desde o início, de acordo com as resoluções do Conselho Federal de Medicina, a doação de gametas masculinos e femininos deveria acontecer preservando o anonimato dos doadores. No entanto, com a Resolução Nº 2.2294, de maio de 2022, possibilitou-se a doação de gametas entre parentes de até 4° grau, desde que não incorra em consanguinidade. Assim, pais e filhos, avós e irmãos, tios e sobrinhos e primos podem ceder seu material genético para seus parentes inférteis. A restrição do caráter lucrativo e comercial permanece em vigência.

Muitas pessoas têm realizado tratamentos utilizando gametas doados e diversas famílias têm sido assim constituídas. Há famílias de casais heterossexuais, homossexuais masculinos e femininos e monoparentais.

O desconhecimento das repercussões da recepção de gametas na construção dos vínculos parentais e nas relações familiares tem propiciado questionamentos, reflexões, estudos e pesquisas que gradativamente vão trazendo luz a essas questões.

A revelação ou não para o filho sobre sua origem genética e os possíveis impactos na constituição da subjetividade da criança e nas relações familiares é um aspecto muito discutido e com o qual esses pais irão lidar. Nos casais heterossexuais, a escolha entre contar ou não contar se faz mais presente, pois nas famílias homoparentais e monoparentais a evidência do uso dos gametas masculinos ou femininos impossibilita que essa informação seja mantida em sigilo. Nem por isso a comunicação para o filho sobre a origem é tida como isenta de questionamentos e preocupações.

Segundo Imber-Black,[1] um aspecto a ser considerado ao se abordar os segredos familiares é a distinção entre segredo e privacidade, que varia em função da época, contexto sociocultural e de definições realizadas por cada família. O segredo frequentemente é acompanhado por sentimentos de vergonha e está associado ao medo e ansiedade quanto à revelação, ao passo que o assunto privado implica em uma zona de conforto, livre do ingresso indesejado do outro.

Na clínica, uma das justificativas alegadas pelos casais sobre a intenção de não contar para o filho sua origem genética é por considerar um assunto privado, assim como tantos outros, que lidam de maneira reservada, sem compartilhar com outras pessoas. No entanto, como o conteúdo dessa informação não se limita aos pais, pois se refere à origem do filho, os efeitos dessa na constituição de sua identidade e nas relações familiares devem ser considerados ao abordar esse tema. Deparamo-nos com um dilema em que o direito dos pais em manter a privacidade se contrapõe ao dos filhos em conhecer sua história.

Os argumentos utilizados pelos casais que sustentam tanto o contar como o não contar para os filhos sobre sua origem genética frequentemente estão relacionados a uma preocupação com o bem-estar dos mesmos. Papp[2] afirma que os pais costumam manter informações em segredo a fim de proteger a criança ou a si mesmo do que consideram uma revelação dolorosa desnecessária. A proteção a si mesmo deve ser aspecto a ser refletido quando se aborda esse assunto. Além disso, embora o próprio evento possa ser mantido em segredo, a intensidade dos sentimentos relacionados a ele, dificilmente pode ser disfarçada.

A maior relevância não é o conteúdo do segredo, mas as motivações e significações atribuídas à informação que necessita ser ocultada, visto que é percebido como potencialmente traumático.[3] Há de se considerar os efeitos do segredo de uma informação carregada de tantos afetos nas relações familiares e no estabelecimento de um vínculo de confiança, e os possíveis prejuízos na comunicação, distanciando as pessoas.

O conhecimento construído no campo da adoção traz elementos para pensarmos no segredo nas famílias com gametas doados, apesar de diferenças existentes nesses dois modos de ter um filho.

Nas famílias que adotaram filhos, a falta de informações sobre a origem e sua história está associada às dificuldades na construção da identidade do sujeito, havendo um consenso sobre a importância das crianças terem informações sobre sua origem, e criarem vínculos com os pais baseados na confiança e na honestidade. A dificuldade dos pais em contar para a criança sobre a adoção, por vezes está associada a tocar em aspectos ainda mal elaborados por eles, como a infertilidade. De modo geral, quando eles estão tranquilos quanto ao processo de adoção, informar à criança sobre sua condição é vivido como algo natural e esperado, embora por vezes permeado por tensão.[4] É necessário que os pais possam estar transitando relativamente bem por suas histórias para poder contá-las aos seus filhos.[3]

Na reprodução assistida com recepção de gametas, historicamente essa decisão tem sido considerada uma escolha dos pais, havendo discussões e incertezas quanto à melhor maneira de orientá-los. Nos anos de 1980, os profissionais desencorajavam os pais a contar para seus filhos sua origem genética, considerando que não haveria necessidade de abordar esse assunto e que a recepção de gametas seria esquecida com o nascimento do filho. Ocorreram mudanças de posicionamento dos profissionais no decorrer do tempo, em função dos estudos e acompanhamento realizado com as famílias. Assim, na década seguinte essa orientação passou a ser questionada, e atualmente há uma tendência mundial que incentiva a abertura e a divulgação do modo de concepção em um período de idade precoce. Esse posicionamento tem sido acompanhado da quebra do anonimato dos doadores em diversos países, possibilitando que, ao atingir a maioridade, a pessoa assim concebida possa ter acesso à identidade do doador, se assim desejar.[5]

Os pais que não pretendem contar para seus filhos devem estar cientes de que a confidencialidade e proteção dessa informação são ilusórias, pois a facilidade com que se tem acesso aos testes genéticos possibilita que qualquer pessoa tenha o conhecimento de sua ancestralidade.[5] Nos casos de recepção de gametas femininos, a idade da mãe pode ser motivo de indagação e questionamento do filho, em um momento em que ele tiver conhecimento do aparelho reprodutor feminino e os limites e diminuição de fecundidade das mulheres com o passar do tempo.

Um grupo do Reino Unido tem estudado ao longo do tempo diferentes configurações familiares constituídas com o auxílio das técnicas de reprodução assistida, e aqui a ênfase será naquelas que utilizaram gametas doados.[6]

Com o objetivo de avaliar as relações estabelecidas entre pais e filhos sem ligação genética e os efeitos no desenvolvimento e bem estar das crianças e nos vínculos parentais ao ter ou não conhecimento sobre sua origem foram realizados estudos longitudinais em seis fases, quando os filhos tinham 1, 2, 3, 7, 10 e 14 anos de idade. Utilizaram escalas e entrevistas psicológicas e dados de observação das famílias em interação. De maneira geral, os autores verificaram que essas famílias apresentaram boa qualidade nas relações parentais e os filhos estavam se desenvolvendo bem, sem apresentar diferenças significativas de outras famílias estudadas.

Contudo, há alguns resultados que merecem atenção, pois propiciam questionamentos e reflexões que podem nos auxiliar tanto em nossa atividade clínica quanto na construção de novos estudos para a ampliação do conhecimento e compreensão das relações afetivas estabelecidas nessas famílias.

Os autores identificaram que algumas mães que utilizaram gametas doados precisaram de um tempo maior para sentir que aquele filho era seu, mas que, ao final do primeiro ano de vida do bebê, se sentiram seguras e confiantes.[7] Ainda nessa primeira fase do estudo, os autores observaram que os pais que utilizaram sêmen de doador apresentaram menor envolvimento emocional com seus filhos durante o primeiro ano de vida. São dados que apontam para sentimentos e qualidade do vínculo entre pai, mãe e seus filhos sem ligação genética, que provocam alguns questionamentos. De que maneira esses sentimentos estavam relacionados à ausência de ligação genética com o filho? Quais os efeitos na constituição da maternidade e paternidade e no estabelecimento do vínculo com o filho durante o primeiro ano de vida? Como essas mães e pais vivenciaram essa situação e como lidaram com os sentimentos que se apresentaram?

Na fase do estudo em que as crianças tinham sete anos, nas famílias em que a informação sobre a origem era mantida em segredo, as mães se mostraram menos afetivas e amorosas com seus filhos e menos sensíveis às suas necessidades quando comparadas às que contaram e as que não utilizaram óvulos doados. As crianças concebidas com sêmen de doador apresentaram mais "negatividade" direcionada aos pais.[8] De que maneira, o segredo sobre a origem pode estar associado a esses aspectos das relações entre pais e filhos? Pode estar relacionada à ausência de ligação genética e sentimentos dos pais ainda não elaborados?

Outro dado a ser destacado é que, quando os filhos tinham 14 anos, as mães que utilizaram óvulos doados apresentaram mais dificuldades no relacionamento com os filhos, com interações mais conflitivas. Observaram também que aqueles que tiveram conhecimento sobre a origem até os sete anos apresentaram relações familiares mais positivas quando comparados aos que souberam tardiamente. Com base nesses dados e com o conhecimento advindo do campo da adoção e desenvolvimento infantil, os autores enfatizaram a importância do momento da revelação, considerando que quando feita antes dos sete anos a informação é integrada e elaborada de maneira gradativa, em função da capacidade cognitiva e interesse da criança.[9] Pais que contaram mais precocemente se sentiram aliviados por iniciar essa conversa e perceber que os filhos reagiram com naturalidade. Aqueles que aguardaram o crescimento do filho para que ampliasse sua capacidade de entendimento da informação, se mostraram mais ansiosos com relação ao assunto, tendendo a postergar o início dessa conversa e com dificuldade de iniciá-la, aguardando um momento ideal, que dificilmente foi identificado.[10]

Algumas considerações devem ser feitas sobre limitações dos estudos referidos. Além de um número significativo de famílias que não aceitaram participar dos estudos, há de se considerar uma tendência dos participantes de se mostrarem de maneira mais favorável. Podemos ponderar que as famílias que pretendem manter a informação sobre a origem em segredo ou aquelas que estão com maiores dificuldades sejam menos propensas a participar de estudos. Tais considerações devem ser citadas para um posicionamento crítico e ampliação da discussão ressaltando, no entanto, a importância desses estudos como parte de um conhecimento relevante, trazendo luz a esse cenário ainda pouco conhecido.

Há pais e mães que manifestaram a intenção de contar para seus filhos sobre a origem genética, mas não o fizeram, alegando incerteza sobre o modo e momento de contar, divergência entre o casal e medos relacionados às possíveis consequências da revelação.[10,11] Os casais que ainda não tinham filhos, mas estavam se preparando para realizar os tratamentos com óvulos doados, apresentaram receios e preocupações semelhantes aos dos pais referidos nos estudos acima.[12] Aqueles que utilizaram doadores anônimos temiam que fosse despertada curiosidade e desejo de ter acesso à identidade do/a doador/a, e as consequências de não ter acesso a ele/a. Referiram ainda receios de que os filhos sofressem, se sentissem diferentes, fossem estigmatizados por familiares e amigos e trouxesse dificuldades na relação com o genitor com quem não tivessem ligação genética, rejeitando-o. Esses autores sugeriram que a dificuldade e os receios exacerbados dos pais com relação à revelação da origem para o filho esteja associada a não elaboração da infertilidade e da perda da ligação genética com o filho.[10,11]

Focarei a discussão nesse último aspecto referido, considerando, no entanto, que essa é uma decisão complexa, permeada por diversos fatores e distintos contextos sociais e familiares.[10,13]

Vou relatar um fragmento de uma entrevista psicológica inicial realizada com uma mulher de 37 anos, que tinha ingressado no programa de recepção de óvulos e referia estar decidida quanto à sua decisão.

Maria manifestou curiosidade em saber como estão as crianças que foram concebidas com óvulos de doadora, desejando se assegurar que não estaria propiciando o nascimento de uma criança que sofreria por sua decisão de tê-la dessa maneira. Desejava saber das crianças e de um possível sofrimento. Intrigada com essa associação entre a história da origem genética e sofrimento, questionei-a sobre o motivo pelo qual o filho sofreria e seguimos a conversa, onde me contou um pouco de sua história. Iniciou o relato falando que há um ano tinha perdido um filho, após quatro dias de seu nascimento. Falou do seu sofrimento, chorou e fez referência à boca do filho, que era muito parecida com a dela. O sofrimento pela morte do filho e pela impossibilidade de ter outro filho em que pudesse identificar traços semelhantes aos dela. O filho em potencial, sem sua genética, foi referido como o que sobrou, o que restou de possibilidades. O que sentiria e como se vincularia a esse filho considerado uma sobra? Ao relatar sua história Maria percebeu que o temido sofrimento do futuro filho era seu, pela falta, pela ausência e perda e ter que se conformar com um filho tido como sobra.

Há um percurso a ser percorrido por Maria, sendo preciso lidar com todos os sentimentos e elaborar o luto pelo filho biológico, para que o futuro filho possa ser desejado e concebido em seu imaginário.

Assim como Maria, outros casais decidem realizar o tratamento com gametas doados, encarando-o como uma maneira de ter o filho e resolver o problema vivido com tanto sofrimento, mas apresentam conflitos e sofrimento por essa escolha, não tendo realizado o processo de elaboração do luto pela infertilidade e todas as perdas que a envolvem.[14]

A fábula "Bem-vindo à Holanda", escrita por Emily Perl Kinsley em 1987, é sobre desejos, expectativas, planos e frustrações e o intenso sofrimento que acompanha essa vivência.[15] Seguirei com um pequeno trecho da fábula:

> "Quando você vai ter um bebê, é como planejar uma fabulosa viagem de férias – para a Itália. Você compra uma penca de guias de viagem e faz planos maravilhosos... É tudo muito empolgante.
>
> Após meses de ansiosa expectativa, finalmente chega o dia. Você arruma suas malas e parte. Várias horas depois, o avião aterrissa. A comissária de bordo diz: "Bem-vindos à Holanda".
>
> Houve uma mudança de plano de voo. Eles aterrissaram na Holanda e lá você deve ficar. O mais importante é que não levaram você para um lugar horrível, repulsivo, imundo. É apenas um lugar diferente.
>
> Você pode ficar lamentando não ter ido para a Itália, pois é o que tinha planejado. A dor que isso causa não irá embora nunca mais porque a perda desse sonho é uma perda extremamente significativa. Porém, se passar sua vida lamentando o fato de não ter chegado à Itália, você nunca estará livre para aproveitar as coisas muito especiais, as coisas adoráveis... da Holanda".

Faço aqui um paralelo com o que ocorre com as pessoas que desejam ter um filho e se deparam com a infertilidade, contrariando a expectativa de que teriam o filho quando decidissem. Necessitam de ajuda para algo que até então era considerado um processo natural e são mobilizados sentimentos de incapacidade, vergonha e inferioridade, com repercussões em sua autoestima.[16-18]

Os tratamentos de reprodução assistida requerem um grande investimento emocional e há casais que os faz durante anos, adiando outros projetos de vida, priorizando a realização do desejo de ter um filho. A indicação de utilizar gametas doados costuma ser acompanhada de esperança e sofrimento. O sofrimento descrito na fábula pela impossibilidade de ir para a Itália, o lugar onde havia todo um futuro desejado e imaginado, assim como o filho tão sonhado, com a própria genética, dando continuidade à genética familiar. Há de se lidar com perdas e realizar o processo de luto do filho biológico para que o filho concebido com o gameta de um doador/a seja desejado.

Os significados que homens e mulheres atribuem à maternidade, paternidade e infertilidade produzem diferentes efeitos emocionais que são permeados por concepções culturais e sociais acerca das identidades masculina e feminina.[19,20] Para as mulheres a gestação pode ser um facilitador no processo de aceitação de óvulos doados, pois pela conexão biológica com o filho, recupera, de alguma maneira, sua importância e potência na formação daquele feto/bebê.

Nesse processo, há de se reformular noções sobre a maternidade e paternidade. Apesar da variedade de configurações familiares na sociedade contemporânea, ainda se faz presente no relato de alguns casais a idealização do modelo familiar tido como ideal e desejado. Para esses, as relações sanguíneas entre pais e filhos são valorizadas e associadas a sentimentos que tornam essas relações mais íntimas, sólidas e seguras.[4,21] O tempo investido em tratamentos parece ser um indício da importância atribuída à ligação genética entre pais e filhos.

Na doação de gametas entre parentes é preservada a genética familiar e desde que essa alternativa se tornou possível, tal demanda tem surgido nas clínicas de reprodução assistida, por vezes encarada de maneira prática e racional, desconsideram-se a complexidade emocional desse tipo de doação.

A escolha pela recepção de gametas de parentes pode ser realizada no intuito de minimizar o sofrimento pela perda do material genético, encobrindo a singularidade desse modo de concepção, uma vez que ao "devolvê-la" ao campo da família é como se o sujeito não precisasse mais encarar as perdas advindas da infertilidade.[22]

Laruelle e colaboradores[23] realizaram um estudo para conhecer o motivo da escolha entre recepção de óvulos de mulheres conhecidas e desconhecidas e a intenção de contar ou não para o filho sobre a origem genética. Os principais motivos referidos na escolha de doadoras com parentesco foram a ligação genética e afetiva com a doadora e a semelhança física existente entre elas. As mulheres que doaram para parentes fizeram referência à existência de vínculo afetivo e sentimentos que permeiam a relação, como culpa, responsabilidade, encarando a doação como uma maneira de reparar injustiças passadas.

Importante pensar as "relações estabelecidas entre doadores e receptores de um modo mais profundo, levando-se em consideração as diversas dimensões que os ligam, as quais trazem tanto o aspecto amoroso quanto possíveis rivalidades e fantasias concernentes à novela familiar em que estão, inevitavelmente, implicados de modo inconsciente".[22]

Um estudo qualitativo realizado com mulheres que receberam óvulos de suas irmãs demonstrou que apesar delas se sentirem geneticamente relacionadas aos seus filhos, questionavam sua identidade como mães e a capacidade de cuidar e amar os filhos concebidos desse modo. A percepção da semelhança física do filho com a irmã doadora as entristecia, pois as fazia lembrar-se da falha em conseguir ter um filho com os próprios óvulos.[24] As falas dessas mulheres indicam que os efeitos da infertilidade e sentimentos que são mobilizados permanecem se não forem elaborados. Assim, há de se considerar que a experiência da maternidade nem sempre elimina o sofrimento da impossibilidade e incapacidade de ter um filho com a própria genética.

A expectativa de que a recepção de gametas será esquecida com a gestação e nascimento do filho, comum nos relatos de algumas mulheres, pode ser compreendida como um modo de lidar com o sofrimento, evitando-o e esperando que seja silenciado com a concretização da maternidade.[14] No entanto, a elaboração dos sentimentos suscitadas pela infertilidade e impossibilidade de ter um filho biológico deve ser realizada por pais que aceitam ter filhos com gametas doados para que os sintam como seus e com capacidade para tê-los.[16]

A transição para a parentalidade costuma ser difícil para todos os pais, ainda que muito desejada. Para aqueles que utilizam gametas doados, se acrescentam outros desafios, pois muitos empecilhos foram encontrados nesse caminho. Vivenciaram a dificuldade para ter um filho naturalmente, realizaram tratamentos de fertilização assistida e se depararam com a impossibilidade de utilizar seus próprios gametas e necessidade de recebê-los de um terceiro.[6] Esse percurso resumido em poucas palavras pode ser percorrido durante muitos anos e vem acompanhado de um imenso sofrimento, que traz repercussões significativas em cada uma das pessoas que as vive. Há de se abrir espaço para lidar com essa experiência e frustrações para que o novo caminho seja desejado e escolhido, abrindo-se para os desafios inerentes à maternidade e paternidade.

Referêcias bibliográficas

1. Imber-Black E. Segredos na família e na terapia familiar: uma visão geral. Em: Imber-Blach E, et al. Os segredos na família e na terapia familiar. Porto Alegre: Artes Médicas,1994. p.15-39.
2. Papp P. O caruncho no broto: segredos entre pais e filhos. Em: Imber-Blach E, et al. Os segredos na família e na terapia familiar. Porto Alegre: Artes Médicas,1994. p.57-75.
3. Farinati DM, Bressani MC, Chaves VP. Parentalidade, filiação e segredo no contexto das novas tecnologias reprodutivas. Em: Quayle J, Dornelles LMN, Farinati DM. Psicologia em reprodução assistida. São Paulo: Editora dos Editores, 2019. p.371-92.
4. Levinzon GK. Adoção. São Paulo: Casa do Psicólogo, 2004. p38-58.
5. Pash LA. New realities for the practice of egg donation: a family-building perspective. Fertil Steril, 2018;110(7):1194-202.
6. Golombok S. Love and truth: what really matters for children born through third-party assisted reproduction. Child Dev Perspect.2021;15(2):103-9.
7. Imrie S, Jadva V, Golombok S. "Making the child mine": Mothers` thoughts and feelings about the mother-infant-relationship in egg donation families. J Fam Psychol.2020;34:469-79. https://doi.org/10.1037/fam0000619.
8. Golombok S, Readings J, Blake L, Casey P, Mellish L, Marks A, Jadva V. Children conceived by gamete donation: psychological adjustment and mother-child relationships at age 7. J Fam Psychol. 2011 April; 25(2):230-9.
9. Golombok S, Ilioi E, Blake L, Roman G, Jadva V. A longitudinal study of families formed through reproductive donation: Parent- adolescent relationship and adolescent adjustment at age 14. Dev Psychol. 2017;53:1966-77. Disponível em: https://doi.org/10.1037/dev0000372.
10. Apllegarth LD, Kaufman NL, Josephs-Sohan M, Christos PJ, Rosenwaks Z. Parental disclosure to offspring created with oocyte donation: intentions versus reality. Human Reprod, 2016;31(8):1809-15.

11. Hershberger PE, Driessnack M, Kavanaugh K, Klock SC. Oocyte donation disclosure decisions: a longitudinal follow-up at middle childhood. Hum Fertil, 2019. Disponível em: https://doi.org/10.1080/14647273.2019.1567945.
12. Montagnini HML, Malerbi F, Cedenho AP. Ovodoação: a questão do sigilo. Estudos de Psicologia, 2012 Abril/Junho;29(2):231-9.
13. Shehab D, Duff J, Pasch LA, Mac Dougall K, Scheib JE, Nachtigall RD. How parents whose children have been conceived with donor gametes make their disclosure decision: contexts, influences, and couple dynamics. Fertil Steril. 2008 Jan;89(1):179-87.
14. Montagnini HL, Kimati CT, Lorenzon AR, Bonetti TCS, Serafini PC, Eduardo LA, et al. Psycho-emotional acceptance in women and their partners who choose to undergo IVF treatment with donor eggs. JBRA Assist Reprod, 2022 Sep 15. doi: 10.5935/1518-0557.20220036.
15. Montagnini HL. Disponível em: https://saude.abril.com.br/coluna/com-a-palavra/receber-ovulos-de-uma-doadora-plano-b-de-maternidade/.
16. Peluffo LU. Construcción de familias com la asistencia de gamatas donadas. Consideraciones psicológicas, anonimato y derecho a la identidade. Revista de Derecho de Familia, 2008; 41:111-28.
17. Mahlstedt PP. The psychological component of infertility. Fertil Steril. 1985 Mar;43(3):335-46.
18. Greenfeld DA. Effects and outcomes of third-party reproductions: parents. Fertil Steril. 2015;104(3):520-4.
19. Montagnini HML. Conjugalidade, sexualidade e reprodução humana assistida. Em: Quayle J, Dornelles LMN, Farinati DM. Psicologia em reprodução assistida. São Paulo: Editora dos Editores, 2019. p125-38.
20. Prado HL. Ser pai & mãe no sec XXI. Rio de Janeiro: H.Lopes Prado, 2010. p39-50.
21. Hargreaves K. Constructing families and kinship through donor insemination. Sociol Health Illn. 2006 Apr; 28(3):261-83.
22. Farinati DM, Leis L. O compartilhamento de gametas intrafamiliar: construções clínicas. Em: Giacon F. Contribuições interdisciplinares no contexto da reprodução humana assistida. Brasília: Viva Mais Editora, 2022. p.364-77.
23. Laruelle C, Place I, Demeestere I, Englert Y, Delbaere A. Anonymity and secrecy options of recipient couples and donors, and ethnic origin influence in three types of oocyte donation. Hum Reprod, 2011; 26(2):382-90.
24. Wyverkens E, Parys HV, Provoost V, Pennings G, De Sutter P, Buysse A. Sister-to-sister oocyte donation: couples' experiences with regard to genetics ties. J Reprod Infant Psychol, 2016; 34(3):314-23.

Doação e Recepção de Gametas entre Parentes

CAPÍTULO 10

Débora Marcondes Farinati • Luciana Leis

Introdução

No Brasil, até o ano de 2021, as doações e recepções de gametas só eram permitidas mediante anonimato, ou seja, nem o doador(a) nem o(a) receptor(a) poderiam ter acesso à identidade um(a) do(a) outro(a). No entanto, no dia 27 de maio de 2021, foi publicada a Resolução nº 2.294,[1] do Conselho Federal de Medicina (CFM) autorizando a doação de gametas e embriões entre parentes até quarto grau, desde que não incorresse consanguinidade.

Tal alteração na Resolução do CFM se deu devido ao número crescente de pedidos feitos ao judiciário solicitando a utilização de gametas de familiares para a realização de tratamentos de reprodução assistida, demandas essas, que foram atendidas baseadas na Lei do Direito Fundamental ao Planejamento Familiar. Segundo a advogada Andreia Mendonça Agostini Lobo,* de acordo com essa Lei, o Estado não deve interferir na formação familiar, uma vez que é direito da família se constituir da forma que desejar. Portanto, amparados por esse preceito, os médicos que realizaram procedimentos de reprodução assistida com gametas de parentes, antes da alteração da Resolução, não poderiam ser penalizados pelo CFM, pois estavam cumprindo uma ordem judicial.

Faz-se importante destacar que, após mudanças na Resolução do CFM frente a essa temática, em momento algum este último ponderou sobre a necessidade de avaliação/escuta psicológica para casos de doação/recepção de gametas entre parentes, diferentemente, da forma como conduziu com os procedimentos de cessão temporária de útero, entre familiares ou não, solicitando como obrigatório relatório médico atestando adequação clínica e emocional de todos os envolvidos neste tipo de tratamento. Embora o relatório a respeito da adequação emocional não especifique que precise, necessariamente, ser realizado por um psicólogo, em geral, esses

---
* Assistência Jurídica: Andreia Mendonça Agostini Lobo OAB-PR 37.668.

casos têm sido encaminhados a esses profissionais, justamente, por cuidarem das questões psíquicas e emocionais.

Mesmo sem a obrigatoriedade em questão, percebemos que muitas clínicas/médicos têm requerido à psicólogos(as) avaliação/parecer psicológico para casos de recepção/doação de gametas entre familiares, principalmente, os profissionais que consideram que os tratamentos de reprodução assistida vão muito além dos aspectos físicos e biológicos.

Embora em nosso país o compartilhamento de gametas entre parentes seja novo, em vários outros países esse tipo de procedimento já é realizado há bastante tempo, como nos Estados Unidos, Canadá, Nova Zelândia, Bélgica, Hungria e Singapura, entre outros.

Dessa maneira, pensar a respeito das possíveis implicações emocionais envolvidas nos tratamentos realizados com utilização de gametas de parentes, assim como, a atuação do psicólogo/psicanalista frente à essas demandas, é o principal objetivo deste capítulo.

Pensando a doação e recepção de gametas entre familiares

O modo como as famílias são constituídas mudou profundamente ao longo dos séculos, sendo a sua composição determinada pelas regras sociais de cada época. Da supremacia patriarcal das leis onde a linhagem e a herança são administradas, exclusivamente, pelos homens, às mudanças trazidas pela revolução feminista, chegamos ao século XXI com o desafio de compreender a participação da ciência tecnológica na esfera humana, a partir das inovações trazidas pelas tecnologias de reprodução assistida.

O conceito de família, na atualidade, destaca a importância dos laços de afeto em sua constituição, não sendo a ligação biológica o que define, com exclusividade, a família. Contudo, expressões como "sangue não é água" e "não sei a quem você puxou" revelam o quanto as pessoas ainda vinculam a filiação à estrutura biológica, não sendo possível negar que os laços físicos ainda possuem um valor significativo tanto para homens quanto para mulheres. Desse modo, quando os laços biológicos não podem estar presentes na constituição da família, um trabalho de luto pela perda do capital genético precisa ser realizado para que que se possa abrir espaço para novas possibilidades de realização do desejo de formação familiar.

De acordo com Urdapiletta,[*] citada por Farinati e Lopes,[2] o desejo de gerar biologicamente um filho portador das características de cada um dos parceiros e de suas famílias extensas, herdeiro de sua carga genética, precisará ser desfeito para

---

[*] URDAPILETTA L. Construción de famílias com la assistencia de gametas donadas. Consideraciones psicológicas, anonimato y derecho a la identidade. Derecho de família. Revista interdisciplinaria de Doctrina y Jurisprodencia, n° 41. "Las nuevas tecnologias y lo derecho de família". Buenos Aires: Editorial Abeledo Perrot, 2008. p.111-128.

que se abra espaço para um novo projeto de parentalidade. O tema da herança precisa ser entendido para além da biologia, uma vez que são os laços simbólicos que nos definem como seres humanos.

Nossa constituição como sujeitos depende dos cuidados que recebemos de um outro ser humano, o qual ao nos garantir a sobrevivência por meio dos cuidados de nossas necessidades básicas, inocula em nós mais do que alimento e calor, nos introduz no campo da sexualidade e com isso nos humaniza e nos constitui psiquicamente. Somos narrados por aqueles que nos antecederam, produto das cadeias geracionais que nos marcaram com a história de nossos antepassados. Na construção de nossas versões singulares, carregamos, inevitavelmente, as marcas dos que nos precederam e a biologia, quando está presente, é parte, mas nunca representa o todo.

Cientes da complexidade inerente à constituição de um sujeito, a impossibilidade de gerar biologicamente um filho a partir de material genético próprio, produz sentimentos de ruptura com a história transgeracional, provocando temores sobre futuro, revelando de maneira dura e crua a transitoriedade e a finitude da condição humana. Inegável a dor e o sofrimento imputados por essa ruptura, a qual pode reativar antigas conflitivas narcísicas, edípicas e identitárias.

Quando gerar um filho a partir dos próprios genes não é mais possível, a recepção de gametas se apresenta como alternativa, a qual já traz em si a marca da diferença, pois muitos homens e mulheres ainda acalentam o forte desejo de preservar características familiares, o que se apresenta na busca por doadores que se assemelham ao sujeito.

Na escuta de homens e mulheres que recorrem a recepção de óvulos e espermatozoides doados, surge, com frequência, o temor de não se reconhecerem no futuro filho e, com isso, terem dificuldades para amá-lo. O desejo de filhos é fruto sempre de uma matriz complexa e, portanto, requer que possamos compreender o que está contido num mais além da "vontade" expressa por filhos.

A doação de gametas entre familiares pode acontecer de duas maneiras: ou porque o familiar, sabendo da dificuldade de gravidez do(s) receptor(es) se propõe, voluntariamente, a ajudá-lo(s), ou devido ao fato do(s) receptor(es) solicitarem ao doador(a) sua ajuda através da doação de seu gameta para que ele/a(s) possam ter um filho.

Podemos pensar que as pessoas que se dispõem voluntariamente à doação ou, então, as que aceitam essas propostas, não o fazem à toa, senão porque são, de algum modo, tocadas por esses pedidos ou oportunidades de satisfação de desejos (quer de forma consciente ou inconsciente).

Na escuta psicológica aos doadores(as), a maioria nos fala sobre seu desejo de ajudar o casal/pessoa que enfrenta a dificuldade de gravidez, sentem-se comovidos com toda a história de luta para se ter um filho e buscam ajudar. No entanto, percebemos que poucos refletem sobre as possíveis consequências ou desfechos familiares que podem ocorrer a partir desta doação, uma vez que centralizam-se somente em seu gesto altruísmo.

Uma das possíveis formas de atuação do psicólogo/psicanalista dentro desse contexto é auxiliá-los a pensar, a partir de nossa escuta, se devem ou não seguir em frente com a doação de gametas, sendo viável ainda, revelarmos possíveis motivações inconscientes que nos parecem estar por trás desse gesto. Vale ressaltar que a decisão quanto a realizar ou não a doação, em geral, será sempre do(a) paciente, no entanto, podemos intervir junto à equipe médica, nos colocando desfavoravelmente, em casos onde identificamos riscos psíquicos a partir da doação. Assim, boas noções de psicopatologia, estruturas de base (neurose, psicose ou perversão) e psicodinâmica serão muito importantes, da parte do profissional, para atender a essas demandas.

Além disso, o atendimento psicológico a todos os envolvidos nesse processo se faz de extrema necessidade, pois estamos dentro do campo da família, o qual está permeado pelo dinamismo consciente e inconsciente. Um exemplo disso é o atendimento a cônjuges dos doadores, uma vez que esses podem não se sentir confortáveis com a doação, em pensar que seu companheiro(a) terá um filho geneticamente relacionado com outra pessoa que não ele(a) próprio, sem contar que será alguém, geralmente, próximo, e isso implicar em desgastes conjugais, os quais poderiam ser evitados se tivessem a chance de serem trabalhados anteriormente.

É fundamental também que todos tenham, de antemão, bem discriminado para si seus papéis e funções de parentesco diante da possível criança a nascer, para que não haja confusões no futuro, o que poderia prejudicar a harmonia familiar e saúde emocional do filho. Sabemos que não é possível controlar prováveis fantasias conscientes ou não que possam surgir para com a criança a partir de sua existência, mas, se os papéis não estão bem estipulados, logo no início dessa história, podemos ter complicações mais sérias para a estabilidade familiar posteriormente.

Certa vez, no atendimento psicológico a uma doadora de óvulos para a irmã, esta falou que seria meio tia e meio mãe da criança que nascesse, uma vez que ainda não tinha filhos, colocando, claramente, a confusão de lugares que essa possível criança se encontrava em seu psiquismo. O recorte de caso clínico a seguir nos auxilia a pensar vários dos aspectos acima colocados:

Eduardo e Marta vieram encaminhados por um médico para avaliação psicológica para realizar procedimento de ovorecepção com doadora conhecida – a irmã dela, Cristina.

Ambos já vinham de diversas tentativas de tratamento sem resultado e, devido à idade de Marta (42 anos), o médico indicou-lhes recepção de óvulos. Falam que não se opuseram à indicação, porém, considerando que ambos eram loiros e de olhos claros, isso poderia dificultar e demorar muito tempo para que aparecesse uma doadora compatível. O marido cogitou, então, que a cunhada pudesse doar óvulos a eles; ideia essa que foi, prontamente, acolhida pela esposa. Após conversarem com Cristina, solicitando-lhe que viesse a ser uma doadora, esta lhes pediu um tempo para pensar e, após alguns meses, os procurou dizendo-lhes que aceitaria doar seus óvulos.

Marta fala, na sessão, que ficou feliz com a atitude da irmã, que não tinha a quem recorrer, pois ela era sua única irmã, uma vez que eram em 4 irmãos, 2 mulheres e 2 homens, mas um irmão era falecido. Diz que, embora nunca fossem muito próximas afetivamente, não se surpreendeu com Cristina, pois esta sempre foi muito dedicada aos outros. Como a irmã não tinha filhos e nem marido, esta chegou a lhe dizer que o filho seria um pouco dela também, o que causou certo incômodo em Marta, que preferiu não falar nada, pois, de fato, seria (sic). Neste momento, cuidadosamente, buscou-se discriminar com a paciente que não existiriam duas mães, que ela era quem desejava esse filho, mesmo sem a sua genética, e que seria muito importante ela se apropriar de seu lugar.

O marido, Eduardo, fala que sentia-se muito grato com o gesto da cunhada, porém, que estavam meio distantes, uma vez que tentou ser gentil com esta, como gratidão à sua generosidade, mas ela interpretou-o mal, achando que ele poderia estar confundindo as coisas e, assim, pediu à Marta para que ele se mantivesse mais distante. Pedido que foi acatado por ele, com certa chateação, pois disse que tinha sido mal interpretado.

No atendimento à Cristina, essa diz que estava disposta a fazer o ovodoação para ajudar sua irmã. Fala que pensou muito antes de dar a resposta, levou o caso para discutir com sua psicóloga e amigos íntimos e acabou decidindo por fazer. Conta que ela, a imã e o irmão nunca foram próximos e que quem os mantinham em contato eram seus pais, com os eventos da família. Cristina diz que estava sem namorado no momento, que tinha desejo reprodutivo, porém, não havia tido ainda a possibilidade de ser mãe. Pensou, inclusive, que poderia doar os óvulos para a irmã e, ela mesma, nunca vir a realizar esse desejo, mesmo assim, faria esse "sacrifício" para a irmã. Fala que ela e o cunhado conversavam muito pouco um com o outro, e que ele sempre foi muito solícito, mesmo antes de lhe pedirem pela doação. Não gostava disso, por exemplo, lhe oferecia ajuda o tempo todo para situações que ela nem tinha pedido. Diante disso, falou sobre o caso com sua irmã para solicitar que ele parasse e esse comportamento melhorou. No entanto, procurava não pensar que teria seu óvulo fecundado com o material dele, diz que focaria que estaria ajudando sua irmã a realizar esse desejo e que isso justificaria seu sacrifício. Pontuo-se, então, o quanto repetiu a palavra sacrifício e que, mesmo parecendo decidida a doar, isso lhe gerava muitas inquietações e parecia lhe ser um verdadeiro sacrifício. Conversou-se que não era obrigada a doar, que sua irmã poderia engravidar de uma doadora desconhecida e que a consulta era para lhe ajudar a pensar essas questões.

Cristina disse, então, da expectativa de se aproximar mais afetivamente da irmã após a doação, que temia pela morte dos pais e dissolução da família. Falou-se que isso poderia acontecer ou não, que não havia como prever, podendo, inclusive, acontecer o contrário a partir do nascimento da criança. Diante disso, conversou-se sobre ela poder refletir melhor e retornar na semana seguinte para outro encontro.

Na semana seguinte, Cristina comenta que saiu da consulta atordoada, que eram muitas questões para pensar e que as ponderou em sua sessão de psicoterapia. Diz que refletiu muito e que havia optado em seguir com o plano de doação, que entendia que aquele não seria seu filho, que poderia nunca vir a ser mãe, mas que escolhia ajudar sua irmã. Estava sozinha, tinha medo de continuar só, os pais morrerem e isso piorar. Apostava nesta aproximação com esse gesto, mesmo sabendo que poderia se decepcionar. Além disso, acreditava que um filho poderia fazer de sua irmã uma pessoa melhor e mais feliz. Diante disso, a paciente deu seguimento médico ao processo de ovodoação, tendo maior consciência de seu lugar frente à possível criança fruto de sua doação e do que, realmente, a motivava a ajudar sua irmã.

A socióloga Dominique Mehl* *apud* Perelson[3] nos fala que na doação de óvulos o objeto colocado em circulação é dotado de forte valor simbólico e de diversos fantasmas imaginários, requisitando, tanto dos doadores quanto dos receptores, um importante esforço de elaboração buscando colocar à distância o que se apresenta aos primeiros como "a parte de si dada ao outro" e aos últimos como propriamente "o estranho em si".

Portanto, tanto doadores quanto receptores, terão que lidar com os lutos que lhes cabem, no caso dos doadores, o luto de uma parte de si doada ao outro e, dos receptores, com a perda da possibilidade de serem genitores de seus próprios filhos, ainda que a carga genética seja de um familiar.

Perelson,[3] recupera as formulações do antropólogo Marcel Mauss** para refletir sobre as doações voluntárias de gametas. Coloca que Mauss chamou de dom a lógica latente que rege as trocas e contratos que se fazem sob a forma de presentes, a princípio, práticas voluntárias, mas, que precisam ser, obrigatoriamente, retribuídas. Portanto, a lógica do dom impõe dar, receber e retribuir, cuja função primordial seria a constituição de laços socias.

Pensando sobre esses laços, Delaisi de Parseval & Verdier*** *apud* Perelson[3] nos fala que é de fundamental importância refletirmos sobre a possibilidade de retribuição simbólica desse "dom de vida" por parte do receptor de gametas, e, caso essa retribuição não seja possível, o dom pode tornar-se um ato de caridade, transformar-se numa dívida simbólica, colocando o receptor num estado de inferioridade e incapacidade.

Diante dessa situação, o trabalho junto à ferida narcísica do(a) receptor(a) de gameta – pelo fato de não ter conseguido gerar com seu material e ter precisado de um outro – se faz necessário. Somente a partir da aceitação dessa falta, se reconhecendo incompleto, será possível aceitar o que vem do outro, colocando a gratidão no lugar da dívida, deixando com que o doador se aproprie do seu gesto e responsabilidade pela doação do material.

Faz-se relevante destacar que, para que o(a) doador(a) consiga realizar esse gesto, será preciso distanciar-se emocionalmente dessa parte de si a ser doada. Algumas pessoas chegam a minimizar, defensivamente, o valor de seu gameta, falando que se trata de algo que perdem a cada ciclo ou ejaculação. Há os que comparam ainda esse tipo de doação a de sangue ou órgãos, sendo esse distanciamento emocional importante e necessário para a doação, diferentemente, das pessoas que colocam seu gameta no lugar simbólico de filho, o que pode representar um complicador para todo esse processo.

---

* Mehl D. Enfants du don. Procréation médicalement assistée: parents et enfants témoignent. Paris: Robert Lafont, 2008.

** Mauss M. Ensaio sobre a dádiva. Forma e razão da troca nas sociedades arcaicas. In: Mauss M. Sociologia e Antropologia, v. II. São Paulo: EPU, 1924-25/1974. p. 171-81.

*** Delaise de Parseval G, Verdier P. Enfant de personne. Paris: Odile Jacob, 1994.

Na doação de gametas entre parentes, é fundamental levarmos em consideração a complexa rede de relações que constitui a novela familiar de cada parte envolvida. Para a psicanálise, teoria de onde partimos para compreender esse tema, o desejo de filho possui motivações inconscientes tendo suas raízes na sexualidade e seus desdobramentos e alude às relações da criança com seus primeiros objetos de amor. Para Ribeiro,[4] o desejo de filho parece surgir no esteio de questões estruturais para o psiquismo, constituindo-se nos seguintes núcleos inconscientes: o desejo narcísico de imortalidade do eu, as fantasias originárias, a identificação primária com a mãe, a constelação edípica e o campo das identificações.

Em recente publicação[5] sobre o tema, recordamos a afirmação de Freud,[6] de que a criança pequena tem no enigma que envolve a origem dos bebês seu primeiro objeto de pesquisa e fonte de curiosidade. A pulsão de saber e de investigar surge entre os 3 e os 5 anos, amalgamada à sexualidade infantil. Do desejo de ser única para os pais ao de formar par com eles, na fantasia, a mente infantil se vê parte de um verdadeiro romance ou novela familiar, para utilizar o título do texto freudiano de 1908.[7]

Toda criança se debate entre o desejo de ser única para os pais e o sentimento de estar sendo preterida por eles, principalmente, quando ocorre o nascimento de irmãos e/ou irmãs e a consequente necessidade de dividir o amor dos pais. A sensação de que seu amor não está sendo retribuído encontra abrigo na fantasia de que pode ser uma criança adotada, ou que o pai ou a mãe são, na verdade, um padrasto ou uma madrasta.[5]

Destacamos a importância dessas fantasias no que se refere ao tema desse capítulo, pois seus efeitos poderão estar presentes quando um irmão ou uma irmã se propõe a doar gametas para a realização do desejo de maternidade ou paternidade de seus irmãos. As rivalidades entre irmãos, tão comuns quando se trata da "luta" pela atenção dos pais, podem se reatualizar, de forma inconsciente, quando o sujeito se vê diante da fantasia de não ter recebido dos pais a mesma capacidade para gerar filhos. Cabe destacar que as novelas familiares não se restringem às relações fraternas. As fantasias que compõem a trama edípica, os desejos incestuosos, as rivalidades, inequivocamente, farão parte do imaginário (inconsciente) das doações entre parentes.

Uma das situações de maior complexidade que nos têm chegado no trabalho que realizamos em centros de medicina reprodutiva diz respeito à doação de óvulos de filha para a mãe, e é a essa relação que iremos nos dedicar nesse momento. A importância da mãe para a sexualidade feminina só ganhou relevância na teoria freudiana nos últimos textos escritos por Freud,[9] onde destaca que não é possível compreender uma mulher sem que se analise a relação dessa com sua mãe. Ao chamar a atenção para esse tão importante vínculo, Freud, no entanto, não abre mão da triangulação edípica, a qual tem a relação com o pai como um vértice fundamental.

A mãe constitui o primeiro objeto de amor da criança, seja ela menino ou menina, e os filhos, para a mulher, em alguma medida constituem uma forma de lidar com a falta, representada pela ausência do falo. Para Zalcberg,[8] "na necessidade de encontrar um substituto fálico para a falta que nada mais é do que imaginária, a criança encontra também uma primeira forma, por rudimentar que seja, de ser: ser o que satisfaz a mãe", e é nessa ânsia de ser que reside a razão pela qual a criança, independentemente de seu sexo, dirige sua sexualidade ativa para a mãe.

A menina tem, na sua trajetória para tornar-se mulher, a árdua tarefa de renunciar à satisfação ativa dirigida à mãe, precisando para isso afastar-se dela. O que a levaria a renunciar à mãe como objeto de amor, para, então, identificar-se com ela e dirigir-se ao pai, seria o medo de não ser amada, de perder o seu amor. Em 1931, Freud[9] refere que não se sabia o quanto o vínculo primário da menina com a mãe era rico e multifacetado e o quanto os conflitos nessa relação poderiam interferir no desenvolvimento da feminilidade. Complexos são os caminhos de uma menina em sua trajetória de tornar-se mulher tendo a relação com a mãe um papel importante nessa jornada.

Um aspecto que pensamos ser fundamental de ser considerado quando propomos refletir sobre a doação de óvulos de filha para a mãe, é o lugar de poder exercido por essa com relação aos filhos. De acordo com Zalcberg,[8] ao formular o conceito de Outro que a mãe representa para a criança, Lacan indica que se deve levar em conta que a mãe reúne muitos aspectos que determinam a criança, sendo ela parte do que lhe é mais íntimo. A criança se perguntaria: quem é esse Outro ao qual estou mais ligada que a mim mesmo? Esse Outro, embora seja um estranho para ela, encontra-se no núcleo de seu ser.

É bem verdade que a mãe não é o Outro, como bem destaca Zalcberg,[8] ela apenas o encarna. Contudo, sendo ela quem satisfaz as necessidades biológicas e de amor da criança ela é elevada à categoria de Outro, sendo o que impera é seu poder:

> "...suas respostas constituem lei ou regulamentos, suas demandas são mandamentos, seus desejos são desígnios; quanto mais uma criança viver sua mãe sob a chancela de seu poder de doação, mais ela é vivida como potência de dar vida e, paralelamente, maior é sua potência de dar a morte, além de amor".[8]

Poder desvencilhar-se do poder materno é condição para o alcance da autonomia frente a possibilidade de dirigir seu amor a outros objetos, deixando o lugar de alienação ao Outro e constituindo-se, desse modo, como Sujeito.

O exposto até aqui pretende dar sustentação teórica para que possamos pensar nas implicações psíquicas na doação de óvulos de filha para a mãe. Sendo a mãe a primeira a encarnar esse Outro, ao qual a criança está intimamente ligada, sendo as relações com ela de extrema complexidade e importância para a constituição do vir a ser de um sujeito, e, sendo o poder um dos aspectos da relação entre mãe e filha, destacamos o quão difícil pode ser para uma filha negar um pedido materno. O temor de perda de amor, de alteração na relação com a mãe, pode levar uma mulher a atender o desejo de sua mãe, por não sentir-se autorizada a negá-lo.

A filha poderá encarnar, inconscientemente, para a mãe, o ideal de eterna juventude, onde o tempo perde seu caráter de marcar a finitude e a transitoriedade a que todos estamos submetidos como humanos. Tomar os óvulos da filha como se seus fossem, pode estar a serviço de negar a perda de sua própria capacidade reprodutiva e a diferença entre as gerações. Ao doar óvulos para a mãe, a filha, terá na fantasia, um "filho" com o padrasto, o que pode ser igualmente complicado, se levarmos em conta os deslocamentos padrasto-pai no campo do Complexo de Édipo, colocando em cena as fantasias incestuosas.

Para ilustrar o exposto até aqui, trazemos duas vinhetas de casos clínicos.

Vinheta 1

Melissa e Rodrigo vem à consulta para conversarem sobre o desejo de terem um filho juntos. Melissa tem hoje 45 anos de idade e não mais possui possibilidade de gerar um filho a partir de seu óvulo. Foi mãe a primeira vez muito jovem, com 18 anos de idade, tendo tido muitos desafios na relação com a filha Malú, dadas as dificuldades de ter sido mãe tão jovem. Refere que conversou com a filha sobre a possibilidade dela lhe doar óvulos. A filha hoje tem 23 anos, trabalha muito, estuda e mora em outra cidade.

Malú refere, em sua primeira consulta, não ter tempo a perder e, já que teria que fazer esse procedimento, gostaria que tudo fosse feito rapidamente para que atrapalhasse o menos possível sua vida. Ao ser convidada para pensar sobre a possibilidade de doar óvulos para a mãe, diz não ver possibilidade de não fazer a doação, pois a mãe se vitimizaria e a relação com ela seria ainda mais complicada. Ao falar de sua história e de suas relações, refere que é muito prática e objetiva e que sabe o que quer da vida. Encontra no trabalho a possibilidade de sua independência e tem conseguido conquistar posições na empresa onde trabalha. Nas relações amorosas, acaba por referir que se sente insegura, mesmo sem ter motivos para isso, como se pudesse perder o namorado a qualquer momento, o que a faz, muitas vezes, atender a tudo o que o outro espera dela. De maneira delicada, procura-se mostrar que ela diz precisar atender à mãe em seu pedido da mesma maneira que refere em sua relação com o namorado. Ela diz que faz sentido para ela essa fala, que trata isso em sua psicoterapia, mas que não tem como negar ao pedido da mãe. Foram três encontros com Malú, onde fica clara a repetição, na situação da doação de óvulos, sua insegurança com relação aos seus vínculos de amor e, consequentemente, de atender o que lhe demandam. Em nenhum dos três encontros realizados Malú fala de um desejo de doar, fala apenas sobre a impossibilidade de dizer não para a mãe. Tanto para Malú, quanto para sua mãe, foi realizada uma devolução do que foi percebido durante o processo de avaliação, ponderando os riscos psíquicos que poderiam decorrer da realização da doação. Ambas, no entanto, definem ir adiante com a doação.

Vinheta 2

Natália tem 44 anos e, atualmente, está casada com Alex, que é um pouco mais jovem do que ela. Natália já tem uma filha, Mirela, de seu primeiro casamento, hoje com 18 anos. Alex deseja muito ser pai. Ao se depararem com a impossibilidade de terem um filho gerado com a genética de Natália e a indicação de uma ovorrecepção, a possibilidade de uma doação intrafamiliar lhes pareceu mais interessante do que de uma doação anônima. Conversaram com Mirela, que lhes disse que tudo bem, ela doaria. Os aspectos emocionais da doação de óvulos de filha para mãe, foram abordados com Natália e Alex, que referiram que se sentiriam mais confortáveis com a manutenção da genética familiar. Quanto à relação com a filha, Natália diz que é uma relação boa, que tiveram dificuldades após a separação do pai dela e que Mirela faz acompanhamento psicológico desde então.

O primeiro encontro com Mirela foi impactante, uma vez que a mesma apresentou-se como uma adolescente de poucas palavras e que, a cada intervenção, dava de ombros e dizia "tanto faz". Tanto fazia doar ou não, tanto fazia o que iria estudar, tanto fazia com relação a sair ou não com amigos; indiferença que refletia uma profunda tristeza com relação à vida. Mirela mora sozinha, numa cidade próxima a da mãe, que a visita com frequência. Com o pai mantém uma relação distante, após a separação dos pais. Diz estar em tratamento psicoterápico e faz uso de medicações antidepressivas. Trabalhou-se com Mirela o quanto, nesse momento, ela não parecia ter condições de tomar uma decisão dessa grandeza, ao que ela concorda, não sem se preocupar em como a mãe reagiria. Tendo em vista a complexidade do momento da adolescente, a doação foi contraindicada. A mãe, embora tenha manifestado que jamais pressionaria a filha a doar sem estar preparada, fica visivelmente decepcionada.

Considerações finais

Compreendemos que as pessoas que buscam por doador(a) de gametas dentro da família, mesmo tendo a opção de encontrar um(a) doador(a) anônimo(a), não o fazem à toa, senão porque lhes é (dentre outras razões) muito importante se sentirem representados(as) por um filho que à eles se assemelhe. Porém, faz-se importante destacar que as semelhanças entre pais e filhos não se restringem somente às aparências físicas, pois as marcas impressas nos filhos estão para muito além da genética, sendo pautadas em laços que se dão através do afeto e da transmissão da história, cultura e valores passados por narrativas e processos identificatórios.

> "Na ânsia de minimizar a dor da perda do material genético, a escolha por doador familiar pode vir a encobrir a singularidade dessa forma de concepção, uma vez que ao "devolvê-la" ao campo da família, é como se o sujeito não precisasse mais encarar a trajetória de seu desejo de filhos e as perdas advindas da infertilidade. Como se ao ser familiar as diferenças não precisassem ser reconhecidas."[5]

Na recepção de gametas com doador parente, o receptor busca preservar, ao máximo, o bebê idealizado fruto de seu narcisismo, ou seja, com as suas características físicas. Porém, o bebê do imaginário, independente da genética, sempre será diferente do real, pois, o bebê do imaginário nunca nasce, já que é uma construção de seus pais.

Apesar do bebê poder ter as características físicas semelhantes ao de seu pai/mãe, ainda assim, o material genético sempre será de um outro e é justamente isso que não deve ser desconsiderado.

Algumas combinações entre as partes envolvidas precisarão ocorrer previamente, por exemplo, a maneira como pretendem agir diante de certas decisões que farão parte desse contexto, a saber: o que irão fazer com possíveis embriões excedentes do tratamento, se abrirão ou não para os familiares sobre esse tipo de procedimento dentre outras.

Além disso, a que se considerar que situações delicadas podem surgir e colocar todos os envolvidos diante de situações difíceis de manejar, como uma baixa resposta de óvulos, ou mesmo ausência dos mesmos diante da estimulação ovariana, embriões fertilizados de má qualidade, abortos e, até mesmo, nascimentos de bebês com doenças ou malformações.

Portanto, a partir das colocações aqui presentes, percebemos o quão importante e delicado é o trabalho do psicólogo/psicanalista dentro desse contexto, auxiliando todos os envolvidos a poderem refletir sobre os possíveis desdobramentos psíquicos e emocionais implicados nesse tipo de escolha para, assim, seguirem ou não com essa forma de tratamento.

Trabalhar com as provocações despertadas pela tecnociência é, a todo momento, nos despirmos de preconceitos e "verdades absolutas" para darmos espaço à escuta singular e escolhas de cada sujeito em busca da realização de seu desejo de filho.

Referências bibliográficas

1. Conselho Federal de Medicina (CFM). Resolução nº 2.294/2021. Disponível em: https://sistemas.cfm.org.br/normas/arquivos/resolucoes/BR/2021/2294_2021.pdf. Acesso em 10/11/2022.
2. Farinati D, Lopes, HP. Parentalidade e filiação na era da reprodução assistida. In: Straube, K, Melamed, RM. (Orgs.) Temas Contemporâneos de psicologia em reprodução humana. São Paulo: Editora Livrus; 2015. p. 159-64.
3. Perelson S. Doação e Recepção de Gametas. Em: Quayle J, Dornelles LMN, Farinati DM. (Coords). Psicologia em Reprodução Assistida. São Paulo: Editora dos Editores, 2019. p. 317-38.
4. Ribeiro M. Infertilidade e Reprodução Assistida. São Paulo: Casa do Psicólogo, 2004.
5. Farinati D, Leis L. O compartilhamento de gametas intrafamiliar: construções clínicas. Em: Giacon F. (coords). Contribuições Interdisciplinares no contexto da Reprodução Assistida. Brasília: Viva Mais Editora, 2022.

6. Freud S. Três ensaios sobre a teoria da sexualidade. Rio de Janeiro: Imago, 1989. (Edição Standart Brasileira das Obras Completas de Sigmund Freud, v. VII).
7. Freud S. Romances Familiares. Rio de Janeiro: Imago, 1989. (Edição Standart Brasileira das Obras Completas de Sigmund Freud, v. IX).
8. Zalcberg M. A Relação Mãe & Filha. Rio de Janeiro: Campus, 2003.
9. Freud S. Sexualidade Feminina. Rio de Janeiro: Imago, 1989. (Edição Standart Brasileira das Obras Completas de Sigmund Freud, v. XXI).

Útero de Substituição: O que o Psicólogo Precisa Saber?

CAPÍTULO 11

Cássia Cançado Avelar • Vanya Sansivieri Dossi

Introdução

Nas últimas décadas, a tecnologia e a ciência médica avançaram nas questões relacionadas à esterilidade. O que antes sentenciava o indivíduo à impossibilidade de ter filhos, tem hoje na medicina reprodutiva não mais o impossível e sim, a dificuldade, nomeadamente infertilidade.[1]

Evoluções médicas e científicas apresentaram ao mundo métodos de reprodução artificial que trouxeram esperança àqueles que não podiam gerar seus filhos. Marise Souza[2] *apud* Araújo, Mello, Mairink conceitua a reprodução assistida como um conjunto de técnicas médicas que tem o objetivo de facilitar ou mesmo viabilizar a reprodução em homens e/ou mulheres com infertilidade. Técnicas como a fertilização *in vitro* e a inseminação artificial apresentaram uma opção a estas pessoas. Entretanto, tais procedimentos não foram suficientes para resolver o problema da infertilidade para todos. Seja pela dificuldade de algumas mulheres em terem a gestação em seu próprio útero por problemas de saúde, seja pela evolução do conceito de família, como no caso dos casais homoafetivos, as técnicas existentes não alcançaram uma totalidade. Mas, para esse grupo de pessoas, a solução poderia ser encontrada na maternidade de substituição. A gestação de substituição é uma das técnicas de reprodução assistida. Mais conhecida no Brasil como barriga de aluguel, a gestação de substituição, ou maternidade de substituição ou gravidez por substituição, ou barriga solidária, ou maternidade por sub-rogação, ou gestação por outrem, consiste em uma técnica de reprodução assistida onde uma mulher se dispõe a gerar em seu útero o filho de outra pessoa. Apesar da evolução das técnicas, no Brasil, os legisladores se mostram inertes, ficando tal tema sem direcionamento legal. Ante a ausência de normas, Resoluções do Conselho Federal de Medicina acabam por se tornar o fio condutor.

Na Resolução do Conselho Federal de Medicina (CFM) n° 2.320/2022,[3] as clínicas, centros ou serviços de reprodução podem usar técnicas de reprodução assistida para criar a situação identificada como gestação de substituição, desde que exista uma condição que impeça ou contraindique a gestação. Nesta resolução, o CFM estabelece que a cedente temporária do útero deve ter ao menos um filho vivo e pertencer à família de um dos parceiros em parentesco consanguíneo até o quarto grau (primeiro grau: pais e filhos; segundo grau: avós e irmãos; terceiro grau: tios e sobrinhos; quarto grau: primos). Caso contrário, deverá ser solicitada autorização do Conselho Regional de Medicina (CRM) juntando relatório médico atestando a adequação da saúde física e mental de todos os envolvidos.

Segundo José Emílio Ommati,[4] a fecundação homóloga é efetuada por meio da inseminação de material genético e biológico dos pais. Já a fecundação heteróloga se dá por meio da doação de material genético de terceiros ou doadores anônimos. A partir de uma fertilização *in vitro*, o embrião será implantado no útero de uma da mãe por substituição. O termo mais conhecido, barriga de aluguel, acaba por ter um viés pejorativo, já que por lei, tal situação é proibida em nosso país, tendo em vista que é vedado dispor onerosamente de qualquer parte do corpo.

Parte teórica

Com o advento das técnicas da Medicina Reprodutiva, novas constituições familiares vão ganhando espaço e mudando o cenário das relações familiares, muitas vezes com a criação de laços de parentesco outrora inexistentes.[5]

Dentre os tratamentos em reprodução assistida, temos a gestação de substituição (GS), foco deste capítulo. Esse tratamento, no qual há a inclusão de uma terceira pessoa no projeto parental, permite a uma pessoa com impossibilidade de gravidez ou contraindicações médicas de uma gestação, ter um filho. A gestação de substituição torna-se a escolha de algumas pessoas que buscam ter laços genéticos com o filho, que a adoção não proporciona.[1,6,7]

Porém, o fato de não poder gestar o próprio filho pode ser doloroso e despertar feridas narcísicas, bem como sentimentos de angústia, frustração e inadequação, necessitando, às vezes, de um tempo para a mulher enlutar-se pelo próprio corpo e para que o marido possa aceitar ver seu filho sendo gestado no útero de outra mulher. A elaboração de tais sentimentos se faz necessária e propicia a transformação da dor em esperança, possibilitando que o casal busque ajuda e aguarde o tempo necessário para estar com o filho nos braços.[8]

Outra possibilidade de utilização dessa técnica contempla homens solteiros e casais homoafetivos masculinos que optam por ter filhos por meio da doação de óvulos, excluindo a presença da mãe.[9] Segundo Pereira e Beatriz,[10] "o fenômeno das famílias monoparentais criadas pela gestação de substituição é um evento social que carece de visibilidade". Os autores pontuam também a importância de criar visibilidade social para homens solteiros que já são pais, querem mais um filho e necessitam da gestação de substituição, fornecendo informações esclarecedoras sobre o fenômeno, criando modelos positivos para homens homossexuais ou heterossexuais solteiros que optam por esse método.

Além disso, é um recurso possível aos transgêneros, em situações onde a transição de gênero foi concluída e o recurso para se ter um filho passa pela gestação de substituição.[11-13]

A cessão temporária de útero possibilita uma dissociação entre gestação e maternidade. No entanto, a mulher cedente terá uma relação de proximidade com o bebê durante nove meses, e algum tipo de investimento emocional possivelmente será feito, pois será responsável pelo seu desenvolvimento. Sentimentos e fantasias estarão presentes, assim como o significado que essa mulher dará a esta experiência e ao bebê gestado. Daí a complexidade emocional em gestar um bebê que não é seu filho, algo novo e que difere de suas gestações anteriores.[14,15]

Um ponto importante diz respeito à quando existem filhos, tanto por parte do paciente/casal genético, como da cedente do útero. Segundo Avelar,[16] "a avaliação psicológica das crianças envolvidas neste processo é de suma importância". Jadva e Imrie,[17] em um estudo que investigou as experiências da gestação de substituição e o bem-estar psicológico de filhos da cedente do útero, a partir da perspectiva das próprias crianças, evidenciou que, em geral, os filhos da cedente do útero não experimentam saúde psicológica ou funcionamento familiar negativos, porém indicam que as clínicas devem considerar o bem-estar destas crianças, antes de iniciar um tratamento de GS. Avelar,[16] ressalta que a percepção de como a criança compreende o tratamento e como este deverá ser abordado, assim como as possíveis implicações psicossociais no decorrer do tratamento, da gestação e parto são considerações relevantes para evitar possíveis traumas futuros.

Esse é o cenário da família na atualidade: influenciada pelas inovações da ciência e da tecnologia e adquirindo formatos antes inexistentes a partir dessas transformações.[1,12,18]

Percebe-se, assim, que se trata de um tema que tende a suscitar questões tanto naqueles que vivenciam essa experiência como nos profissionais que trabalham com medicina reprodutiva. Questões acerca dos impactos na filiação e subjetivação na gestação substituta, assim como no desfecho do tratamento e no desenvolvimento da criança e nas relações estabelecidas no seio familiar, têm levado a análises e reflexões na psicologia.[1]

Assim, esta é uma prática na medicina reprodutiva que, por sua complexidade, tem implicações médico-legais e psicológicas.[1,8,15,16,19,20]

Segundo Farinatti,[21] "é fundamental que se faça uma ampla indagação face o desejo inconsciente para que possa saber em que situações os procedimentos de fertilização assistida resultarão benéficos para quem os procura, e este é o desafio de psicólogos inseridos nas clínicas de reprodução assistida".

Avelar e Montagnini[12] ponderam que "o objetivo geral do trabalho psicológico é fornecer suporte emocional, durante o tratamento, a gravidez, o parto e o futuro vínculo familiar. Há, no entanto, algumas especificidades a serem consideradas com cada um dos envolvidos nesse arranjo familiar".

Ruiz-Robledillo e Moya-Albiol[22] apontam a importância de estudar as características psicossociais dos membros da tríade: a cedente do útero, os pais pretendidos e a prole, antes, durante e após o processo de gestação de substituição.

Jadva,[23] em uma revisão, examina pesquisas sobre o ajuste psicológico das cedentes, dos pais, das relações entre pais e filhos e o ajuste das crianças dentro de famílias formadas por meio de gestação de substituição. No geral, segundo a autora, os estudos mostraram bons resultados psicológicos para as cedentes, pais e filhos, mas pondera que a pesquisa ainda é muito limitada, principalmente com relação à localização geográfica da pesquisa, a idade das crianças estudadas e a falta de projetos longitudinais.

Yau et al.[24] sugerem que a gestação de substituição é uma opção segura, desde que a triagem rigorosa e os apoios médicos, psicológicos e sociais sejam fornecidos de maneira equitativa.

Riddle e Jenkins[25] apontam que os riscos potenciais e as considerações éticas inerentes aos arranjos de gestação de substituição colocam uma enorme responsabilidade nos profissionais de saúde mental que realizam as avaliações necessárias, mas há pouca discussão e nenhum consenso sobre o melhor protocolo de teste. Colocam que os inventários de sintomas de autorrelato revelam tendências subnotificadas, negam problemas e apresentam impressões positivas que podem ocultar informações clínicas importantes. Concluem que a utilização de uma abordagem multimétodo pode abordar as limitações inerentes a uma abordagem de avaliação de medida única. Assim, sugerem que incluir uma medida narrativa pode permitir mais sutilezas na interpretação, ajudando os avaliadores a identificar mulheres que podem ter vulnerabilidades psicológicas específicas.

Szkolnik et al.[26] elaboraram um guia de boas práticas para a avaliação, assessoramento e acompanhamento psicológico em gestação de substituição. Eles recomendam que sejam realizadas entrevistas individuais e conjuntas com todos os envolvidos, assim como baterias de testes psicológicos e projetivos, que tenham sido regularizados no país. Segundo as autoras, as técnicas em seu conjunto, sua análise e interpretação são ferramentas fundamentais que fornecerão diretrizes para antecipar, inferir, investigar, organizar e otimizar os recursos psíquicos dos participantes, seu ambiente e contexto sociocultural.

No Brasil, em 2012, foi criado um grupo de psicologia para a realização do Consenso de Psicologia em RA. As psicólogas Avelar, Silva e Dossi[27] pontuaram parâmetros para nortear a atenção psicológica nos casos de gestação de substituição, ressaltando a necessidade de entrevistas, avaliações e acompanhamento psicológico a todos os envolvidos.

Em 2018, a SBRA publicou um "Guia de Recomendações de Atenção Psicossocial nos Centros de Reprodução Assistida", onde no qual as considerações sobre os aspectos psicológicos na gestação de substituição foram atualizados realizadas pelas psicólogas Avelar, Montagnini e Lopes.[8] Neste livro, as autoras apresentaram diretrizes para a avaliação e o acompanhamento psicológico para o casal/a pessoa solteira que deseja ter um filho; para casais homoafetivos e homens solteiros; para a doadora temporária do útero e família. Apresentaram também critérios norteadores de postergação ou não realização do tratamento.

No mesmo ano de 2018, a Sociedade Brasileira de Reprodução Humana (SBRH) publicou o livro "Psicologia em Reprodução Humana", no qual as autoras Avelar e Dossi[18] propuseram temas a serem abordados nas consultas psicológicas, tanto com os pais genéticos, quanto com a cedente do útero e família.

Assim, observamos que vários autores, de diferentes países, têm se ocupado em trazer reflexões e sugestões para o trabalho psicológico com os envolvidos na cessão temporária de útero.

Segundo Avelar e Montagnini,[12]

> "... no que concerne especificamente à avaliação, há de se considerar a impossibilidade de ser criado um protocolo único, levando em conta o respeito aos diferentes profissionais e as diferentes orientações teóricas que sustentam suas práticas clínicas". Concluem que "a escolha dos métodos de avaliação psicológica fica a cargo do psicólogo, respeitando sua formação e a escolha dos instrumentos que julgar mais adequados para uma avaliação consistente, clara e objetiva".

Casos clínicos

A gestação de substituição é um tratamento complexo que engloba fatores físicos, psíquicos e sociais tanto para os pais biológicos, como para a cedente do útero e seus familiares. É preciso que não se exclua a dimensão subjetiva. Assim, a possibilidade de dar lugar de fala a todos os envolvidos no processo da gestação de substituição se mostra fundamental, pois possibilita momentos de reflexão, oportunizados pela escuta diferenciada de um psicólogo.

Nesse contexto, a gestação substitutiva pode ser vista como uma saída viável e única para exercer a parentalidade de um filho biológico do casal/pessoa solteira. Segundo relatos de pais biológicos nas entrevistas realizadas por uma das autoras deste capítulo, há muito sofrimento para se chegar a essa decisão.

As mulheres relatam, em primeiro lugar, tristeza em não poder gestar e dar à luz seu próprio bebê. Num segundo momento, relatam sofrer por entregar à outra mulher o seu lugar na fusão com o bebê, na convivência íntima, sentindo os movimentos, dentre outros. Há também o medo de que a gestante mude de ideia e não queira entregar o bebê após o nascimento, além da dificuldade em assumir essa impotência e se expor junto ao grupo social. No geral, os homens também demoram a aceitar, por razões diferentes. A principal é a distância ainda maior que terão do filho enquanto ele estiver sendo gestado na barriga de outra mulher que não seja sua esposa. Neste caso, além de tudo, sente-se impedido e limitado ao contato mais íntimo com seu bebê.[18]

A experiência de uma das autoras deste trabalho demonstra, como apesar de todos os desafios, a experiência da gestação substitutiva pode vir a se mostrar gratificante para algumas famílias. A avó paterna que gerou a neta porque a nora não tinha útero e teve como indicação tratamento de gestação de substituição, após dar à luz à neta, relatou que:

"Eu me preparei muito para não me sentir mãe da B. Já era realizada como mãe, com meus três filhos, e aceitei essa gestação por amor. Não foi um caso de barriga de aluguel, não emprestei meu corpo para a gestação de uma criança qualquer, por dinheiro. É a minha neta que, de qualquer jeito, iria conviver muito comigo. Todo esse processo não foi difícil para a minha cabeça. Fui dispensada pela psicóloga já na segunda consulta."[28]

Em um dos casos acompanhados por uma das autoras deste capítulo, o vínculo de parentesco entre a mãe substituta e o casal não pareceu constituir fonte de dificuldades para a família, mas como um estímulo para o fortalecimento dos vínculos existentes. No aniversário de um ano da criança, que foi gestada pela avó paterna, a mãe biológica relatou:

"Tenho um ótimo relacionamento com a minha sogra, que até mudou de endereço para que eu pudesse estar com B. (a criança) no horário do almoço. Fico muito emocionada, quando vejo B. me chamando de mamãe. Hoje me sinto realizada por ser mãe. A chegada da menina superou minhas expectativas. A minha sogra tem um grande mérito nessa história. É ela quem fica com a B. para que eu possa trabalhar e vejo que minha filha cresce saudável e feliz."[29]

Na realização de entrevistas junto a essas mulheres que cedem temporariamente seu útero, são várias as respostas apresentadas às motivações. A vontade de ajudar uma pessoa querida e a crença de que, ao fazer o bem a outrem, estará atraindo uma bênção para si mesma são algumas delas.

As vinhetas a seguir ilustram as verbalizações apresentadas por algumas dessas mulheres a uma das autoras deste trabalho:[18]

"Penso que estou guardando uma coisa que a mãe biológica não pode guardar... [...] Sei que devo devolver no momento certo... [...] Só vou proteger essa criança até a mãe poder cuidar... [...] Já cuidei tanto do filho dos outros."

"Estou fazendo por eles o que sei que ela faria por mim [...]. É a única forma de ela ser mãe. Eu acho que eles merecem isso, ela é uma mulher muito amorosa, que adora crianças, meu filho mesmo, vira e mexe está na casa dela... [...] Me vejo como um instrumento para ela alcançar essa graça."

Esses dados mostram-se de acordo com pesquisas internacionais sobre o tema. Jadva et al.,[17] ao avaliarem as motivações, experiências e consequências psicológicas das doadoras do útero, verificaram que para 31 (91%) destas mulheres a maior motivação foi ajudar o casal a ter um filho, sendo que apenas uma mulher (3%) disse que o pagamento foi um fator motivador.

No entanto, o que vemos muitas vezes é que nem sempre o desejo de ajudar, o afeto ou a consideração são garantias, pois podem haver variáveis ou situações que venham mudar os planos, como nos relata uma das autoras.

Segundo uma das autoras,

"Um casal homoafetivo masculino traz uma amiga que convivia com eles desde o início da relação. Essa amiga os amava e sempre dizia que poderia gestar o filho deles quando desejassem. Ela era separada, tinha uma filha adulta e não pretendia ter mais filhos. Durante a avaliação, observei intimidade e laços entre eles. Porém, alguns meses se passaram, o casal passou a observar que ela gostava muito de sair com amigos e se divertir. Quando ela começou a namorar, eles perceberam que ela só faria o tratamento pois havia prometido, mas notavam que ela parecia não estar animada. Assim, eles agradeceram e desistiram do tratamento, o que ela concordou confirmando o que pensavam."

Avelar et al.[30] relatam que, em um estudo nacional em que seis casais concluíram o tratamento por gestação substituta, a questão da revelação ao filho sobre sua concepção e gestação foi trabalhada com os pais biológicos antes do tratamento e todos compreenderam a importância de revelar essa informação tão logo os filhos tivessem condições de compreendê-la. Em nenhum dos casos acompanhados foi evidenciado nenhum tipo de temor ou receio com relação aos vínculos afetivos entre os pais biológicos e os filhos concebidos através da gestação de substituição. A esse respeito, uma paciente acompanhada por uma das autoras deste estudo relatou: "Minha filha sabe o papel de cada um na sua vida e reconhece a importância de todos".

Na experiência de uma das autoras, a avaliação e acompanhamento psicológico se estendem também aos familiares da candidata ao empréstimo do útero, o que permite acessar as vivências dos companheiros dessas mulheres. Em um dos casos atendidos, o tratamento foi interrompido, pois, durante a avaliação psicológica, o esposo da candidata ao empréstimo do útero fez o seguinte relato:

"Estou de pleno acordo com o tratamento, pois minha esposa é muito ligada à prima e tem grande desejo de ajudá-la a ter o filho com que tanto sonha. As duas planejaram tudo e só depois me comunicaram. [...] Em alguns momentos fico chateado, pois sonho ter outro filho e minha esposa não deseja. [...] Fico preocupado com a reação de minha família, que é muito religiosa e contrária a tratamentos. Preciso conversar com eles, antes de iniciar o tratamento..."[16]

Ao comunicar à sua família a pretensão de realizar o tratamento de empréstimo temporário do útero, o casal deparou-se com grandes manifestações de desaprovação, o que os levou a optar pela não realização do tratamento.

Em contrapartida, na avaliação de um casal, em que a candidata ao empréstimo temporário do útero não tinha nenhum vínculo de parentesco com os pais biológicos, seu marido relatou:

"Tão logo ficamos sabendo da indicação do tratamento, eu e minha esposa nos oferecemos para ajudá-los, pois temos uma relação de amizade antiga e muito intensa. M. é madrinha de nossa filha e nós seremos os padrinhos de seu filho. [...] Esta relação de carinho e amor nos levou a tomar esta decisão e estou muito feliz..."[18]

Entendemos que por vezes o solicitante não encontra outra maneira de realizar o desejo de parentalidade biológica, optando por remunerar de alguma forma a candidata à gestação de substituição. Assim, consideramos também muito importante conversar com solicitantes, buscando a reflexão sobre essa motivação e alertando para alguns riscos que podem ter sido desconsiderados.

Para ilustrar essa colocação, uma das autoras deste capítulo conta,

"Um homem solteiro que tinha embriões congelados no exterior apresentou uma conhecida que havia se disponibilizado ao tratamento. Na entrevista inicial com ela, percebi algumas incoerências, contradições e indícios de envolvimento financeiro. Conversei com o solicitante que confirmou tê-la contratado, mas que estava sendo assessorado por um advogado. O médico se recusou a atender o caso. Algum tempo depois, ele entra em contato comigo trazendo uma prima e conta que realizou a transferência daquele embrião em outra clínica, cujo resultado foi negativo. Ele reconheceu que deveria ter seguido minhas orientações e pensado melhor, pois a moça teria dado muita dor de cabeça para ele."

O Conselho Federal de Medicina[3] determina também que "a cessão temporária do útero não pode ter caráter lucrativo ou comercial e a clínica de reprodução não pode intermediar a escolha da cedente".

Ao psicólogo cabe analisar os aspectos psicossociais, prever possíveis riscos, preservando a saúde mental de todos. Porém, ao perceber indícios de remuneração, deve por ética apontar o fato ao médico ou comitê das clínicas.

Assim, a escuta e parecer psicológico podem auxiliar na decisão e segurança de todos os envolvidos nessa modalidade de tratamento, tendo ou não parentesco entre os envolvidos.

Conclusão

A ciência, nas últimas décadas, vem caminhando a passos largos no sentido de tornar possível, através das tecnologias de reprodução assistida, o que até pouco tempo atrás seria impossível de concretizar. Construir uma família, serem mães e pais encontram hoje, na tecnologia reprodutiva, uma nova possibilidade. A gestação de substituição foi o norte onde buscamos analisar os sentimentos e significados frente a estas novas formas de parentalidade, abordando questões jurídicas e psicológicas que envolvem o tema.

Os aspectos psicológicos, intensos e carregados de significados pessoais e sociais, foram abordados neste capítulo e ressaltamos a necessidade de uma avaliação psicológica criteriosa previamente ao tratamento, bem como um acompanhamento psicológico durante o tratamento, a gravidez e após o parto, que se estenda às diversas pessoas envolvidas no tratamento – pais genéticos, doadora temporária do útero e família, para que se evitem danos futuros que possam advir como consequência direta ou indireta do tratamento. Além disso, torna-se de grande relevância o trabalho do psicólogo junto à equipe interdisciplinar para que o bem estar e a qualidade de vida dessas pessoas sejam a principal meta de todos.

Referências bibliográficas

1. Avelar CC. Útero de substituição e seus impactos na filiação e subjetivação. Em: Quayle J, Dornelles LMN, Farinatti DM. Psicologia em Reprodução Assistida. São Paulo: Editora dos Editores, 2019. p. 301-15.
2. Souza MC. As Técnicas de Reprodução Assistida. A Barriga de Aluguel. A Definição da Maternidade e da Paternidade. Bioética apud Araújo FR, de Mello RSV, Mairink CHP. Gestação de substituição: aspectos legais e sociais. Libertas Direito, 2022 jan/jul; 3(1):1-41.
3. Conselho Federal de Medicina (Brasil). Resolução CFM no. 2.320/2022. Adota normas éticas para a utilização de técnicas de reprodução assistida. Diário Oficial da União, 2022 Set 20; Seção 1:107. [acesso em 3 out 2022]. Disponível em: https://sistemas.cfm.org.br/normas/visualizar/resolucoes/BR/2022/2320.
4. Ommati JEM. As novas técnicas de reprodução humana à luz dos princípios constitucionais. Revista de informação legislativa 1999 jan/mar; 36(141): 229-38. [acesso em 18 out 2022]. Disponível em: http://www2.senado.leg.br/bdsf/handle/id/464.
5. Avelar CC. Gestación por sustitución en Brasil. Em: Navés FA et al. Gestación por sustitución – un abordaje interdisciplinario. Buenos Aires: Concebir, 2018. p. 251-60.
6. Bathia K, et al. Surrogate pregnancy: an essential guide for clinicians. Obstetrician & Gynaecologist, 2009; 11(1): 49-54.
7. Camacho J. Maternidad subrogada: una práctica moralmente aceptable. Análisis crítico de las argumentaciones de SUS detractores. Bioethics, 2009; 1-18.
8. Avelar CC, Montagnini HML, Lopes HP. Considerações sobre os aspectos psicológicos na gestação de substituição. Em: Straube KM, Melamed RMM. Reprodução Assistida – Guia de Recomendações de Atenção Psicossocial nos Centros de Reprodução Assistida. São Paulo: Soul, 2018. p. 17-23.

9. Shenkman G, Levy S, Winkler ZB-D, Bass D, Geller S. Higher Levels of Postnatal Depressive Symptomatology, Post-Traumatic Growth, and Life Satisfaction among Gay Fathers through Surrogacy in Comparison to Heterosexual Fathers: A Study in Israel in Times of COVID-19. International Journal of Environmental Research and Public Health, 2022; 19(13):7946.
10. Pereira H, Beatriz C. Promoting Social Visibility for Single-Father Families Created by Surrogacy. Families in Society 2022; 0(0). Acesso em 25 set 2022. Disponível em: https://doi.org/10.1177/10443894221111876.
11. Kaur H. Homosexuals, Third Genders, Live in Couples, Singles and Their Right to Surrogacy. Laws and Policies on Surrogacy. Singapore: Springer, 2021. p.189-211.
12. Avelar CC, Montagnini HML. Acompanhamento e Avaliação Psicológica no Tratamento de Útero de Substituição: intervenções e práticas possíveis. Em: Giacon F. Contribuições Interdisciplinares no contexto da reprodução humana assistida. Brasília: Viva Mais Editora, 2022. p. 96-114.
13. Schwartz AR, Moravek MB. Parenting in transgender and nonbinary individuals. Em: Bergman K, Petok WD, Psychological and Medical Perspectives on Fertility Care and Sexual Health, Elsevier; 2022. p. 149-72.
14. Murphy TF, Parks JA. Gestation as mothering. Bioethics 2020 Nov; 34(9):960-68.
15. Avelar CC, et al. Psicologia e Medicina Reprodutiva. Em: Caetano et al. Medicina Reprodutiva. São Paulo: Segmento Farma SBRH, 2018. p. 596-97.
16. Avelar CC. Intervenção psicológica em um caso de gestação de substituição. Em: Straube KM, Melamed RM. Temas Contemporâneos de Psicologia em Reprodução Assistida. São Paulo/Rio de Janeiro: Livre Expressão, 2013. p. 99-109.
17. Jadva V, Imrie S, Children of surrogate mothers: psychological well-being, family relationships and experiences of surrogacy. Human Reproduction 2014 Jan; 29(1):90-6.
18. Avelar CC, Dossi VS. Gestação de Substituição. Em: Avelar CC, Caetano JPJ. Psicologia em Reprodução Humana. São Paulo: Segmento Farma-SBRH, 2018. p. 87-101.
19. Acosta, CA. Maternidad Subrogada. Revista Ciencias Biomédicas, 2011; 2(1): 91-7.
20. Dar S, Lazer T, Swanson S, Silverman J, Wasser C, Moskovtsev SI, et al. Assisted reproduction involving gestational surrogacy: an analysis of the medical, psychosocial and legal issues: experience from a large surrogacy program. Human Reproduction 2015; 30(2): 345-52.
21. Farinati DM. Configurações Familiares Contemporâneas: Parentalidade - Os (Des)Caminhos do Desejo. Em: Avelar CC, Caetano JPJ. Psicologia em Reprodução Humana. São Paulo: Segmento Farma-SBRH, 2018. p.41-5.
22. Ruiz-Robledillo N, Moya-Albiol L, Gestational surrogacy: Psychosocial aspects, Psychosocial Intervention 2016; 25(3):187-93.

23. Jadva V. Post Delivery adjustment of gestational carriers, intended parents, and their children, Fertility and Sterility 2020 Apr; 113(5):903-7.
24. Yau A, Friedlander RL, Petrini A, Holt MC, White DE, Shin J, et al. Medical and mental health implications of gestational surrogacy, American Journal of Obstetrics and Gynecology 2021 Apr; 225(3):264-69.
25. Riddle MP, Jenkins SR. Clinical considerations in the psychological evaluation of gestational surrogates: uses of narrative assessment, Human Fertility 2022 Fev; 25(1):176-87.
26. Szkolnik I et al. Guía de buenas prácticas para la evaluación, asesoramiento y acompañamiento psicológico en gestación por sustitución. Em: Navés FA et al. Gestación por sustitución - un abordaje interdisciplinario. Buenos Aires: Concebir, 2018. p. 99-138.
27. Avelar CC, Silva IM, Dossi VS. Gestação de substituição e suas repercussões. Em: Sociedade Brasileira de Reprodução Assistida. (org.). 1º Consenso de Psicologia em Reprodução Assistida. 1 ed. São Paulo: Livre Expressão, 2013. p. 47-57.
28. Sales ED. Aniversário muito especial. Depoimento. [entrevista de Luciana Melo]. Estado de Minas. Belo Horizonte, 29 de maio de 2005. Caderno Gerais, p. 24.
29. Menezes VV. Aniversário muito especial: depoimento. [entrevista de Luciana Melo]. Estado de Minas. Belo Horizonte, 29 de maio de 2005. Caderno Gerais, p. 24.
30. Avelar CC, Cota AMM, Caetano JPJ. Gestação de substituição: experiência de 10 anos na avaliação psicológica. Pôster 79, no 26th Congresso Brasileiro de Reprodução Assistida – Sociedade Brasileira de Reprodução Assistida. Guarujá, São Paulo, 2012.

Preservação da Fertilidade Social e Oncológica

CAPÍTULO 12

Patrícia Marinho Gramacho • Juliana Roberto dos Santos

>Nesse corredor, portas ao redor
>Querem escolher, olha só
>Uma porta só, uma porta certa
>Uma porta só, tentam decidir a melhor
>
>Qual é a melhor?
>Não importa qual, não é tudo igual
>Mas todas dão em algum lugar
>
>E não tem que ser uma única
>Todas servem pra sair ou para entrar
>É melhor abrir para ventilar
>Esse corredor[1]

A palavra preservar vem do latim *praeservare,* que significa "guardar de antemão." Uma palavra que surge a partir da junção de dois termos *Prae*, que caracteriza o "antes" e *servare, que traz o contexto de* "vigiar, manter a salvo".[2] Tentamos de muitas maneiras, preservar diversas coisas em nossa vida, as relações, pessoais e de trabalho, os afetos, talvez até marcados pelo instinto de sobrevivência próprio do humano. Usualmente a palavra preservar pode dar a alguns a impressão de guardar garantias que possam ser usadas depois, em uma emergência em tempos de escassez ou como lembranças rejuvenescedoras na velhice. Uma aposta talvez na materialidade do laço construído com o outro, ou consigo mesmo, em um respeito a um corpo saudavelmente ativo. Uma possibilidade de continuação para o futuro, ou apenas mais uma porta que possa conduzir a algum lugar.

Mas, será que pensamos em preservar a fertilidade? Quando começamos a pensar em preservar a fertilidade? Será este um questionamento que aparece em nossa atividade diária? Quando começamos a pensar em conceber um filho? Existiria um tempo específico para isto? Por que preservar a fertilidade?

Para alguns autores,[3] o peso desses questionamentos está na necessidade do ser humano de ter filhos biológicos e manter afiliação genética. Compreendemos que preservar uma função biológica, ameaçada por uma doença ou pelo tratamento de uma doença, faz uma interface com diversas áreas: médica, biológica, genética, filosófica, psicológica, em suas mais diversas vertentes, bioética, jurídica, antropológica e todas as demais áreas que abarcam o conhecimento do humano e sua vontade, desejos e possibilidades frente aos avanços da ciência.

O caminhar da ciência traz novos significantes para o discurso humano e possibilita novas escolhas diante das demandas do dia a dia. Hoje podemos congelar de forma preventiva oócitos, espermatozoides, embriões, tecido ovariano e tecido testicular, com uma facilidade rotineira nos laboratórios das clínicas reprodutivas. Certamente, as pessoas que optaram por preservar os seus gametas ou embriões poderão contar com tal material genético no momento que escolherem, pois, os laboratórios contam com altas taxas de sucesso no descongelamento.

As mudanças na reprodução humana têm repercutido em como se pensa a formação das relações de parentesco, parentalidades e, em última instância, a formação das relações humanas em geral, podendo-se postergar a maternidade em prol de uma maior produtividade social, ou se manter a esperança de uma continuidade biológica em indivíduos precocemente ameaçados pela possibilidade de não manterem sua herança genética familiar. Essa esperança de se continuar geneticamente em outrem minimizaria a angústia frente a morte? Seria aumentado o desejo de vida de cada um pela existência de um "filho" para ser cuidado ou investido como projeção de continuidade no futuro?

Lembramos aqui que o desejo de ser mãe deve ser discernido da necessidade e da demanda social. Esse desejo, como marco fundante do próprio sujeito, coloca-se entre a necessidade e a demanda e tem uma relação intrínseca com a incompletude, com a falta. Com um apelo inconsciente, esse desejo busca alcançar um preenchimento que, nessa concepção, estaria sempre além.

O crescimento biotecnológico é vertiginoso, levando-nos a pensar em como ficariam os indivíduos – homens, mulheres, crianças e adolescentes – submetidos a todas estas "invenções" dos novos tempos e tendo, muitas vezes, que tomar decisões sobre o congelar ou não seu material biológico em um espaço muito curto de tempo.

Pretendemos, portanto, ampliar questões sobre a preservação da fertilidade social e oncológica. Destacamos aqui a oncologia, visto que um dos primeiros movimentos de construção de um guia prático de conversação sobre como informar aos pacientes e familiares sobre a preservação da fertilidade foi apresentado em 2013, pela Associação Americana de Oncologia Clínica (ASCO).[4] Uma revisão sistemática foi apresentada em 2018, referente as publicações similares nos anos de 2013 a 2017, trazendo como conclusão comum a recomendação principal de se conversar acerca da possibilidade ou dos riscos de infertilidade em pacientes com câncer que receberão tratamentos oncológicos durante sua vida reprodutiva. No caso de meninas, meninos e adolescentes, a conversa se estenderia aos pais ou tutores presentes no início do tratamento.

Quanto à preservação social, existem motivações específicas[5] que conduzem mulheres a preservarem sua fertilidade usando técnicas de congelamento de óvulos, embrião ou tecido ovariano, cabendo a nós também escutá-las, pois muitas não compreendem todo o arcabouço de demandas sociais e médicas a que tudo isto está implicado. Sabemos que, antropologicamente, a mulher já traz consigo todo um histórico de representações da maternidade que conduzem muitas a associarem o ser mãe à busca de uma completude feminina inatingível. Abrir um espaço de escuta qualificada pode auxiliar na clarificação do que é necessidade, desejo, pressão econômica, social ou afetiva.

Temos como objetivo principal clarificar os conceitos de preservação social e oncológica, trazendo ampliações para se pensar dentro da perspectiva psicossocial e psicanalítica, valorizando a singularidade da escuta clínica necessária dentro de uma equipe multidisciplinar.

Trazemos aqui a clínica como método, centrada no paciente e baseando-se inicialmente sobre a experiência da singularidade. Lembrando Ansermet,[6] priorizamos o único, "a partir do um, a clínica tenta aceder ao múltiplo, para em seguida reencontrar o um". Dessa maneira, ao tentar articular o um e o múltiplo, "o método clínico tem como ideal submeter de maneira constante a experiência do singular, o saber produzido por ele".

Nossas colocações partem deste lugar, do pressuposto de que a clínica médica de uma forma mais geral, ressalta o olhar clínico que incide sobre um único ponto. Sendo assim, a preeminência da clínica do olhar na medicina, tem como contraponto na psicanálise o estabelecimento de uma clínica da escuta. Passamos do olho para o ouvido, apostamos na fala e almejamos ser uma clínica do sujeito apreendido pela escuta,[6] indo-se além do que se manifesta no visível, acreditando que a escuta daria acesso a algo inapreensível pelo olhar.

Sendo assim, enxertaremos algumas colocações teóricas com vinhetas clínicas, com nomes fictícios. Construções narrativas a partir da escuta clínica, já com esta característica psicanalítica de sempre levantar questões em cima daquilo que foi dito, no sentido de clarificar o que não foi verbalizado, mas que se fez presente.

Clarificando conceitos sobre a preservação social

Sabe-se que o congelamento de óvulos é uma maneira de preservar a fertilidade da mulher para que ela possa engravidar no futuro. Esse tratamento envolve o estímulo ovariano e a coleta de óvulos, que preserva as propriedades do gameta feminino por tempo indeterminado. Não existe um limite de idade para o procedimento, mas as chances de sucesso são maiores para óvulos congelados antes dos 35 anos de idade.

Considera-se como motivações sociais aquelas que se dão sem uma indicação médica, veiculada por fatores sociais. Seriam mulheres, em idade reprodutiva que decidem postergar a gravidez para um momento futuro, oportuno. Essa tendência tornou-se um fenômeno global, atribuído a fatores que vão desde o aumento das oportunidades de trabalho ou carreira das mulheres e instabilidade nos relacionamentos amorosos até a evolução das técnicas e métodos de reprodução assistida.

Hoje, o congelamento de óvulos aparentemente se transformou em um mercado de "seguro maternidade",[7] dando uma aparente tranquilidade para aquelas mulheres que decidem prolongar o prazo para a maternidade. O congelamento de embriões como alternativa mais comum para casais e o congelamento de óvulos para mulheres solteiras. Haveria aqui um congelamento do desejo? "Uma planificação familiar de gametas para serem utilizados no futuro, tendo-se assim, uma garantia de possível descendência",[5] opção menos culposa para uma sociedade que massacra as mulheres com filhos no mercado de trabalho e um procedimento que não garante que esses óvulos ou embriões se transformarão em gravidez no futuro.

Em 2020/21, assistimos à modificação do cenário de preservação da fertilidade no Brasil. Na nova realidade que a pandemia nos trouxe, foi observado que o aumento de procura pelo congelamento de óvulos cresceu até 40%,[8] sendo a primeira vez que o congelamento social foi tão procurado e efetivamente utilizado. Novas perguntas se acumularam:

- O receio de engravidar em meio a uma pandemia, cheia de incertezas, teria conduzido as mulheres a esta busca da criopreservação de gametas?
- Os riscos para ela e o bebê foram considerados a ponto de não desejarem engravidar naquele momento?
- Houve o desejo de preservar a vida via congelamento de óvulos?
- O gameta feminino tomou o lugar de embrião, congelando-se assim, "filhos"?

De qualquer modo, tal fenômeno social chamou a atenção dos profissionais envolvidos na clínica da reprodução assistida e considerações interessantes sobre este acontecimento apareceram: "– Depois da pílula, essa será a segunda revolução feminista", fala de um médico especialista em reprodução assistida, considerando esta possibilidade a partir de uma maior acessibilidade ao congelamento de óvulos, pois se trata de um custo muito alto atualmente em nosso país. Outra fala confirmou esta determinação biológica: "– A gente consegue tratar de tudo, menos o tempo-sensibilidade do ovário. Isso faz com que mais mulheres venham", confirmando essa consciência preventiva de algumas mulheres.

Sabemos, no entanto, que a mulher ainda contará com a incerteza de uma gravidez futura e de realmente ter um filho nos braços, todavia, ela poderá contar com os gametas, pois a taxa de óvulos que estarão viáveis, após o descongelamento, traz a previsão de 94% de possibilidades de utilização. Poderíamos, então, pensar que preservar óvulos seria também realizar um gesto de fé e esperança no futuro. Quando a paciente resolveu poupar, possivelmente este desejo inconsciente teve relação com a vida, começo e nascimento, em outras palavras, em meio ao caos a mulher pôde "guardar" um pouco de vida.

Enfim, algumas mulheres poderão contar com a medicina para tentarem ter os seus filhos genéticos futuramente; outras não desejarão preservar os seus óvulos por diversas razões; algumas não terão o conhecimento da técnica ou não saberão sobre essa possibilidade. Sem embargo, consideramos que na atualidade, há escolhas. Antes nada disso era possível, as novas tecnologias se desenvolveram e no presente há a possibilidade de escolher o tempo de gestar.

Ansermet, em fala no Congresso da Word Association for Infant Mental Health (WAIMH), em 2022 na França, citado pela psicanalista Erika Parlato-Oliveira,[9] levanta o questionamento: "– O que vamos fazer do que não escolhemos?" Cabe a cada um, homem ou mulher, a construção do seu futuro, tendo em vista que escolher não é prever.

O suporte multidisciplinar busca aceder à dimensão subjetiva. Atentamos para o olhar sobre a fala de cada um, onde há a descontinuidade do discurso consciente, os impasses, os silêncios e a certeza de que somente cada casal, homem ou mulher nesta jornada, é que poderá falar do significado dado a isto tudo.

Existem benefícios no congelamento de óvulos? Sim, de algum modo a possibilidade de congelamento de gametas implica nesse desejo do casal parental ou do indivíduo de uma maneira mais proativa. Há um compromisso com aquilo que está congelado, inclusive com taxas elevadas de manutenção desse material biológico. Caso haja sucesso e esse material biológico congelado realmente se transforme em uma gestação possível, poderia haver uma redução das técnicas de ovorrecepção, pois essa mulher usaria os seus próprios óvulos preservados. As anomalias cromossômicas no recém-nascido, advindas da idade do óvulo materno, pela perda de qualidade, poderiam também ser diminuídas. Apostas em um futuro a ser construído e experimentado.

Na escuta clínica observamos mulheres sobrecarregadas e incapazes de lidar com o "não-todo". Tudo podem e não renunciam a nada. Podem ser mulheres, esposas, mães, bonitas e bem-sucedidas profissionalmente. Há realmente espaço para a chegada de um outro?

Na nossa prática a conscientização de que a fertilidade, principalmente da mulher, tem uma validade biológica, que fica mais evidente com a idade, não é algo comum. Muitas mulheres ainda têm a ideia de que poderão contar com o corpo quando desejarem. Quando se dão conta, o "tempo já passou". Podemos pensar que há um descompasso entre o corpo e o desejo, entre o relógio biológico e as demandas estabelecidas pela mulher. Preservar a fertilidade daria a essas mulheres uma chance de terem os seus filhos quando desejarem, prevalecendo a ideia de que elas poderão ser mães e que os seus corpos corresponderão aos seus desejos em qualquer idade.

De repente, a história de "Alice no país das maravilhas", cujo coelho apressado insistentemente anuncia que "é tarde", demarcando inevitavelmente a passagem do tempo, não faz parte do mundo ficcional da maioria das mulheres de hoje. Mais ainda quando o mundo das princesas e príncipes deu lugar a busca da igualdade feminina e da valorização equivalente das potencialidades de homens e mulheres de gerir o próprio tempo. Porém, o corpo feminino não acompanhou essas ficções e o biológico se impôs mais para a mulher do que para o homem.

Uma breve vinheta clínica ilustra este pensamento: Fernanda esteve em entrevista psicológica pois a médica a alertara que se desejasse filhos teria que se apressar. Ela estava solteira e não gostaria de realizar uma parentalidade independente, sonhara com uma família com marido e filhos. E ela diz: "– Eu nunca imaginei que aos 41 anos, saudável, os meus óvulos estariam com os dias contados, a medicina está tão evoluída... não sei se vou congelar, a médica disse que o ideal é tentar engravidar agora, mas eu não tenho um parceiro, estou perdida e frustrada".

É comum que as mulheres que procuram a preservação em um momento considerado tardio pela medicina, se sintam culpadas por este "passar do tempo", por não terem um parceiro ou por não terem conseguido escutar quando o médico disse que os óvulos teriam um prazo de validade.

Não escolher preservar a fertilidade nos faz pensar em onipotência feminina sobre o próprio funcionamento corporal? Ambivalência quanto ao real desejo de maternidade? Busca pela juventude? O programa de preservação na contramão do desejo da mulher moderna?

São muitos os questionamentos com relação a não procura pela técnica em um momento mais oportuno fisicamente, além do que, a realidade do corpo também necessitaria ser mais abordada pelos ginecologistas que acompanham as mulheres nos procedimentos de rotina. Óvulos possíveis não garantem uma gravidez sem intercorrências e os riscos gestacionais e de aumento da prematuridade do bebê só aumentam com o decorrer da idade da mulher.

Clarificando-se conceitos sobre a preservação oncológica

Morrer faz parte da vida? Desde que o mundo existe, as pessoas se deparam com questões como essa, apesar disso, o advento da doença como uma "coisa da vida", não é aceito com tranquilidade. "Coisa da vida" para quem já muito viveu, mas não para quem tem "a vida toda pela frente".

Devido aos avanços tecnológicos e aos investimentos para a prevenção de doenças, cada vez é mais comum a existência de pessoas com mais de 90 anos de idade, alguns adoecidos e dependentes, outros participantes de atividades sociais e de trabalho.

Para quem adoece ainda jovem ou criança, a enfermidade soa como uma injustiça, principalmente quando acompanhada de quadros que levam a muitas limitações para o pleno desenvolvimento de vidas que estão começando ou estão no seu auge.

Freud,[10] em seu texto "Sobre a Transitoriedade", faz considerações sobre o fato do ser humano ser finito e afirma que, no inconsciente, as pessoas estão convencidas a respeito da existência da própria imortalidade, que a decadência daquilo que seria belo e perfeito permitiria a ocorrência de dois impulsos na mente: um penoso desalento e a rebelião contra o fato consumado. Também destaca que a limitação de tempo e existência de algo não diminui seu valor, mas ao contrário, o eleva. Não obstante tal colocação, as pessoas continuam a desejar viver sem ter que considerar que são seres mortais, ficando o assunto relegado ao esquecimento, até que algum fato, como o advento de uma doença, venha lembrá-las disso.

Toda situação potencialmente traumática requer um processo, sempre singular, de elaboração.[11] Ou seja, o traumático ao qual nos referimos aqui não está tanto da natureza do acontecimento, mas sim do fato de a experiência não ter lugar no campo da alteridade, indicando que traumática é a experiência que, não reconhecida, produz um sujeito invisível ao outro por meio da indiferença deste último.

No adoecimento, a morte passa, no psiquismo do sujeito, para o campo do possível. O que, curiosamente, parece produzir em alguns o desejo de lutar pela vida.[12] A luta pela vida, desse ponto de vista, não se faz desvinculada do processo de elaboração do luto dessa condição perdida ou idealizada de imortalidade. É um acontecimento que exige, sobretudo, a constatação de que se tem um corpo, independente do que planejamos fazer com ele, mas é também a constatação de que esse corpo é finito e por meio dele somos apresentados à experiência do limite, dos diversos tipos de desenlace e solidão.

No caso de um tratamento oncológico, sobreviver a um câncer também implica em muitas e novas adaptações. A Sociedade Americana de Oncologia Clínica (ASCO),[13] em seu site de informações para pacientes com câncer, define o sobrevivente de câncer como uma pessoa que teve um diagnóstico de câncer e navega em suas experiências de vida e desafios resultantes deste diagnóstico. Nessa definição estão incluídas pessoas que não têm sinais de câncer após o término do tratamento; pessoas recebendo tratamento prolongado por um período maior de tempo para controlar o câncer ou reduzir o risco de seu retorno; e pessoas com câncer avançado. Com exceção daquelas com câncer avançado, as duas outras condições podem caminhar junto com um desejo de ter filhos, ou seja, são pessoas que tem o interesse em retomar sua vivência sexual ou preservam o desejo de exercerem sua parentalidade após o tratamento.

Viver limitações advindas da doença, encontrar ou construir significado para essa experiência, viver o sofrimento pessoal e daqueles que lhe serão caros, tomar decisões sobre o tratamento, pensar na possibilidade de retorno da doença, visto que o prazo para se considerar curado envolve, para alguns, até cinco anos de espera, tudo isto implica muitas conversações e validações do entorno, que nem sempre estarão disponíveis.

Esta escuta clínica exemplifica estas dificuldades:

Maria teve diagnóstico de câncer de mama aos 27 anos, logo após se casar, era uma moça saudável, bonita e feliz, profissional dedicada, recebeu a notícia como uma traição do corpo – o corpo jovem e cheio de vida a traíra –, o sentimento de mutilação a abarcou por todas as áreas. A médica oncologista a encaminhou para a preservação de óvulos que foi feita o mais rápido possível. Sem demora, iniciou a indução da ovulação e, em poucos dias, foram captados oito óvulos. Após a preservação de óvulos, Maria fora para a cirurgia de retirada de mamas e tratamento com quimioterapia. Ia se recuperando aos poucos... os amigos se afastaram, pois não sabiam lidar com ela. E ela reclamava como era tratada pela família: "– Voltei a ser criança, não posso fazer nada sozinha, todos me cercam, todos com medo, duvidando da minha capacidade, no trabalho terei que mudar de setor pois não posso mais fazer força com os braços, nunca mais serei a mesma".

Adoecer também representa um importante ataque ao narcisismo. Provoca uma avaria, um hiato, uma ferida narcísica.[14] Exige um redirecionamento de energias. Traz o funeral de nossos sentimentos e fantasias de onipotência e imortalidade. "Por que eu?", "Por que comigo?". São questões que traduzem essa incredulidade de que coisas ruins podem acontecer conosco, não somente com os "outros", ou com os "maus" ou com os que "não se cuidam".

Caminhando para o futuro, com a evolução dos recursos técnicos empregados no diagnóstico e estadiamento dos mais diversos tipos de câncer, somados aos avanços nos diferentes protocolos de quimioterapia e radioterapia, uma elevada percentagem de cura fez com que os médicos se preocupassem sobre a qualidade de vida dos pacientes, pois muitos deles são solteiros ou casados e sem filhos e têm o desejo de aumentar ou formar uma família.[15]

De acordo com os últimos números da ASCO (2022), havia 18 milhões de pessoas vivendo com histórico de câncer nos Estados Unidos. Justamente por isso, existem diversos manuais de suporte às dificuldades encontradas por estes indivíduos, alguns inclusive relatando sobre as mudanças na sexualidade e como vivenciar uma gestação após um câncer. Existe um espaço específico para estimular a conversação com o médico no início do tratamento, incentivando homens, mulheres e pais de crianças e adolescentes em tratamento oncológico a perguntarem sobre os riscos de infertilidade.[16]

A maioria dos pacientes que recebe quimioterapia na infância poderá conceber, mas os adolescentes ou adultos jovens serão os com maior risco de ter uma redução em sua função ovariana ou na produção de espermatozoides. Uma avaliação adequada dos pacientes, sejam homens ou mulheres, crianças ou adolescentes, é importante para evitar procedimentos, desnecessários, principalmente em crianças. Deve-se considerar os fatores intrínsecos como: estado de saúde do paciente, estado puberal, reserva ovariana e fatores psicossociais; e fatores extrínsecos como: risco do tratamento oncológico, tempo disponível para realizar um tratamento de preservação e possíveis técnicas de preservação disponíveis.[17] Tanto a infertilidade quanto uma situação oncológica geram crises profundas que implicam reorganização e readaptação a uma nova e inesperada situação.

Câncer e infertilidade são acontecimentos de vida carregados de emoções, ajustamentos e dificuldades psicológicas, a junção destes fatores num mesmo indivíduo e no mesmo tempo, provoca uma reação emocional por vezes devastadora, porém, "o desejo de paternidade/maternidade biológica é uma questão importante para as pessoas que tiveram câncer, o que implica suporte emocional para uma tomada de decisão."[8]

Para alguns autores, se ao paciente adulto, homem ou mulher, for dada a possibilidade e a esperança da manutenção da sua fertilidade, pressupõe-se que uma parte de si, investida num futuro filho, não morreria e funcionaria como um motivo a mais para manter-se vivo. Sabe-se que no combate das pulsões de vida contra as pulsões de morte, a esperança, o desejo de manter-se vivo e a manutenção da autoestima são extremamente importantes.[19]

Para outros autores, é importante discutir o tópico da preservação, seja com o paciente adulto ou com os responsáveis, quando criança ou adolescente, acrescentando-se dois aspectos primordiais que devem ser considerados.[20] Em primeiro lugar, clarificar o que realmente significa ficar infértil e a perda associada a essa possibilidade, respeitando-se os desejos de filiação de cada um, o que pode ajudar a minimizar o sofrimento do confronto com esta perda no futuro e o seu significado para cada pessoa. Além disso, a discussão sobre a preservação da fertilidade significa acreditar que haverá um futuro. No atendimento aos pais de crianças e adolescentes com câncer, ressaltar que preservar pode resultar em uma perspectiva de continuação da espécie, um legado, e que isso tem um grau de importância elevado na vida do ser humano.

Restaria aqui introduzir a criança e o adolescente nessa discussão. Hoje, cada vez mais eles são protagonistas de seu tratamento. Os resultados de um estudo qualitativo que investigou as barreiras vivenciadas por vinte e quatro oncologistas pediátricos sobre a comunicação de problemas relativos a infertilidade após o tratamento, com pacientes de doze a dezoito anos, mostrou que esses profissionais consideravam essa conversação um desafio clínico. A maioria dos médicos concordou que as conversas sobre preservação da fertilidade eram incômodas devido às opções e recursos limitados da tecnologia, bem como à existência de uma linha tênue entre estabelecer um sentimento de confiança entre médico e paciente, sem excluir os pais. Os pais, na condição de responsáveis pelos filhos, tendem a ser mais focados em opções de tratamento e sobrevivência do que sobre discussões sobre a fertilidade.[21]

O câncer e a infertilidade mobilizam emoções e necessitam de ajustes que tangem questões primitivas, sociais, éticas e religiosas. As necessidades individuais dos sujeitos devem ser respeitadas e consideradas na vida futura. Comumente, pacientes não chegam a preservar pois há uma preocupação dos oncologistas sobre o tempo, consideram que os pacientes devem realizar o tratamento o mais rápido possível. Na nossa experiência, não é raro o oncologista não abordar o assunto ou encaminhar o paciente direto a clínica de reprodução assistida para que um médico, que não tem conhecimento sobre a extensão do quadro oncológico do paciente, explique todo o processo de preservação, dando um espaço a mais para o aparecimento de inseguranças em um processo em que o sujeito já se encontra tão fragilizado.

Na clínica de reprodução assistida o profissional poderá lidar com situações também delicadas:

Joana procurou ajuda médica para entender por que não estava conseguindo engravidar naturalmente. Com 41 anos, descobriu um câncer através dos exames pedidos pelo médico especialista em reprodução assistida optando, então, pela preservação da fertilidade. Foram realizadas três induções de ovulação, com o consequente congelamento de dezenove óvulos. Retorna um ano depois com o desejo de fertilização *in vitro,* porém com uma carta da oncologista dizendo que ainda não havia feito quimioterapia e que haveria riscos de gestação no momento. Contudo, a paciente desejava engravidar, apesar da contraindicação médica. Expondo o seu forte desejo ao médico, ele se recusou a prosseguir e atendê-la em seu desejo. Com isso, a paciente foi fazer o tratamento proposto pelo oncologista e retornou dois anos depois, pedindo ao médico a transferência dos embriões, dessa vez não trazia uma carta de contraindicação do seu oncologista. O médico especialista novamente se negou a transferir os embriões pelos riscos à saúde de Joana, já que não tinha uma carta liberando-a para o tratamento, e indicou a cessão temporária de útero, mas a paciente não aceitou tal proposta.

Este relato mostrou a importância de que o médico, inserido na clínica de reprodução assistida, possa se atentar para condição de saúde da paciente e que ele possa colocar limites tendo em vista a sua ética médica e os próprios valores. Partiu do médico o questionamento sobre que tipo de desejo de filho é esse, que coloca em risco a própria vida? Filho a qualquer custo? Pensaria a paciente em deixar um filho para o marido, acreditando que sua vida estaria em risco? Essa seria a maneira de deixar a sua descendência? Engravidar a faria se sentir com saúde, viva e com disposição para a vida? Funcionaria como um remédio?

Concluindo – o auxílio às entradas e saídas

O caminho médico, dirigido às questões físicas, tem como princípio o alívio de sofrimentos e a "cura", sendo invadido pelas questões "urgentes" trazidas pelas pacientes e não tendo espaço para questionar aspectos latentes envolvidos. Em muitos momentos, as dores físicas podem ofuscar as dores mentais.[22] Cabe a nós a escuta do inconsciente, estarmos atentos ao desejo dos pacientes e considerarmos o paciente na sua individualidade e com a sua história.

Diversos são os caminhos e portas que conduzem a muitas perspectivas, a entrada e saída pela narrativa, com o auxílio de uma escuta qualificada, possivelmente auxiliará na construção de sentido.

Referências bibliográficas

1. Música Portas. Marisa Monte, 2022.
2. Significado da palavra preservar. Disponível em: https://origemdapalavra.com.br. Acesso em: 15/10/2022.

3. Albamonte MS. ¿Por qué preservar la fertilidad? Em: Revista de la Sociedad Argentina para la Preservación de la Fertilidad, Vol. 1, suplemento 1, noviembre de 2018.
4. Oktay K, Harvey BE, Partridge AH, Quinn GP, Reinecke J, Taylor HS, et al. Fertility Preservation in Patients With Cancer: ASCO Clinical Practice Guideline Update. J Clin Oncol. 2018 Jul 1;36(19):1994-2001. doi: 10.1200/JCO.2018.78.1914. Epub 2018 Apr 5. PMID: 29620997.
5. Gallo D. Algunas consideraciones acerca de preservación de fertilidad futura. XII Congreso Internacional de Investigación y Práctica Profesional en Psicología. XXVII Jornadas de Investigación. XVI Encuentro de Investigadores en Psicología del MERCOSUR. II Encuentro de Investigación de Terapia Ocupacional. II Encuentro de Musicoterapia. Facultad de Psicología - Universidad de Buenos Aires, Buenos Aires, 2020. https://www.aacademica.org/000=007-99/#:~:text-Gallo%2C%20Dolores%20%2D%20Sociedade%20Argentina%20de%20 Psicologia%20em%20Reprodu%C3%A7%C3%A3o%20Humana%20 Assistida%20(SAPRHA).%20Buenos%20Aires%2C%20Argentina.
6. Ansermet F. Clínica da Origem: a criança entre a medicina e a psicanálise. Prólogo. Tradução: Daisy de Ávila Seidl. Opção Lacaniana n°2. Rio de janeiro: Contracapa Livraria, 2003.
7. Maia B. Congelamento de óvulos: o mercado de 'seguro-maternidade'. Atualizado em 15 jun 2022, 15h30 - Publicado em 10 jun 2022, 11h58. Disponível em: https://vocesa.abril.com.br/carreira/congelamento-de-ovulos-o-mercado-de-seguro-maternidade/. Acesso em: 15/10/2022.
8. Galante H, Moretti J. Cresce o número de mulheres que buscam congelar óvulos para aumentar chances de engravidar mais tarde. (Internet). Publicado em: 2021 Fev 19. Disponível em: https://vejasp.abril.com.br/saude/capa-gravidez-congelamento-ovulos/. Acesso em: 06/11/2022.
9. Parlato-Oliveira E. Comunicação pessoal em grupo de estudos sobre "Os saberes dos bebês". Instituto Langage, 2022.
10. Freud S. Sobre a Transitoriedade (1915/1916). Vol. XIV. Obras Completas. Rio de Janeiro: Imago, 1989.
11. Kupermann D. Trauma, sofrimento psíquico e cuidado na Psicologia Hospitalar. Rev. SBPH vol. 19, n°1. Rio de Janeiro, jun. 2016.
12. Moretto MLT. Entre o luto e a luta: sobre a noção de sofrimento psíquico do paciente com câncer e o trabalho do psicanalista em situações limites na instituição hospitalar. Em: Moura MD (Org.). Oncologia: Clínica do limite terapêutico? Psicanálise & Medicina. Belo Horizonte: Artesã, 2013. p.352-365
13. Cancer.Net. Informações sobre câncer aprovadas pelo oncologista da Sociedade Americana de Oncologia Clínica, pesquisado em 21/08/2022.
14. Quayle J. O adoecer: Mapa e Território. Em: O adoecer. Julieta Quayle (Org.). São Paulo: Ed. Dos Editores, 2019.

15. Melamed RM, Avelar CC. Preservação da Fertilidade em Oncologia. Em: Quayle, Dornelles, Farinati (Org.) Psicologia em Reprodução Assistida. São Paulo: Ed. dos Editores, 2020.
16. Cancer.Net. Preservação da fertilidade, pesquisado em 21/10/2022.
17. Sobral F. Criopreservación y trasplante de tejido ovárico. Estado actual. Em: Revista de la Sociedad Argentina para la Preservación de la Fertilidad, Vol. 1, suplemento 1, Noviembre de 2018.
18. Rosen A, Rodriguez-Wallberg KA, Rosenzweig L. Sofrimento Psicossocial em Jovens Sobreviventes de Câncer. Em: Seminários em Enfermagem Oncológica. Vol. 25, edição 4, nov. 2009, p. 268-277. Disponível em: https://doi.org/10.1016/j.soncn.2009.08.004.
19. Quinn GP, Vadaparampil ST, Jacobsen PB, Knapp C, Keefe LD, Bell EG. 2010. Esperança congelada: preservação da fertilidade para mulheres com câncer. Grupo de Preservação da Fertilidade Moffitt. Disponível em: https://doi.org/101016/j.jmwh.2009.07.009.
20. Souza MCB, Mancebo ACA. Preservação da Fertilidade e Câncer. Onco&, 2011. p. 18-22.
21. Quinn GP, Vadaparampil ST, The Fertility Preservation Research Group. (2009). Preservação da fertilidade e pacientes com câncer adolescente/adulto jovem: desafios de comunicação do médico. Journal of Adolescent Health, 44 (4), 394–400. https://doi.org/10.1016/j.jadohealth.2008.08.014
22. Travain ASA. Infertilidade: vivências no corpo de dores na alma. Trabalho apresentado no 31º Congreso Latinoamericano de Psicoanálisis – Cuerpo. FEPAL. Comunicação Oral. Trabalho não publicado. Cartagena. 2016.

A Equipe Médica Diante dos Pacientes de Reprodução Assistida

CAPÍTULO 13

Rose Marie Massaro Melamed • Valéria de Macedo Teixeira Batista

Uma das questões mais polemicas relacionadas aos tratamentos de reprodução humana assistida diz respeito ao fato de, apesar da fecundação, ou seja, do espermatozoide unido ao óvulo e formado o zigoto, em seguida transferido ao útero, a gestação só irá ocorrer se a nidação for bem-sucedida, caso contrário, será necessária outra tentativa.

O desejo fracassado nesse momento poderá gerar sentimentos desfavoráveis de impotência, uma resposta emocional comum, e a incapacidade de manter esse controle. Quando associada à vivência da infertilidade e/ou do resultado negativo para a gravidez nas tentativas de reprodução assistida, reflete em **desconforto que implica enfrentar situações difíceis da vida**.

Faz-se necessário ressaltar que a situação de infertilidade é gerenciadora de sentimentos negativos, além do que para a maioria das pessoas, ter filhos e formar uma família são metas em determinado momento de sua evolução pessoal ou do casal. Estar impedido de alcançar esta meta produz uma crise que afeta principalmente o psiquismo, na relação do casal, nas relações familiares e, em alguns casos, no nível profissional. Não devemos deixar de levar em conta que sofrer diante desse resultado é possível.

Embora várias são as opções de tratamento e que problemas que eram absolutamente insolúveis, há poucos anos, hoje podem ser resolvidos e com boas chances de sucesso, sendo raro o problema de infertilidade para o qual não haja nenhuma opção de tratamento.[1]

Nesse sentido, parafraseamos Machado,[2] ao se referir a condição do médico no processo de desenvolvimento profissional, aplicamos, porém, ao profissional de Reprodução Assistida e ele se faz pertinente.

> "Ao longo de sua história, adquiriu um vasto, sólido e complexo conhecimento empírico e científico, transformando sua prática num sofisticado e complexo ato técnico-científico".

Durante muito tempo persistia na classe médica a valorização de uma ideia de poder, que submetia o paciente a um controle. Alguns autores descrevem este comportamento como existentes com a função de os prenderem a uma imagem que enfatiza exageradamente a neutralidade e influencia atitudes que podem produzir uma falta de compreensão dos pacientes e suas necessidades como pessoas.[3]

A ideia do *expert* tornou-se, no caso da medicina, uma realidade incontestável.

> "A revolução científica, fruto dos séculos XIX e XX, permitiu grandes avanços no campo das ciências médicas. O conhecimento médico e, consequentemente, a prática profissional adquiriram feições científicas, imprimindo a racionalidade objetiva como fundamento de um novo paradigma médico."[3]

O profissional precisou tornar-se mais especializado e, consequentemente, o saber tornou-se mais complexo. Hoje, nas diferentes áreas de assistência, o médico precisa ter a consciência do papel que cabe a ele no cuidado ao paciente. Percebe-se que novas exigências vêm sendo colocadas, inclusive no relacionamento com os pacientes, que também adquiriram outro tipo de perfil.[4]

O profissional que acompanha casais inférteis sabe que está lidando com problemas que superam a condição puramente física, visto que entram em contato com o sofrimento humano, mesmo quando não trabalham diretamente no campo de psicologia[1] e em reprodução assistida, toda a equipe compartilha com o paciente o árduo caminho composto pelas fases do tratamento.

E, assim, as relações entre os profissionais da saúde das diversas disciplinas e o trabalho em equipe são fundamentais para um atendimento humanizado. Por outro lado, os conceitos de saúde e de humanização da atenção à saúde se estabelecem de diferentes formas e estão quase sempre atrelados à área disciplinar do profissional. Conforme nos esclarecem Fossi e Guareschi:[5]

> "...consideraremos a equipe multidisciplinar formada pelos profissionais que assistem diretamente os indivíduos: médicos, enfermeiros, psicólogos, nutricionista, acupunturista. Cabe salientar que a equipe multidisciplinar tem sua formação centrada nas necessidades da pessoa, portanto, ela não é pré-organizada. A demanda do paciente é que fará com que os profissionais se integrem, no entanto, serão os médicos os protagonistas do manejo, pois são eles que decidem sobre técnicas, medicações etc."

Buscando entender um pouco mais a condição do médico, encontramos Miranda,[1] que em 2014 em sua dissertação de mestrado apresentada na Faculdade de

Medicina da Universidade de São Paulo, objetivou investigar o imaginário coletivo de médicos que atuam em reprodução assistida sobre as situações de difícil manejo em sua prática profissional.

Nos resultados, foram encontrados pela autora os seguintes campos:

- "Não deu certo"!?, que se organiza ao redor da ideia de não alcançar o objetivo pretendido seria o equivalente a fracassar, mesmo diante de situações incertas.
- "Engole o choro", que se organiza mediante a crença de que é preciso conter os sentimentos diante de determinadas situações, não se deixar emocionar.
- "Fora do comum", que se organiza por meio da crença de quem está em posição de cuidar é e/ou precisa ser excepcional."

Na conclusão de seu trabalho, Miranda refere a importância da inclusão da abordagem subjetiva para a formação à prática médica, além da visão cientifica e tecnológica. Diz a autora:

"É necessária a criação de enquadres diferenciados que auxiliem o médico a aproximar-se emocionalmente de seu trabalho, facilitem a superação de dissociações, promovam a saúde mental, contribuindo para que o exercício da profissão seja gratificante e dotado de um sentido genuíno."

Pensando refletir a consulta médica como um encontro de contato inter-humano com pacientes, diante da problemática da infertilidade, ao refletir a respeito das dificuldades médicas enfrentadas em seu dia a dia, no atendimento a essa população que expressa seus sentimentos dotados de sofrimento e expectativas, pensamos que promover a criação de um espaço que possibilite a continência do sofrimento humano de todas as partes envolvidas seria benéfico.

Tendo em conta que à pessoa que busca o tratamento, o recurso do acolhimento já é oferecido em vários centros e clínicas de intervenção médica para o tratamento de infertilidade e os procedimentos e as alternativas terapêuticas, podem constituir uma fonte de ansiedade e desilusão, além de outros sentimentos que chamaremos de negativos, por vezes são direcionados ao médico, visto que a realidade, por assim dizer, nem sempre condiz com o propósito de obter a gestação de imediato.

E com relação ao profissional, concordamos com Pereira (1998, prefácio),[6] ao afirmar que o médico deverá ter clareza em:

> "Lidar com o êxito e o fracasso na área de infertilidade conjugal, confere-nos a dimensão de que o nosso ego não permanece ileso por muito tempo em decorrência da pretensão de termos domínio absoluto sobre os desígnios do destino. Os extraordinários avanços tecnológicos no campo da reprodução assistida ainda não foram suficientes para nos augurar a condição de 'semideuses'."

Apesar desses especialistas serem, a princípio, chamados de "Anjos de Deus", por possibilitarem a realização de sonhos, é importante frisar que este feito depende de muitos fatores e por vezes levam à frustração e consequentemente ao sofrimento. Com relação à dinâmica emocional, apesar de estarem presentes na interação com o paciente, o médico ainda dedica pouco o seu olhar para este aspecto.

Dessa feita, partilhamos as indagações de Miranda,[1] que dizem respeito aos sentimentos do médico diante do sofrimento dos pacientes que buscam a reprodução assistida, sendo este um tratamento de tentativa de gestação o que não garante o atendimento aos serviços pelo qual o profissional foi procurado e de acordo com os registros antigos do Código de Hamurabi este resultado poderia trazer punições.

Nos antigos registros como o Código de Hamurabi, uma compilação de leis da Babilônia, comenta como o médico poderia ser rigidamente punido, caso seus serviços não atendessem a expectativa da pessoa que o solicitou. Em alguns casos, o profissional poderia ter até as mãos amputadas.

Continuando pelo percurso histórico, em Genebra, no ano de 1948, foi marcado pela reformulação do Código Internacional de Ética Médica e o aporte de novos conhecimentos derivados do crescente desenvolvimento científico destacando elementos da ética médica: a virtude e a competência; por outro lado, Neves afirma que, à medida que a medicina evoluiu tecnicamente, mais ênfase foi dada à competência e menos valor ao caráter do médico, alterando antigos preceitos e costumes.[7]

Em termos nacionais, o Brasil conheceu oito códigos de conduta médica, o primeiro elaborado em 1867, e o último em vigor desde 1988. Contendo os princípios norteadores do comportamento profissional, além de promover e preservar o prestígio profissional:

> Apesar da permanência e consolidação dos parâmetros clássicos de ordenamento da conduta profissional do médico, o aporte de novos conhecimentos derivados do crescente desenvolvimento científico destacou a ética médica: a virtude e a competência. À medida que a medicina evoluiu tecnicamente, mais ênfase foi dada à competência e menos valor ao caráter do médico, alterando antigos preceitos e costumes.[7]

Esses acontecimentos denotam uma mudança do modelo paternalista-benigno para o tecno-científico, comercial-empresarial e benigno-humanitário, demandando a competência e a excelência profissional predominantes nesse modelo. Os valores da ciência e da tecnologia predominam sobre os demais e existe tendência a conceituar saúde apenas como ausência de doença. Em decorrência da adoção dessa perspectiva, a morte passa a ser o inimigo e todos os meios técnicos e científicos devem ser usados para afastá-la.

Advém da afirmação acima, o questionamento de qual morte nos referimos quando a área de trabalho é a reprodução assistida? Diante da ausência de células germinativas? Pela falta de embriões a serem transferidos? Ou frente ao resultado negativo para a gestação? Ou devido a perda gestacional de um embrião concebido a partir da aplicação da técnica? Observamos que, seja qual for a resposta dado ao questionamento, o médico pode se deparar com limitações que independem de sua vontade, outrossim

> "...ser médico não é mera aspiração profissional, é carregar consigo séculos de diferentes simbologias."[8]

Podemos, então, dizer que trabalhar em um ambiente como um hospital ou uma clínica que sirva de porta de entrada para a realização de procedimentos na área da reprodução assistida, faz com que o profissional, muitas vezes, depare-se com suas próprias questões, angústias, que podem vir afetar sua atuação profissional.

Fala-se muito do sofrimento dos pacientes em inúmeras pesquisas e sobre intervenções que parecem interessantes para contribuir ao desenvolvimento emocional desses pacientes. No que se refere ao cuidado do paciente, esse fato é extremamente importante, mas eis que surge uma pergunta: e do médico, quem cuida?

Fizemos um pequeno estudo baseado no referencial da psicanálise com vistas a compreender os aspectos do sofrimento humano que emerge para os médicos no exercício da reprodução assistida. O instrumento utilizado foram entrevistas individuais para abordagem do sujeito coletivo. Foi possível perceber que, além das questões dos pacientes, parecia existir algo que precisaria ser abordado: a angústia do médico, o sofrimento, uma demanda muda, que apontou para a reflexão de que talvez fosse interessante pensar em exercer algum tipo de trabalho que pudesse contribuir e dar voz para a saúde psicológica de tais profissionais.

Observamos e refletimos como se situa a subjetividade do médico em confronto com as demandas do paciente, demandas que nem sempre podem ser respondidas. Desvendar as relações que os médicos estabelecem com as exigências que impõem para si desde o momento em que se encontram identificados com a ordem médica e seus efeitos imaginários.

De acordo com Klafke,[9] a relação médico-paciente pode ser abordada basicamente de duas perspectivas: a do paciente e a do médico. Cada um entra com suas características pessoais (traço de personalidade, classe social, nível de instrução etc.) e com o papel social determinado especificamente para esse tipo de encontro (o paciente é o que procura alguém que o cure, e o médico é procurado para dispensar essa cura). Quando o resultado não corresponde à demanda do paciente e ao desejo e onipotência do médico, ambos saem lesados.

Comunicar ao paciente a perda da fertilidade com seus próprios gametas, ou quando uma tentativa não obtve resultado satisfatório (BetaHCG negativo), é sempre uma situação delicada para o médico. Por mais cuidados que o médico tome na hora de dar a notícia, as reações dos pacientes são sempre imprevisíveis. Nesse processo ambos sofrem, ambos são tomados por certo grau de angústia e, ao mesmo tempo, ficam claras as relações de poder entre médico e paciente, embora ambos estejam mergulhados em formas particulares de sofrimento. Um porque sabe, o outro por não querer saber.

"... às vezes fico sem chão, imaginar toda a expectativa e confiança que foi depositada a mim, no meu trabalho, e mesmo sabendo e tendo falado ao paciente das possibilidades, o resultado negativo é frustrante para o paciente e pra mim." (Z.P.B.)

Tal reação é compreensível, tendo em vista que, dentro da ênfase tecnocientificista, volta-se ao foco para o estudo do agente/doença, remédio/resultado, e o negativo simboliza apenas o fracasso.

O médico oscila entre a sensação de tudo poder, gerada através de sua onipotência, e a frustração de nada poder fazer diante dos imprevisíveis processos biológicos, que irão despertar o sentimento de impotência. Nessa perspectiva, mesmo não admitindo, o médico também pode experienciar sentimento de culpa e raiva, pois se o paciente não responde ao tratamento e apresenta um resultado negativo, o seu narcisismo será ferido.

"...é insuportável lidar com pacientes que tentam inúmeras vezes e não conseguem engravidar. Fico em dúvida se nós colocamos um limite ou se esse limite é o do paciente." (R.P.)

Alguns anos de trabalho na medicina reprodutiva fizeram com que alguns médicos deixassem a desatenção no lugar do cuidado, a desumanização no lugar de escuta e desconstrução de muitas verdades. O tempo, a neutralidade, a infertilidade, a vida, o lugar da técnica e do cuidado foram revisitados e deram forma e direção a um determinado olhar.

Falam de um encontro não com teorias e dados somente, mas com vidas, cores, histórias, dores, alegrias e muitos sentimentos.

"...sinto vontade de chorar junto com algumas pacientes, principalmente quando tenho que dar a notícia que não conseguirão ser mãe/pai com seus próprios gametas, não é fácil lidar com a morte da fertilidade." (N.A.)

Ayres, por sua vez, adverte para a necessidade de se examinar o significado do lugar destacado e determinante que a tecnociência passou a ocupar na prática médica. Lugar esse que evidencia um progressivo distanciamento da dimensão do cuidar no saber-fazer médico. O referido autor defende que "cuidar de alguém é mais do que construir um objeto e intervir sobre ele". O cuidado busca ser um "espaço relacional", que trata o assistente e o assistido também como sujeito.[10]

Humanizar é entendido aqui como "garantir à palavra sua dignidade ética", ou seja, possibilitar que o sofrimento a dor e o prazer possam ser expressos pelos sujeitos em palavras e reconhecidos pelo outro, uma vez que "as coisas do mundo só se tornam humanas quando passam pelo diálogo com os semelhantes".[11]

Não é apenas a voz do paciente que cala e chora a distância imposta pelo pensar instrumental que sempre invadiu a prática médica. Os médicos são impedidos pelo horizonte morfofuncional que legitima essas práticas, de expressar e escutar a dimensão da intersubjetividade, de se aproximar do sofrer humano. São ensinados a calar a dor do outro e a sua.

Mas há quem se espante e não cale. Os desejos revelados pelos entrevistados, de serem médicos técnicos e humanos na infertilidade de seus pacientes, buscam levantar vozes que promovam a ampliação desse horizonte formativo e transformem o encontro médico-paciente em cuidado, algo possível quando o horizonte é a humanização.

Do ponto de vista da representação social da infertilidade, constroem-se, através de metáforas, imagens totalmente distintas da forma como a infertilidade atua sobre o corpo do indivíduo, sobre o desejo da maternidade e paternidade e, também, sobre o profissional atuante na área reprodutiva, no qual podemos observar quão desestruturante e, muitas vezes, até frustrante pode ser o contato da equipe médica com suas limitações pessoais e com as limitações da medicina.

Acreditamos na importância em abrir espaços de cuidados aos profissionais no deserto afetivo que, por vezes, constitui os centros reprodutivos. Permitir que cada um possa sair da negação, do silêncio, da ilusão de onipotência, para poder falar do que está vivendo e o que o comove, para saber trabalhar melhor suas limitações como curadores, cuidadores e, desse modo, reduzir o estresse e os sentimentos conflituosos e silenciosos, gerados a partir das dificuldades da medicina reprodutiva ou do desejo do outro.

Cuidar da dor dos cuidadores é a condição para cuidar de forma humana da dor do outro.

Do outro a quem se pede:

> "...toda a sensibilidade que um ser humano pode abrigar. Para que entenda a linguagem da dor, da angústia, do medo, da desesperança e do sofrimento. Para que fale com a alma de seus pacientes. Para que transforme tênues fímbrias de esperança no lenho ardente da vontade de viver. De pessoa assim tão rica de sentimentos se pede, paradoxalmente, o mais frio domínio das emoções. Para que um franzir de cenhos ou um arquear de boca não semeiem, no espírito do paciente, dúvidas e opressões. Para que o tremer da mão não imprima, ao bisturi, o erro milimétrico que separa a vida da morte. Para que o marejar dos olhos não o prive da clareza meridiana que se pede ao diagnosticista. Para que o embargo da voz não roube credulidade à sua mensagem de fé.
> Sempre me pareceu difícil reunir, num mesmo indivíduo, tão nobre textura e tão rude couraça"[12]

Referências bibliográficas

1. Miranda KL, Serafini PC, Baracat EC. Psychological care for the human reproduction physician: a distinct clinical setting. Artigos. Estud. psicol. (Campinas) Publicação em 29 Mar 2012.
2. Machado MH. (Coord.) Os médicos no Brasil: um retrato da realidade. [online]. Rio de Janeiro: Editora FIOCRUZ, 1997. 244 p. ISBN: 85-85471-05-0. Available from SciELO Books.

3. Castelhano LM, Wahba LL. As emoções do médico e as implicações para a prática clínica. Psicologia USP – Universidade São Paulo, 2020, volume 31.
4. Lange CH. Quais são as características de um bom médico? Disponível em: https://www.medplus.com.br/as-caracteristicas-de-um-bom-medico/. Acesso em 11/06/2021.
5. Fossi LB, Guareschi. A psicologia hospitalar e as equipes multidisciplinares. Rev. SBPH v.7 n.1. Rio de Janeiro, jun. 2004. Versão impressa. ISSN 1516-0858.
6. Pereira CRR. Prefácio. Em: Tedesco JJA, Quayle J. Obstetrícia Psicossomática. São Paulo: Atheneu, 1998.
7. Neves NMBC. Códigos de conduta: abordagem histórica da sistematização do pensar ético. Revista Bioética, 2008-16 (1):109-15.
8. Melamed RMM. Infertilidade: Sentimentos que decorre. Em: Psicologia em Reprodução Assistida: experiencias brasileiras. Melamed RMM, Quayle J. São Paulo: Casa do Psicólogo, 2006.
9. Klafke TE. O Médico Lidando com a Morte: Aspectos da Relação Médico-Paciente Terminal em Cancerologia. Em: Cassorla RMS. Da Morte – Estudos Brasileiros. Campinas: Papirus, 1991. p. 25-49.
10. Ayres JRCM. Tão longe, tão perto: o cuidado como desafio para o pensar e o fazer nas práticas de saúde (Conferencia proferida durante VII Encontro d e Pesquisadores em Saúde Mental e VI Encontro de especialistas em enfermagem psiquiátrica. FIERP/EERP – USP/CNPQ; 2002b Ribeirão Preto, SP).
11. Betts J. Considerações sobre o que é humanizar. Disponível em www.portalhumaniza.org.br/ph/texto.asp?id=37 >. Acesso em 06/10/2003.
12. Rigatto M. Pronunciamento do Dr. Mario Rigato na aula da saudade da turma Medicina 1974 da Faculdade de medicina de Porto Alegre no Centro de Convenções. Em: Nocrato A. Médicos e Sociedade. Disponível em: http://airblog-pg.blogspot.com/2021/10/1226-estranha-profissao-e-de-medico.html. Acesso em: 14 de Abril de 2023.

Pensando os Segredos de Origem na Recepção de Gametas: Contar ou Não Contar ao Filho(a)?

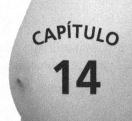

CAPÍTULO 14

Simone Perelson

> "A palavra e a escuta continuam sendo os bens mais preciosos"*

Contar ou não contar ao filho (a) o modo como foi concebido? Falar-lhe ou não que sua vinda ao mundo contou com a participação de uma doação de gametas? Como, quando, com que palavras? Eis algumas das questões que são recorrentemente colocadas – vindo habitualmente carregadas de apreensão, desamparo ou mesmo angústia – pelos pais e mães (ou futuros pais e mães) que se lançam na aventura de engendrarem um filho com recurso a uma doação de gametas.

Trata-se aqui de questões que, tais como raios num céu de incertezas, caem particularmente, e sempre de modo singular, *no colo* de cada um desses futuros pais e futuras mães, exigindo de cada um deles uma particular e própria elaboração imaginária e simbólica do real da doação na origem do engendramento. Isto é, uma invenção de afetos e palavras que os conduza a apropriarem-se da paternidade ou maternidade em questão e a acolherem e, assim, a dar colo ao filho que virá.

Entretanto, embora seja particularmente no colo dos futuros pais e mães que caem estas questões, assim como a convocação para a cada vez inventarem para elas respostas singulares, não se pode dizer que a responsabilidade pela abordagem e elaboração do que está aqui em questão – a construção de novas formas de filiação decorrentes das práticas de doação de gametas – deva se limitar à esfera privada daqueles que se encontram mais diretamente concernidos por ela. Com efeito, se por um lado toda construção de paternidade e maternidade implica invenções singulares, essas invenções não podem se dar senão dentro de uma convenção coletiva, isso é, uma instituição social. Instituição que, ao mesmo tempo que é fundada numa série de elementos imaginários, funda uma estrutura simbólica e busca dar conta de uma série de enigmas reais face aos quais ela é uma resposta. Instituição esta que é

---
* Frydman. Préface. Em: Flis-Trèvent M. Elles veulent un enfant. Paris: Albin Michel, 1998.

compartilhada por todos os membros da mesma sociedade, a qual todos estão igualmente submetidos e referidos.

Como observa o antropólogo Maurice Godelier:[1]

> "As diferentes culturas que distinguem as sociedades humanas correspondem às diferentes respostas dadas às questões existenciais fundamentais colocadas a todas as sociedades e em todas as épocas." (p 117)[1]

Dentre essas questões, encontra-se a seguinte: "O que é nascer, viver e morrer?" (*ibidem*) e dentre, ou melhor, antes da questão do nascimento, coloca-se aquela da concepção pois antes de nascer, um ser humano precisa ter sido concebido. Assim, diferentes culturas respondem diferentemente à questão da concepção de um ser humano. Em outros termos, cada cultura constrói uma *representação* própria para o processo de fabricação de uma criança.

Contrastando, entretanto, com a diversidade de representações encontradas em um percurso exploratório por vinte e seis sociedades – passando por aquelas do povo dos Inuís e dos habitantes das Ilhas Trobiand e chegando até a sociedade ocidental cristã – um elemento comum e central em todas elas é destacado pelo antropólogo:

> "É preciso sempre mais do que um homem e uma mulher para fazer nascer uma criança." (p. 115)[1]

Em outros termos:

> "Somos forçados a constatar que decididamente, em lugar algum, basta um homem e uma mulher para fazer uma criança. O que eles fabricam juntos, por meio de contribuições que variam de sociedade para sociedade, e com substâncias diversas (o esperma, o sangue menstrual), é um feto, nunca uma criança completa, viável. Outros agentes devem para isso intervir... e que aportam ao feto o que lhe falta para se tornar uma criança." (p. 137)[1]

Esses agentes podem ser ancestrais, espíritos ou deuses. Vale a pena referirmo-nos aqui a algumas dessas representações examinadas pelo autor. Para os Inuis, por exemplo, uma criança é feita com o esperma do seu pai – do qual se farão seus ossos –, com o sangue de sua mãe – do qual virá sua carne – e por Sila, mestre do Universo, que introduz no feto uma bolha de ar, a qual constituirá a sua alma interior, que dará vida ao seu corpo. Mas ao nascer, para que a criança exista como um Inui, um ser social, ela deve receber de seus pais um ou alguns nomes, os quais são também almas. De fato, os nomes são almas que existiam antes do nascimento da criança e sobreviverão através dela, transmitindo-lhe "a identidade e a experiência da vida daqueles que já portaram estes nomes" (p. 119), de modo que "o indivíduo, para os Inuis, não é nunca um ponto de partida absoluto" (p. 121).

Para os habitantes das ilhas Trobiand, por sua vez, o esperma não contribui em nada para a concepção da criança, sendo esta concebida em decorrência do encontro do sangue menstrual de uma mulher com uma criança-espírito, ou seja, com o espírito de um ancestral morto que deseja renascer no corpo de um de seus descendentes. Assim, para eles, "a concepção de uma criança não é a consequência da união sexual de um homem e de uma mulher. Essa união é, com certeza, necessária para 'abrir' a mulher e lhe permitir se tornar mãe, mas não para engendrar uma criança" (p. 125). Do mesmo modo, para a etnia *Na*, o esperma não fabrica o feto, o qual é colocado no ventre das mulheres por uma divindade antes mesmo de seus próprios nascimento, mas contribui para o seu crescimento. Concebe-se aqui, portanto, que o homem não é o genitor da criança, mas sim "o regador-catalisador que desencadeia seu crescimento e autoriza seu nascimento" (p. 127).

Chegando, enfim, à representação sobre a concepção de crianças própria à sociedade ocidental cristã, Godelier[1] destaca que, mesmo se aqui concebe-se que a criança é criada pela união sexual de um homem e de uma mulher, sendo a sua carne a mistura da substância de seus genitores, "um homem e uma mulher não bastam para fazer uma criança" (p. 136), pois o que eles fabricam através da união sexual é um feto, ao qual falta o sopro da vida, a alma, que Deus introduz em seu corpo. E isto, vale observar, apenas na medida em que seus genitores se encontram previamente unidos pelo sacramento do casamento.

Hoje, os avanços da ciência no campo da reprodução tornaram possível, e cada vez mais comum, a separação entre o engendramento de filhos e a união sexual, assim como os avanços sociais no campo da sexualidade e da família tornaram visíveis, e cada vez mais aceita, a separação entre matrimônio e parentesco. E ambos, evoluções científicas e sociais, associam-se na constituição de novas formas de famílias que colocam em cena, de diversas maneiras, a separação entre genitores e pais (mães e pais). E é aqui que retornamos às questões colocadas no início deste capítulo. Quando não apenas a concepção decorreu não de um coito entre um homem e uma mulher, mas de um ato médico de fertilização *in vitro*, como também de uma separação entre genitor ou genitora e pai ou mãe devido a uma doação de gametas, o que narrar, e como narrar à/ao filha/o a forma de sua vinda ao mundo? Como lidar com as dificuldades, as angústias, o desamparo dos pais e mães dessas novas formas de filiação? Como ajuda-los em suas aventuras de construções de paternidade e de maternidade, construções essas que, ao mesmo tempo que portam sempre a inventividade singular de seus autores, não deixam de ser ancoradas e referidas a representações sobre a concepção e a normas coletivas de parentesco?

Nos parece que, a esse respeito, alguns elementos do percurso etnográfico de Godelier,[1] assim como algumas das conclusões a que ele o leva, podem nos ajudar. Pois bem, primeiramente podemos depreender de todos os relatos acima que a separação entre coito e engendramento de crianças não é uma invenção absoluta e exclusiva da ciência moderna. De fato, o que as novas tecnologias reprodutivas viabilizaram é a separação entre o coito e a reprodução da vida, mas não aquela entre Eros, o encontro erótico, e o engendramento de um filho, um pai ou uma mãe. Mas o que dizer aqui desse encontro sem o qual talvez possamos afirmar que não se gesta um filho? O que dizer desta presença quando sustentamos que ela necessariamente se encontra na origem de uma criança, quer seja ela filha de um casal heterossexual, homossexual, ou mesmo de uma só pessoa?

Talvez possamos pensar que o encontro erótico em questão seria aquele entre uma mulher (ou um homem) com alguma alteridade que, tal como concebe a etnia *Na* , funcione como um catalisador que autoriza o engendramento de um filho (o que implica também naquele de uma mãe e/ou um pai). Ou, ainda, que possibilite "a abertura" de que nos falam os habitantes das Ilhas Trobiand, abertura ao mesmo tempo para o nascimento de uma nova vida, seu descendente, e para o renascimento, através desta nova vida, da vida de seus antepassados. Abertura esta que pode se materializar na transmissão, não tanto de um material genético, mas de um nome (ou sobrenome) dado à criança pelos seus pais. Ou ainda, nas palavras enunciadas para nomear a criança ou para lhe narrar sua história. Nome, sobrenome ou palavras que, mais do que a carga genética, podem transmitir à criança elementos centrais para a constituição de sua identidade.

Tendo feito esse percurso e voltando agora novamente às questões iniciais, poderíamos ser levados a conclui-las como facilmente resolvidas. Visto não ser uma novidade absoluta a separação entre união sexual e engendramento de filhos; visto que diversas culturas já conceberam representações da concepção, incluindo a separação entre genitores e pais; visto, enfim, ter sido sempre necessário "mais do que um homem e uma mulher para fazer um filho", nenhum grande desafio deveria se colocar para os pais e mães que hoje têm filhos com a ajuda da ciência e de doadores de gametas. Entretanto, sabemos que as coisas não se passam assim tão facilmente, de modo que precisamos agora atracar nas dificuldades de nosso tempo.

Primeiramente, vale observar que, por maiores que sejam as evoluções científicas no campo da reprodução, assim como as evoluções sociais no campo da sexualidade e da família, a representação cristã da concepção ainda é bastante presente em nossa cultura. Com efeito, como que num deslizamento da representação cristã para a científica, passamos da concepção do filho como um resultante da mistura das carnes do pai e da mãe àquela da mistura de seus genes. E mesmo que o sagrado matrimônio não tenha mais hoje o lugar que tinha há algumas poucas décadas para o engendramento de um filho legítimo, não deixamos de nos deparar hoje com uma série de temores e fantasias a que uma associação entre as práticas do adultério e aquela da doação e recepção de gametas dá lugar.

Como observa Irène Théry,[2] embora a Igreja católica tenha inicialmente condenado todas as práticas da reprodução assistida, desde o início, ela não deixou de demonstrar bastante benevolência quanto à RA intraconjugal. "A dissociação entre sexualidade e procriação que implica a intervenção médica não lhes parecia trazer dano à lei natural de Deus quando ela permitia a um homem e a uma mulher vítimas de uma esterilidade engendrar o filho tão esperado" (p. 11). O mesmo não se deu, entretanto, no que se refere à RA com doação de gametas, que se viu inculpada "de imoralidade conjugal e familiar" por provocar "a introdução na intimidade de um casal da semente de um terceiro genitor – vista como uma espécie de adultério que macularia de ilegitimidade a criança assim concebida" (p. 12).

É assim que, tentando nadar em mares ainda desconhecidos, entre as ondas das representações cristã e científica da filiação, ou ainda no caldo das duas misturadas, futuros pais e futuras mães se encontram tantas vezes desamparados, sem saber como responder aos desafios que lhes são colocados e às perguntas que eles próprios se colocam. Pois bem, como ajuda-los?

Diríamos que, primeiramente reconhecendo que esse desamparo não se limita apenas a dificuldades psicológicas dos sujeitos envolvidos e que a responsabilidade pela elaboração de respostas possíveis a essas questões concerne não apenas aos futuros pais e mães, mas à toda a sociedade e principalmente às instituições responsáveis pela regulamentação e legislação das novas práticas reprodutivas envolvendo doação de gametas. E isso implica em repensarmos séria e profundamente a pertinência da manutenção de dois dos pilares fundamentais que vêm norteando estas práticas: a exigência de sigilo médico e do anonimato dos doadores e doadoras. A esse respeito, vale nos referirmos à evolução dessa regulamentação nos casos do Brasil – onde a regra do anonimato ainda se mantém, embora comece a dar sinais de sua fragilidade – e da França, onde esta regra deixou bem recentemente de vigorar.

Pois bem, no Brasil, onde ainda não temos uma legislação que regule a Reprodução Medicamente Assistida, permanece sob a responsabilidade do Conselho Federal de Medicina a elaboração das normas que norteiam a sua prática em nosso país. Assim, desde a primeira Resolução do CFM sobre o tema, em 1992, recomenda-se que os doadores não devem conhecer a identidade dos receptores e vice-versa. Recomenda-se, também, que os médicos mantenham obrigatoriamente o sigilo sobre a identidade dos doadores e receptores de gametas. A última Resolução, de 2021, abre, entretanto, um significativo precedente a essa norma que, até agora, foi sempre rigorosamente seguida pelas clínicas de RA. Segundo essa última Resolução, mantém-se a regra do anonimato, mas abre-se uma exceção para os casos de doação de gametas para parentes de um dos receptores.[*] Do mesmo modo, mantém-se a recomendação de obediência obrigatória ao sigilo, com a ressalva para os casos acima referidos.

Com efeito, a inclusão dessa exceção e dessa ressalva nas normas surge como resposta a uma série de demandas e ações jurídicas provenientes de pacientes desejosos de recorrer a doadores/as de gametas intrafamiliares. Nesse caso, evidentemente a obediência às regras do anonimato e do sigilo se tornam inviáveis. Não me interessa discutir aqui a pertinência dessa nova prática, nem tampouco da exceção normativa que a acompanha, mas sim sublinhar um elemento que nos parece fundamental: o fato de que ela dá lugar a uma diferença no que concerne às possibilidades e ao direito dos pacientes que contam e desejam recorrer a um(a) doador(a) de gametas dentro de sua família e àqueles que, por sua vez, contam ou desejam recorrer a uma doação

---

[*] Pais/filhos; avós/irmãos; tios/sobrinhos; primos (desde que não incorra em consanguinidade).

de gametas, por exemplo, de um(a) amigo(a). Assim, se hoje a doação não-anônima e não sigilosa, dentro do contexto intrafamiliar, já é validada pelas normas do CFM, tudo leva a crer que, a curto prazo, surjam novas reivindicações – e ações jurídicas – da parte de pacientes que desejem – e concebam ser seu direito – recorrer a um(a) doador(a) não anônimo(a) fora de seu contexto familiar.* Enfim, ao abrir uma exceção às regras que até aqui se colocavam como pilares para a prática da RA com doação de gametas, a última Resolução do CFM fragiliza em grande medida a solidez inabalável desses pilares. Com isto, talvez, muito em breve esta Resolução precise ser atualizada no sentido de generalizar as possibilidades de doação não anônima e excluir definitivamente a regra do sigilo, como também precisemos reformular as questões colocadas no início deste capítulo, de modo que ao invés da pergunta "contar ou não ao filho(a)?", caiba antes interrogar "como contar ao(a) filho(a)?".

Deixando por enquanto esta questão em aberto, partamos agora para um rápido percurso pela evolução da legislação francesa, assim como das discussões e análises que a acompanharam, a respeito das questões do sigilo e do anonimato na doação de gametas. Interessa-me particularmente a referência ao caso da França, primeiramente, na medida em que esse é um dos países onde as práticas da RA são submetidas a uma das legislações mais rigorosas e restritivas, tendo todas as suas formulações e reformulações sido acompanhadas de importantes debates pluridisciplinares e de intensa participação da sociedade em geral. Em segundo lugar, interessa-me destacar e articular duas importantes modificações que a nova lei francesa de bioética, promulgada em 2021, empreendeu com relação à legislação anterior. São elas:

- A ampliação do direito de acesso às práticas de RA para casais de mulheres e mulheres sozinhas, direito este que até então era restrito aos casais heterossexuais.
- A concessão às pessoas nascidas por meio de doação de gametas ou embriões do direito de acesso às suas origens.

A respeito dessa última modificação, vale esclarecer seus termos. O dispositivo, que entrou em vigor em 1 de setembro de 2022, determina que:

1. Alcançada a maioridade, estas pessoas podem solicitar o acesso à identidade do doador.
2. Os doadores de gametas e embriões devem consentir expressamente à comunicação de sua identidade às pessoas nascidas graças à sua doação, consentimento este que será irrevogável desde a utilização do material doado.

A respeito destas modificações, cabem de saída ao menos duas considerações:

---

* Vale, a esse respeito, inclusive observar que esta mesma demanda ocorre no caso da gestação de substituição: embora a recomendação do CFM é para que a mesma ocorra no contexto intrafamiliar, não são incomuns as demandas feitas, e aceitas, para que a mesma ocorra fora deste contexto.

1. A ampliação dos direitos de acesso dos adultos* aos tratamentos de RA ocorre conjuntamente à concessão do direito das crianças nascidas por meio desses tratamentos de acesso às suas origens.
2. Mesmo a legislação francesa sobre a RA tendo atestado – se comparada, por exemplo, às normas que a regulamentam no Brasil – um forte conservadorismo tanto no que concerne ao público alvo de suas práticas quanto às modalidades de práticas autorizadas (e isso tanto se considerarmos o caráter restritivo de sua primeira legislação quanto a timidez da evolução atestada na última legislação),** ela deu provas de uma importante inovação no que se refere à questão do direito de acesso às suas origens por parte das crianças nascidas por meio dessas práticas.

Em 2010, somando-se a inúmeras vozes – dentre aquelas de diversos médicos, filósofos, juristas, psicólogos, psiquiatras, psicanalistas, antropólogos, sociólogos etc. – que se contrapunham à manutenção da regra do anonimato dos doares de gametas, e após sublinhar que a medicina desenvolveu, para além de uma prática terapêutica que permite tratar a infertilidade, uma "nova maneira de engendramento de crianças", Théry[2] propõe a seguinte formulação:

> "Se a sociedade coloca em prática essa nova maneira de engendrar crianças, isso implica para ela a responsabilidade de instituir uma regra do jogo clara e significante, que permita a cada um dos protagonistas poder se referir a ela e à criança nascida graças à doação, inscrever-se no sistema de parentesco comum sem o apagamento de uma parte de sua história, sem mentira sobre a sua identidade, sem confusão dos papeis e dos lugares." (p. 17)[2]

Reportemo-nos, agora, às palavras enunciadas em editorial sobre a promulgação da nova lei de bioética por René Frydman.[3] Mesmo que não deixe de apontar alguns limites no que concerne aos seus avanços, o médico responsável pelo nascimento do primeiro bebê de proveta na França. Não deixa de sublinhar que, na medida em que "marca uma passagem progressiva do medical ao societal, permitindo estarmos mais em sintonia com a evolução da sociedade",[3] ela merece ser celebrada.

Levando em conta estas considerações, somos levados a afirmar que, com menor ou maior vagar, o reconhecimento social e a regulação jurídica ou normativa das novas formas de paternidade e maternidade hoje passiveis de se constituírem com a ajuda da medicina da reprodução trará consigo, necessariamente, o reconhecimento da necessidade de se oferecer não apenas o direito às crianças nascidas por meio de

---

* Cabe observar que, sendo a gestação de substituição proibida na França, esta ampliação de direitos só se aplica às mulheres.
** No que se refere às práticas, a gestação de substituição, referida na nota anterior, é apenas um dos exemplos, dentre vários outros, de práticas autorizadas no Brasil e proibidas na França. E no que se refere ao público alvo da RA, vale observar que enquanto as normas do CFM abarcam pessoas e casais heterossexuais, homossexuais e transgêneros, independentemente do gênero, a legislação francesa ainda as restringe a casais heterossexuais e homossexuais femininos e mulheres sozinhas.

doação de gametas de conhecerem as suas origens, como também o suporte para que seus pais possam lhes contar a história de sua vinda ao mundo.

Como, entretanto, oferecer-lhes esse suporte? Com certeza, na escuta e acolhimento, por parte da equipe multidisciplinar, das palavras e silêncios, dúvidas e certezas de cada um dos futuros pais e mães. Mas não apenas. Construindo também referenciais coletivos, compartilhados e compartilháveis socialmente para que de fato possamos reconhecer que o engendramento de um(a) filho(a) com recurso à doação de gametas implica em uma nova maneira de engendramento de famílias, baseadas em uma modalidade de filiação que não se confunde nem com a adotiva nem com a genética. E que não tem maior ou menor valor do que nenhuma delas, mas guarda sua especificidade com relação a ambas. E que, sobretudo, não é deficitária com relação à filiação genética, não precisando, nem devendo fundamentar-se em uma mimetização "imperfeita" desta. A meu ver, essa construção social consiste em um elemento fundamental para que cada pai e cada mãe possa ancorar os elementos para a elaboração, para si mesmo e para o(a) seu/sua filho(a), da narrativa singular que diz respeito à sua vida ao mundo.

Em 2013, foi constituído na França, a pedido da Ministra da Família [Ministère Délégué de la Famille], sob a presidência da já citada socióloga Irène Théry e da relatoria da jurista Anne-Marie Leroyer,[4] um grupo de trabalho multidisciplinar em torno do tema Filiação, Origens, Parentalidade. No relatório do grupo de trabalho, é feita referência à verdadeira guinada que, nas últimas décadas, teria ocorrido em diversos países, no que concerne à questão do sigilo e do anonimato nos casos de doação de gametas. Segundo os termos das autoras:

> "O tempo em que os profissionais aconselhavam firmemente os pais a 'não dizerem nada', deu lugar à norma inversa: referindo-se ao interesse da criança, adverte-se os pais quanto aos efeitos deletérios do segredo" (p. 205).[4]

Estaria, entretanto, nessa substituição de uma norma por outra, a ser firmemente preconizada pelos profissionais da RA e obedecida pelos pais e mães, a resposta para todas as interrogações em causa? Ou ainda, seria a substituição do princípio da omissão dos fatos pelo princípio da verdade ou da transparência o que estaria aqui em jogo? Não é nesta direção que parecem nos conduzir as autoras. Ao menos, não é esta substituição que a nosso ver está sendo aqui colocada como elemento central. E a esse respeito, parece-me que a definição do que elas concebem como o princípio e o desafio de uma ética da Responsabilidade a nortear a prática da doação de gametas é bastante esclarecedora:

> "O traço principal deste novo princípio é o de não mais obrigar as famílias nascidas de doação a mimetizarem uma família biológica, apagando e negando a realidade da sua própria história, sob o risco de relega-la ao silêncio e à vergonha, sem razão alguma.

> O novo desafio é, ao contrário, assumir coletivamente a especificidade da configuração familiar decorrente da doação, dar-lhe sentido e valor"* (p. 205)

Assim, mais do que "defender a verdade dos fatos em vez de sua falsificação" (p. 205), trata-se, para elas de, ao invés de tratar os doadores como meros fornecedores anônimos de "material reprodutivo intercambiável", alimentando uma ideologia hiper tecnicista e um mito da criação da vida em laboratório, "recolocar as novas tecnologias de reprodução dentro de um mundo humano" (*ibidem*). Isso implica, segunda novamente suas palavras:

> "Assumir que além dos gametas anonimizados armazenados a -196 °C nos tanques de nitrogênio dos laboratórios, existe a doação [*le don*] e além da doação [*du don*], o próprio doador; conduzir da criação artificial à transmissão da vida; devolver sua forma humana à dádiva [*au don*] de gerar, e responder ao aumento da técnica com o aumento da humanidade."** (p. 206)

Para que a ética da Responsabilidade possa ser posta em prática, sustenta ainda Théry,[2] é necessário passarmos "de uma lógica de rivalidade a uma lógica de complementaridade, de uma lógica do *ou* a uma lógica do *e*" (2010, ps., 20-21).[2] Ou seja, é preciso, primeiramente, reconhecer que tanto quanto o pai e a mãe, o(a) doador(a), têm um lugar *real* no engendramento da criança, que a ele/a, a criança deve parte de seu código genético (com todos os elementos imaginários que este carrega). Assim como lhe deve também, em parte, a história de sua vinda ao mundo. O que não se confunde, de modo algum, com um lugar no parentesco: os doadores de gametas têm um lugar como genitores e não como pais. Não há aqui, portanto, rivalidade, mas complementaridade; não subtração, mas soma.

Gostaria de encerrar este capítulo ilustrando-o com um caso, publicado no jornal *Le Monde*, em 2019.[5] Trata-se do caso de Remy que, desde 2010, alguns meses após o nascimento de seu primeiro filho,*** tornou-se um doador regular de esperma. Na primeira entrevista com a psicóloga do Centro, ao ser interrogado a respeito das motivações de sua doação, ele explica: "queria retribuir o favor, fechar o ciclo". Um ciclo aberto dez anos antes, quando ele contava com 20 ou 21 anos e sua mãe, ao

---

* O grifo é nosso.

** O termo francês don, que se encontra na citação original, pode ser traduzido por doação, dádiva ou dom. Nós o traduzimos por dois termos distintos: doação e dádiva. Optamos por esta dupla tradução pois enquanto "doação" é o termo técnico correntemente utilizado no Brasil pela medicina da reprodução, o termo "dádiva" comporta melhor o sentido da proposta trazida pelas autoras de humanização do processo. É possível, entretanto, traduzir o termo nas três vezes em que ele aparece no trecho citado pelo mesmo termo "dádiva". Não o fizemos para não confundir o leitor, que poderia não compreender a que as autoras estão aqui se referindo. Convidamo-lo, entretanto, à sua releitura a partir desta outra possibilidade de tradução.

*** Segundo explica Remy, a espera se deu pois na época, a lei francesa, que foi modificada em 2011, exigia que o doador já fosse pai.

mesmo tempo emocionada e aliviada por livrar-se do peso de um segredo guardado por muito tempo, conta-lhe que ele tinha uma história linda e especial. Rémy nasceu graças a uma doação de sêmen. Ou melhor, de uma dádiva, a qual ele pôde dar sentido e valor no momento em que sua mãe pôde transmiti-la com suas palavras; uma dádiva que ele pôde transmitir ao dar vida a seu próprio filho e ao permitir que um outro, em algum lugar, também possa ter um filho.

Referências bibliográficas

1. Godelier M. Au fondement des sociétés humaines. Ce que nous apprend l'anthropologie. Paris: Albin Michel, 2007.
2. Théry I. Des humains comme les autres. Bioéthique, anonymat et genre du don. Paris: Éditions de l'École de Hautes Études en Sciences Sociales, 2010.
3. Frydman R. Med Sci (Paris), Volume 37, Number 12, Décembre 2021, p. 1087-8. Disponível em: https://doi.org/10.1051/medsci/2021240. Acesso em: 14 de Abril de 2023.
4. Théry I, Leroyer AM. Filiation, origines, parentalité. Le droit face aux nouvelles valeurs de responsabilité générationnelle. Disponível em: https://www.vie-publique.fr/sites/default/files/rapport/pdf/144000203.pdf. Acesso em: 4 de março de 2023.
5. Jornal *Le Monde*, 27 de setembro de 2019. Disponível em: https://www.lemonde.fr/m-le-mag/article/2019/09/27/moi-remi-38-ans-ne-d-un-don-de-sperme-et-donneur-a-mon-tour_6013217_4500055.html. Acesso em: 4 de março de 2023.
6. Frydman. Préface. Em: Flis-Trèvent M. Elles veulent un enfant. Paris: Albin Michel, 1998.

Parar de Tentar

CAPÍTULO 15

Thais Garrafa

Olimpíadas de Tokio, 2020, final dos 100m rasos feminino. Dada a largada, tudo se passa muito rápido: à frente das rivais, a jamaicana Elaine Thompson-Herah mira o relógio instantes antes de cruzar a linha de chegada e percebe que está prestes a bater um novo recorde olímpico. Enquanto corre, levanta o rosto, aponta para o tempo e concretiza o feito com uma expressão que corre o mundo em belas imagens. Na transmissão ao vivo, seguem-se comentários enaltecedores da conquista, ao lado da seguinte observação: se ela não tivesse celebrado antes, poderia ter conseguido um tempo um pouco melhor; se tivesse abaixado a cabeça, se não tivesse erguido o braço... Comentários que, adiante, a própria corredora incorpora: "Acho que poderia ter sido ainda mais rápida se eu não começasse a celebrar e a apontar, na verdade. Isso é para mostrar a todos que sempre temos mais coisas para alcançar. Espero que um dia eu consiga quebrar todos os recordes possíveis, é claro que é um sonho".*

O que essa cena tem a ver com o tema das tentativas de fertilização, com os sucessivos fracassos, com o ímpeto de tentar de novo, com a árdua decisão de parar de tentar? Vejamos, pois a cena condensa elementos preciosos da cultura contemporânea que merecem lugar de destaque na abertura deste capítulo, pois o fenômeno das tentativas de fertilização, seus fracassos e os efeitos desse processo na subjetividade revelam-se indissociáveis da cultura neoliberal e sua moralidade. Valores como empenho, autossuperação, aprimoramento pessoal, foco e disciplina, os quais supostamente conduziriam a conquistas por vezes tão excepcionais quanto um recorde olímpico, permeiam – e, por vezes, preenchem – o cenário de incertezas em que adentram aqueles e aquelas que se dispõem a atravessar a dura jornada da reprodução assistida.

Para quem protagoniza tal enredo, o desejo de ter filhos entremeia-se à questão: "o que eu preciso fazer para que minhas tentativas sejam bem-sucedidas?". Pretendo

---
* Disponível em https://www.uol.com.br/esporte/olimpiadas/ultimas-noticias/2021/07/31/quem-e-elaine-thompson--herah-a-mulher-mais-rapida-do-mundo-em-2021.htm, acesso em 22/08/2022.

demonstrar neste capítulo que o que ocorre tão emblematicamente nesses casos não difere do que se passa em muitos âmbitos com o sujeito sob os efeitos da cultura neoliberal: a pergunta sobre o sucesso sobrepõe-se à interrogação sobre o desejo e contribui para seu silenciamento. Nesse sentido, a decisão por interromper o ciclo de tentativas passará, necessariamente, pela separação dos valores alienantes da contemporaneidade.

Projeto de filhos

A teoria da sexualidade, ao separar sexo de reprodução, situa-se entre os alicerces da psicanálise. Freud[1] desconstruiu a suposição do instinto sexual como governador das ações humanas em direção à procriação da espécie e, em seu lugar, desenvolveu uma concepção de sexualidade fundamentada no conceito de pulsão. A diferença entre o instintivo e o pulsional reside, em suma, na apreensão de que o primeiro teria um objeto pré-fixado na filogênese por meio do qual seria possível satisfazê-lo, enquanto o segundo seria conduzido de forma plástica, tendo objetos variáveis e contingentes, por meio dos quais seriam obtidas satisfações parciais, diretas ou sublimadas. Nesse sentido, a teoria freudiana denunciava, já no início do século XX, que assim como o instinto da fome poderia ser entendido como comportamento adaptativo, que impulsionaria o humano ao alimento como objeto pré-determinado, a equivocada ideia de um instinto sexual implicaria apreendê-lo como aquilo que supostamente impulsionaria pessoas com aparelho reprodutor dito feminino a estabelecer relações sexuais com pessoas com aparelho reprodutor dito masculino, com vistas à procriação.

Em sua descrição sobre a polimorfia da sexualidade infantil, Freud[1] (*ibidem*) demonstrou que todo o universo de satisfações e ligações está circunscrito pela ideia psicanalítica de sexualidade. A pulsão, definida como "conceito-limite entre o psíquico e o somático",[2] (p.142) abrange a excitação que impõe ao sujeito uma medida de trabalho psíquico e o impele à realização de ações que visem a descarga, o que permite compreender o enlace entre corpo e psiquismo situado na base da constituição subjetiva, bem como a conflitiva que se arma entre o impulso, a ação, os entraves à satisfação e a mediação simbólica entre desejos, possibilidades e escolhas. Nesse sentido, as formulações sobre a pulsão apresentam a plasticidade sexual que opera desde a infância nos nossos laços mais fundamentais e organiza-se de maneiras diferentes até que possa viabilizar a satisfação encontrada na construção de projetos de vida e em escolhas de objetos mais ou menos estáveis.

Os obstáculos à satisfação são, na perspectiva freudiana, constitutivos do aparelho psíquico, ao passo que é para dar conta da perda do objeto, da necessidade de adiamento da satisfação e dos diferentes efeitos das limitações apresentadas pela realidade e a cultura que vias associativas e representacionais se desenvolvem e se complexificam. O aparelho mental é, sob essa lógica, reconhecido por seu movimento regressivo, em direção à vividez sensorial articulada à memória[3] (p.497) e, ao mesmo tempo, por sua capacidade de dominar, por meio da elaboração, as excitações que não são descarregadas diretamente para fora, seja pela impossibilidade de tal descarga ou por seu efeito desagradável à consciência.[4] (p.102)

A teoria freudiana se complexifica em torno dos processos de perda e da problemática dos laços. Para além das vicissitudes da satisfação errante da pulsão, Freud[4] demonstra como a própria construção do eu e da possibilidade de concentrar os investimentos libidinais em objetos eleitos opera por perdas narcísicas. Tais perdas fatalmente impedem ao eu reconhecer-se como idealizado, um processo fundante da busca por relações e pela construção de ideais que possibilitariam algum retorno da satisfação perdida. Sob essa chave, compreende-se que os laços interpessoais e a relação com projetos e ideais são regidas pela mesma lógica de ligação do eu a seus objetos.

Essa tese é central no trabalho freudiano sobre o luto, no qual se equiparam a reação penosa à perda de um ente querido, de alguma abstração que ocupou seu lugar, como a pátria, a liberdade ou um ideal.[5] Freud descreve o processo como um estado penoso, marcado pela perda de interesse pelo mundo e da capacidade de adotar um novo objeto e pelo afastamento de toda e qualquer atividade que não esteja ligada a pensamentos sobre ele, com vistas a preservá-lo na fantasia. A possibilidade de entender que a perda de uma abstração pode inaugurar um processo de luto que em nada difere da perda de pessoas próximas ilumina a compreensão do processo doloroso, lento e gradual que se inaugura com a decisão de interromper o ciclo de tentativas de fertilização.

Sempre que esse processo envolve uma abstração, somam-se a ele as dificuldades relacionadas à falta de reconhecimento social para a perda em questão. Nessa direção, Iaconelli[6] destacou a importância de se avançar na compreensão do luto em casos de perda perinatal, fortemente marcado pela negação social do sofrimento envolvido e, por vezes, de recusa em reconhecê-lo. Aguiar e Zornig[7] (p. 264), de modo análogo, apontaram como o luto por perda fetal contém particularidades, como "o não reconhecimento do entorno e o estatuto confuso do objeto perdido". Adicionamos a esta preocupação a problemática do luto decorrente do abandono do projeto de filhos biológicos, que, embora envolva alto investimento libidinal, financeiro e mobilização da vida para as exigências do tratamento, implica um processo pouco apoiado socialmente.

A decisão por interromper o ciclo de tentativas na reprodução assistida, no entanto, assemelha-se, em certo sentido, mais a um divórcio do que à perda de um filho, à medida que nos remete aos casos em que se tenta inúmeras vezes recuperar o laço amoroso e, diante de repetidos fracassos, decide-se parar de tentar. Assim como no caso das separações, não há nada que indique precisa e objetivamente que uma nova tentativa não traria sucesso; o passo para fora sempre porta uma aposta autoral, assumida fora de uma dedução conclusiva, tal como descrito por Lacan[8] em sua noção de ato analítico.

A comparação com o divórcio traz à tona tanto o caráter de separação envolvido na decisão pelo abandono do projeto de gravidez, conforme descrito anteriormente, quanto a vertente trágica e densa que tal passagem pode assumir por seu impacto na organização da vida de seus atores e em seus projetos futuros. Há que se considerar, nesse contexto, também os efeitos da decisão sobre o entorno, considerando o imaginário em torno da maternidade e sua associação com as ideias de feminilidade e família, e sobre a conjugalidade, nos casos em que o projeto de gestação é feito por um casal.

Além dessas questões, alguns elementos da cultura neoliberal contemporânea adicionam dificuldades à interrupção do circuito repetitivo em que, frequentemente, se enredam os envolvidos nos processos de fertilização. Vejamos, a seguir, que elementos são esses e como opera essa articulação.

Foco no tratamento

Não há dúvidas dos benefícios do uso da tecnologia em prol da realização dos desejos humanos, no entanto, cabe-nos atentar às modalidades discursivas que se associam a esse universo em que se articulam aspectos financeiros, políticos e morais. Dardot e Laval,[9] ancorados no pensamento de Michel Foucault acerca das artes de governar, destacaram a importância de entender o neoliberalismo para além da vertente marxista que o compreenderia como modelo econômico: a proposta dos autores envolve sua leitura como sistema normativo, com ampla influencia no mundo, capaz de estender a lógica do capital a todas as esferas da vida e das relações. Nesse sentido, afirmam que é sob o motor de uma competição generalizada que os indivíduos são intimados a se administrarem como a uma empresa, com vistas a uma crescente valorização de si como "capital humano". Os processos de alienação envolvidos nesse contexto implicam a fabricação do que designam como um "sujeito unitário", engajado plena e totalmente em sua atividade profissional; um sujeito que se autogoverna para que todo o seu ser esteja envolvido na maximização de seu desempenho.

Voltemos a cena olímpica de Thompson-Herah que, ao notar sua proximidade com o maior feito da história de um atleta, celebrou antes de cruzar a linha de chegada. Ainda que sua comemoração não tivesse interferido em sua conquista, destacaram-se os comentários, adiante incorporados ao seu próprio discurso, de que ela foi precipitada em sua celebração, pois isso a teria impedido de ir além. Aqui, a tese de Dardot e Laval torna-se clara: aquilo que escapa minimamente ao envolvimento total no propósito é visto como traço a ser extirpado – no caso da corredora, a expressão do êxtase com sua conquista. Embora se possa argumentar que os comentários versavam sobre a eliminação do desfrute apenas no momento da prova, podendo ser adiado para seu término, a incorporação da autocrítica à fala da atleta constitui exemplo vivo de como tal modo de subjetivação entranha-se nas relações dos indivíduos consigo mesmos, seus prazeres e sofrimentos.

Diferentes elementos da vida de um atleta de alta performance tornaram-se cultuados no neoliberalismo, tais como o estabelecimento de uma meta elevada e bem definida, a dedicação metódica e sem limites para atingi-la, a crença inabalável na meritocracia, a superação do corpo e da estafa mental, a administração e o controle de todas as emoções que possam afetar o desempenho, a valorização da pausa como tempo de recuperação necessário à manutenção da produtividade, dentre outras. Não à toa, a figura do *coach* tornou-se fundamental para o cumprimento desses propósitos.

Em consonância com essas ideias, Safatle, Silva Junior e Dunker[10] destacaram a importância de entender o neoliberalismo como forma de vida estruturada sobre estratégias de gestão social do sofrimento e uma poderosa política de nomeação do mal-estar, à qual a psicofarmacologia revela-se profundamente implicada. O trabalho dos autores põe em evidência como a gestão das subjetividades empreendidas na sociedade neoliberal envolve poderosos instrumentos discursivos que mobilizam os mecanismos de alienação necessários para impedir a crítica social e a interrogação sobre o desejo, pois, nesse contexto, a disposição ao sofrimento torna-se combustível para mais gozo e produtividade.

Os métodos neoliberais encontram brilho no escamoteamento dos entraves e impossibilidades, como se toda conquista se pautasse numa questão de dedicação, boa administração de si e foco no objetivo a ser atingido. Esse sistema de valores entranha-se nas experiências de fertilização a partir das incertezas de seu sucesso e seu contraste com os custos elevados dos procedimentos, o desconforto corporal envolvido e o necessário submetimento ao discurso médico que conduz a experiência. Diante desse contraste, instaura-se, como solução de compromisso, a crença na transposição de todas as impossibilidades por meio da dedicação desmedida, conhecida no meio como "foco no tratamento".

Por dedicação ao tratamento leia-se, muitas vezes, abandonar atividades de lazer, entrar em dietas rigorosas e específicas, deixar o emprego e a convivência. O imperativo é restringir ao máximo a vida a fim de mobilizar-se unitária e totalmente para o objetivo traçado, uma vez que toda reflexão e crítica ameaçam o resultado esperado. Rubens Volich,[11] em seu texto *Tempos da Fertilidade*, descreve com precisão e delicadeza o modo como esse processo pode se infiltrar na vida do casal e distanciá-los, justamente, dos movimentos de desejo que impulsionaram a busca pela assistência:

> "Sucessivas tentativas frustradas de reprodução assistida desgastam e perturbam a relação do casal e, inclusive, o significado de sua vontade de terem filhos. Os tratamentos hormonais, a coleta de óvulos e espermatozoides, a inseminação em laboratório, o monitoramento frequente do processo reprodutivo e do organismo da mulher e do homem, as manipulações e implantes de embriões são frequentemente sentidos como invasivos e desagradáveis, repercutindo principalmente no corpo da mulher. Todos esses processos, assim como a equipe e a tecnologia médica, interpõem-se entre os parceiros e o projeto de gestação e passam a pautar a vida do casal, produzindo sensações de distanciamento e solidão

e, mesmo, em alguns, de desapropriação de seus desejos de descendência" (p.47)

A abordagem de Volich[11] ilumina como o chamado "foco no tratamento", entendido como modo de aumentar sua eficácia, pode produzir exatamente o inverso do que se espera: o distanciamento com relação ao projeto de gestação, da relação amorosa e erótica, e dos projetos de vida envolvidos. Há que se destacar o caráter desagradável de todo o processo, que envolve certo nível de entrega do corpo como objeto de procedimentos médicos invasivos. Em certa medida, pode-se reconhecer que alguma dose de alienação seja necessária ao submetimento a tantas intervenções, no entanto, a hipótese aqui apresentada é a de que o discurso neoliberal e sua prerrogativa de sucesso potencializam a alienação a que o processo convida. Nessa confluência, não basta submeter-se ao tratamento, é preciso focar nele, maximizar seus efeitos a partir de uma dedicação desmedida.

Se a transposição das barreiras desponta como valor meritocrático, a abertura de questões que apontam mudanças de rumo pode soar como o terror do fracasso, diante do qual somente os fracos e incapazes retrocederiam. Sob a lógica do discurso neoliberal, a decisão por não realizar uma nova tentativa é traduzida como derrota e desistência, pois, como descreve Silva Junior[12] (p. 274) "num tempo em que os ideais são a soberania absoluta da vontade individual sobre seu próprio destino, qualquer falha possui valor de fraqueza, incompetência, covardia e falta de vontade". Logo, uma tomada decisão que conduza ao reencontro com o desejo e a indeterminação de seu objeto passa, necessariamente, pela separação com os ideais neoliberais de empenho, conquista e superação.

Condições para decidir

Abandonar o projeto de gestação e, consequentemente, a restrição de si aos ditames do tratamento afeta drasticamente a organização da vida no presente e as projeções para o futuro. O processo implica uma decisão de consequências ruidosas, tanto por seus efeitos vindouros quanto pela ruptura com o projeto e as narrativas que o envolveram a partir das contingências da história particular e social imbricadas nas ideias de gestação e filiação biológica. Não é raro, nesse processo, que seus atores passem a ouvir conselhos que apontam a possibilidade de adotar como continuidade de seus planos, o que pode se revelar uma perspectiva apressada e generalizante, uma vez que, desse modo, desconsidera-se a possibilidade de questionar e, possivelmente, abandonar o próprio desejo de filhos.

A suspensão do foco no tratamento e do projeto a ele vinculado torna-se possível somente a partir de uma descontinuidade na razão neoliberal que envolve o sujeito contemporâneo. Movido pela centralidade da concorrência na vida social, pela maximização de seu desempenho e pela autossuperação, conforme descrito por Dardot e Laval,[9] tal sujeito encontra-se destinado às mazelas de uma avaliação contínua de suas ações sob a lógica investimento-retorno, que soterra qualquer interrogação sobre o desejo e sua capacidade de conduzir a vida para rumos que escapam à certeza, à garantia e à compreensão.

No entanto, apesar de concordarmos com os autores na asserção de que "é mais fácil fugir de uma prisão do que sair de uma racionalidade, porque isso significa livrar-se de um sistema de normas instaurado por meio de todo um trabalho de interiorização."[9] (p. 396), reconhecemos que no processo analítico, com seus movimentos de abertura, retorno, vacilação e angústia, engendram-se condições de atos emancipatórios, propulsores de novos posicionamentos com relação ao desejo.

Em que medida pode a experiência analítica colocar em prática a suspensão dos asseguramentos necessária para movimentar as posições subjetivas é pergunta que transcende amplamente o âmbito dos tratamentos em reprodução assistida. As influências negativas da cultura neoliberal sobre a maleabilidade necessária a uma análise têm sido objeto de debate, o que, para Colette Soler[13] (p. 66) alinha-se à percepção de muitos psicanalistas contemporâneos acerca de uma dificuldade crescente em produzir mudanças nas relações dos sujeitos com as fantasias em que se sustentam. A pregnância dos discursos que preconizam a mobilização da subjetividade em direção à performance e aos emblemas de sucesso operam às custas do tamponamento das possibilidades de interrogação sobre o desejo, o que contribui pra seu silenciamento.

Embora a questão sobre o alcance de uma análise em tempos de neoliberalismo não possa ser respondida no âmbito desta discussão, cabe destacarmos que ideias como foco, meta, desenvolvimento pessoal e autossuperação, tão caras ao *coaching* e sua eficiência ímpar na maximização de desempenho profissional, revelam-se alienantes e impertinentes aos propósitos de uma análise. Somente a escuta e o acolhimento às dúvidas, hesitações, contradições, ambivalências e inconsistências pode favorecer mudanças de posições subjetivas que reflitam escolhas autorais e, portanto, disjuntas dos ideais da alta performance.

Uma decisão emancipatória que remonte o caráter errante e indeterminado do desejo emerge no contexto da associação livre que, como está implícito no nome do método freudiano, implica permitir o surgimento de qualquer ideia, sem censura ou escolha deliberada. Nesse sentido, nada parece tão resistencial quanto o centramento em uma meta clara, com relação a qual qualquer manifestação subjetiva se apresente como obstáculo ou entrave ao sucesso. Por isso, no contexto da reprodução assistida, cabe-nos trabalhar por um tratamento fora de foco; tomá-lo como não mais do que um caminho escolhido para o movimento do desejo, cujo objeto pode sempre se deslocar e se reinventar.

Referências bibliográficas

1. Freud S. (1905) Três ensaios sobre a teoria da sexualidade. Em: Edição Standard Brasileira das Obras Psicológicas Completas de Sigmund Freud (v.14). Rio de Janeiro: Imago, 1987.

2. Freud S. (1915) Os instintos e suas vicissitudes. Em: Edição Standard Brasileira das Obras Psicológicas Completas de Sigmund Freud (v.14). Rio de Janeiro: Imago, 1987.
3. Freud S. (1900) A interpretação dos sonhos. Em: Edição Standard Brasileira das Obras Psicológicas Completas de Sigmund Freud (v.5). Rio de Janeiro: Imago, 1987.
4. Freud S. (1914) Sobre o Narcisismo: uma introdução. Em: Edição Standard Brasileira das Obras Psicológicas Completas de Sigmund Freud (v.14). Rio de Janeiro: Imago, 1987.
5. Freud S. (1917[1915]) Luto e Melancolia. Em: Edição Standard Brasileira das Obras Psicológicas Completas de Sigmund Freud (v.14). Rio de Janeiro: Imago, 1987.
6. Iaconelli V. Luto insólito, desmentido e trauma: clínica psicanalítica com mães de bebês. Em: Revista Latinoamericana de Psicopatologia Fundamental, São Paulo, v. 10, n. 4, p. 614-23, dez. 2007.
7. Aguiar HC, Zornig S. Luto fetal: a interrupção de uma promessa. Em: Estilos da clínica. São Paulo, v. 21, n. 2, p. 264-281, ago. 2016. Disponível em http://pepsic.bvsalud.org/scielo.php?script=sci_arttext&pid=S1415-71282016000200001&lng=pt&nrm=iso. Acesso em: 05 de outubro 2022.
8. Lacan J. (1967-1968) O Seminário, livro 15: o ato psicanalítico. s/d.
9. Dardot P, Laval C. A nova razão do mundo: ensaio sobre a sociedade neoliberal. São Paulo: Boitempo, 2016.
10. Safatle V, Silva Junior N, Dunker C. Neoliberalismo como gestão do sofrimento psíquico. Belo Horizonte: Autêntica Editora, 2021.
11. Volich R. Tempos da Fertilidade. Em: Teperman D, Garrafa T, Iaconelli V. Tempo – Coleção Parentalidade e Psicanálise. Belo Horizonte: Autentica, 2021.
12. Silva Junior N. O Brasil da barbárie à desumanização neoliberal: do "Pacto edípico, pacto social", de Hélio Pellegrino, ao "E daí?", de Jair Bolsonaro. Em: Safatle V, Sillva Junior N, Dunker C. Neoliberalismo como gestão do sofrimento psíquico. Belo Horizonte: Autêntica Editora, 2021.
13. Soler C. Declinações da angústia. São Paulo: Escuta, 2012.

Técnicas de Reprodução Assistida em Pessoas Não Inférteis

CAPÍTULO 16

Maitê de Almeida Covas • Cristiano Eduardo Busso

Introdução

As técnicas de reprodução assistida (TRA) foram desenvolvidas, originalmente, para a aplicação em casais heterossexuais cisgênero com dificuldade em conceber de forma espontânea.

De maneira sucinta, as principais técnicas utilizadas são classificadas de acordo com a complexidade do tratamento, sendo a relação sexual programada e a inseminação intrauterina (IIU), também conhecida como inseminação artificial, os destaques nos tratamentos de baixa complexidade e a fertilização *in vitro* o principal tratamento de alta complexidade.

No campo da baixa complexidade, a relação sexual programada consiste no acompanhamento da ovulação, estimulada ou não, por meio de ultrassonografias seriadas para que o casal tenha relações sexuais no período mais propício à fecundação. Já a IIU envolve estimulação ovariana controlada para aumentar o número de oócitos maduros no ciclo, acompanhamento ultrassonográfico do desenvolvimento folicular e a introdução do sêmen na cavidade uterina no momento adequado (próximo à ovulação) aumentando assim, as taxas de gravidez.

Técnicas de reprodução assistida de alta complexidade são aquelas em que oócitos e espermatozoides são manipulados fora do corpo da paciente, em laboratório de manipulação de gametas. Em geral, os procedimentos de TRA envolvem a remoção dos oócitos através de punção ovariana guiada por ultrassonografia, fertilizando-os com os espermatozoides em laboratório e transferência dos embriões resultantes desse processo para o útero da paciente. O principal tipo de TRA de alta complexidade é a fertilização *in vitro* (FIV), porém, essas técnicas podem ser aplicadas para outras finalidades como criopreservação de oócitos ou embriões e diagnóstico genético.

As técnicas acima vêm sendo amplamente utilizadas e difundidas nas últimas décadas e, com o passar do tempo e o avanço da tecnologia em medicina reprodutiva, surgiram novas aplicações e demandas para as TRA, como o tratamento de casais e pessoas não inférteis, visando a formação de famílias e também a preservação da fertilidade nesses pacientes.

Neste capítulo, discutiremos a aplicação das TRA em pacientes sem diagnóstico de infertilidade, como pessoas sem parceiro (famílias monoparentais), população LGBTQIAP+, portadores de doenças genéticas, casais sorodiscordantes e pessoas que desejam preservação da fertilidade, seja por razões médicas ou sociais.

Pessoas sem parceiro (monoparentalidade)

De acordo com a resolução nº 2.320/2022 do Conselho Federal de Medicina (CFM) "às famílias monoparentais (...) fica garantida a igualdade de direitos para dispor das TRA com o papel de auxiliar no processo de procriação".[1] Sendo assim, homens e mulheres podem recorrer às clínicas de reprodução assistida para formarem suas famílias, sem a necessidade de parceria para prosseguir com o tratamento.

Gestação independente em mulheres cisgênero

Mulheres cisgênero que desejam gestar podem recorrer ao uso de espermatozoides doados, provenientes de bancos de sêmen. A doação de sêmen no Brasil é anônima, requer a realização de uma entrevista detalhada sobre histórico de saúde pessoal e familiar, além de uma série de exames laboratoriais (como sorologias, tipagem sanguínea, dentre outros). A idade máxima dos doadores é de 45 anos.

Pode ser utilizada a técnica de inseminação intrauterina, onde é realizado estímulo ovariano controlado e a amostra de sêmen é introduzida dentro da cavidade uterina no momento da ovulação. As taxas de sucesso da inseminação intrauterina são limitadas e, tratando-se de mulheres supostamente férteis, variam entre 15 e 20% por ciclo de tratamento.

A fertilização *in vitro* (FIV) também é uma opção e é cada vez mais indicada devido às taxas de sucesso bastante superiores às da inseminação.

Na FIV, realiza-se estímulo ovariano controlado com a intenção de recuperação de múltiplos ovócitos, que serão captados e fertilizados em laboratório especial. Ao término do processo, os embriões resultantes são transferidos para o útero da paciente. Nessa técnica, pode-se alcançar até 50 a 60% de taxa de gravidez, a depender da idade materna. Além disso, como podem ser formados embriões supranumerários, esses serão criopreservados (congelados) e, portanto, as taxas de gestação cumulativas podem ser ainda maiores.

Paternidade independente em homens cisgênero

Homens que desejam produção independente também devem recorrer às tecnologias de reprodução assistida, uma vez que necessitam de ovócitos doados e também de cessão temporária de útero. Os ovócitos doados (por meio de doação anônima), são fertilizados *in vitro* com o sêmen do paciente e o(s) embrião(ões) gerado(s) são transferidos para o útero da cedente (que deve ser uma parente de até 4° grau do paciente e necessita ter pelo menos um filho vivo).

População LGBTQIAP+

De acordo com a resolução do CFM, "as técnicas de reprodução assistida (RA) têm o papel de auxiliar no processo de procriação" e "todas as pessoas capazes que tenham solicitado o procedimento (...) podem ser receptoras das técnicas de reprodução assistida, desde que os participantes estejam de inteiro acordo e devidamente esclarecidos, conforme legislação vigente".

Esta seção aborda as principais TRA disponíveis para este subgrupo de pacientes.

Casais homoafetivos femininos

Assim como na produção independente de mulheres cisgênero, os casais homoafetivos femininos podem recorrer à inseminação intrauterina ou à FIV com uso de sêmen doado.

A doação do sêmen pode ser anônima ou de parente de uma das parceiras, de até 4° grau, desde que não haja consanguinidade entre os gametas.

O CFM permite ainda a gestação compartilhada em união homoafetiva feminina. Considera-se gestação compartilhada a situação em que o embrião obtido a partir da fecundação *in vitro* do(s) oócito(s) de uma mulher é transferido para o útero de sua parceira (método ROPA – recepção de ovócitos da parceira). Nessa modalidade, as duas serão mães (uma genética e a outra natural).

Casais homoafetivos masculinos

As TRA em casais homoafetivos masculinos são semelhantes às utilizadas em homens cisgênero que buscam parentalidade solo. No entanto, a doação de ovócitos pode ser anônima ou de parente de até 4° grau de um dos parceiros, desde que que não haja consanguinidade entre os gametas. Os ovócitos doados são fertilizados *in vitro* com o sêmen de um dos parceiros e transferidos para o útero da mulher cedente, que deve ser parente de até 4° grau de um dos parceiros.

A cedente temporária do útero não pode ser também a doadora dos ovócitos. O casal deve responsabilizar-se pelos custos médicos correspondentes aos cuidados médicos durante toda a gestação da cedente (o mesmo se aplica à cessão temporária de útero em gestação solo masculina).

Considerações do CFM acerca da TRA em casais homoafetivos: "Em união homoafetiva masculina, com útero de substituição, há a necessidade de fecundação dos oócitos com espermatozoides de um parceiro isoladamente. Ainda que sejam fertilizados grupos de oócitos separadamente, com espermatozoides de ambos os parceiros, o médico deve conhecer o material genético masculino que deu origem ao embrião implantado, sendo vedada a mistura dos espermatozoides de ambos os parceiros, dificultando o conhecimento da origem genética. O mesmo se aplica a uniões homoafetivas femininas em que ocorre fertilização de oócitos de origens diferentes, ainda que com o sêmen do mesmo doador".

Pessoas transgênero, não-binários, interssexo

É importante entender as particularidades de cada paciente ou casal que procura o serviço de reprodução assistida. Dentro das diferentes configurações familiares encontram-se casais transcentrados heterossexuais, homoafetivos, pessoas trans solteiras, pacientes em condições de interssexo.

Importante pontuar que nem todo casal de pessoas trans vai precisar de TRA para procriar: uma mulher trans e um homem trans, caso não tenham sido submetidos à cirurgia de redesignação de gênero e estejam produzindo gametas, podem conceber de forma natural.

No momento do atendimento, o profissional deve entender todo o contexto biopsicossocial do paciente que o procura, além de avaliar se os pacientes estão em processo de hormonização, se existe a possibilidade do uso dos gametas próprios, se aquela configuração familiar compreende um útero para gestar o embrião ou se será necessário uso de oócitos ou sêmen doados, assim como a utilização da cessão temporária de útero.

Portadores de doenças genéticas

Casais que, mesmo não apresentando infertilidade, sejam portadores de doenças ligadas ao cromossomo X, doenças genéticas ligadas ao sexo e doenças monogênicas que podem comprometer sua prole, podem se beneficiar das TRA, uma vez que é possível avaliar os embriões fertilizados *in vitro* antes da transferência para o útero materno. Deste modo, embriões com alterações genéticas detectadas, não são utilizados.

Para que seja possível a biópsia embrionária e, consequentemente, a realização do exame genético, é necessário realizar um processo de fertilização *in vitro*. Os embriões obtidos ao término das etapas da FIV são biopsiados em seu terceiro ou quinto dia de cultivo. O material biopsiado é enviado para laboratório de genética, onde é realizado o exame diagnóstico. Somente os embriões "sadios" são transferidos e os afetados pela alteração genética em questão poderão ser descartados.

A **Tabela 16.1** contempla algumas patologias genéticas que podem ser diagnosticadas nos embriões por meio da biópsia.

Tabela 16.1. Doenças monogênicas

Doença renal policística autossômica dominante	Síndrome do X frágil
Doença renal policística autossômica recessiva	Hemofilia A
Distrofia muscular de Becker	Hemofilia B
Talassemia beta	Doença de Huntington
Hiperplasia adrenal congênita	Neoplasia endócrina múltipla
Fibrose cística	Distrofia muscular miotônica
Doença de Charco-Marie Tipo 1A	Incompatibilidade Rh
Distrofia muscular de Duchenne	Atrofia muscular espinhal
Polineuropatia amiloide familiar	Adrenoleucodistrofia ligada ao X

Casais sorodiscordantes/pacientes portadores de infecções virais

As TRA podem beneficiar casais não inférteis onde um dos parceiros apresenta uma infecção viral, como casais sorodiscordantes portadores de HIV, HTLV, hepatite B e hepatite C, com o intuito de evitar a contaminação do parceiro (pela via sexual) e do concepto (transmissão vertical).

Infecção pelo HIV

Homem HIV positivo e parceira HIV negativo (casal sorodiscordante masculino): é possível realizar coleta de sêmen do paciente e submeter o material a um processo de dupla lavagem, seguido da pesquisa do vírus nos espermatozoides. Após o procedimento, a amostra de sêmen livre da presença de vírus, poderá ser utilizada para inseminação artificial ou fertilização *in vitro*. Esse método evita a transmissão horizontal (via sexual, uma vez que não há necessidade de coito desprotegido) e a transmissão do vírus para o embrião.

Mulher HIV positivo e parceiro HIV negativo (casal sorodiscordante feminino): neste caso, as técnicas de RA (IIU ou FIV) são indicadas para evitar a transmissão por via sexual. Durante o pré-natal e no momento do parto, a gestante deverá fazer uso de terapia antirretroviral para prevenir a transmissão vertical para o feto.

Casal HIV positivo: também pode ser realizada TRA com dupla lavagem seminal para IIU ou FIV visando minimizar os riscos de contaminação (casal pode ter sorotipos diferentes do vírus e a relação sexual desprotegida pode levar à infecção por um novo subtipo viral).

Tanto a inseminação intrauterina quanto a fertilização *in vitro* podem ser utilizadas nos casos citados acima. A escolha do melhor método para cada casal levará em conta idade dos pacientes, qualidade seminal, presença ou não de fatores de infertilidade.

Infecção pelo HTLV

Nos casos em que o homem é portador do vírus e a mulher não, indica-se IIU ou FIV com lavagem de sêmen.

Caso a mulher seja portadora e o homem não, o risco de contágio é estimado em menos de 1% e tentativas de gestação espontânea podem ser autorizadas. Também é possível a realização de IIU ou FIV (sem necessidade de lavagem seminal) para evitar o risco (ainda que baixo) de transmissão sexual.

Infecção por Hepatite C

Nos casos em que o homem é HCV positivo, utiliza-se IIU ou FIV com lavagem de sêmen. Nos casos em que apenas a mulher tem sorologia positiva, as TRA evitam a transmissão por via sexual, porém, é necessário avaliar as condições de saúde e a carga viral para determinar se a gestação deve ou não ser contraindicada (pelo risco de transmissão vertical).

Infecção por Hepatite B

O vírus pode estar presente no sangue, no sêmen e na secreção vaginal.

Os parceiros negativos devem ser protegidos com a vacinação e liberados para tentar a concepção espontânea após imunização completa.

No caso de homem portador do vírus e mulher vacinada, existe o risco teórico de transmissão vertical, que deve ser informado ao casal, já que o vírus da hepatite B tem capacidade de se integrar ao DNA do espermatozoide, podendo ser transmitido mesmo após a lavagem seminal.

No caso de mulheres acometidas e homens vacinados, o risco de transmissão vertical é o mesmo nas gestações espontâneas ou por reprodução assistida, com as mesmas indicações que um casal sem o vírus. As taxas de contaminação vertical vão depender do grau de atividade da doença.

Preservação da fertilidade

A criopreservação permite o armazenamento de gametas (oócitos/espermatozoides) e embriões para serem utilizados no futuro. Essa técnica beneficia principalmente pacientes que serão submetidos à tratamentos como quimio e radioterapia, além de grandes cirurgias pélvicas que possam comprometer os órgãos reprodutivos.

Além das indicações médicas para preservação da fertilidade, existe o congelamento social de gametas, principalmente de oócitos.

A idade da mulher é o fator determinante mais importante para predizer as chances de uma gestação bem sucedida, seja ela espontânea ou por meio de tratamento, com declínio importante das taxas de nascidos vivos após os 35 anos de idade.

Além da diminuição da reserva ovariana e da qualidade oocitária, ao postergar a maternidade, a mulher estará mais suscetível a alterações relacionadas aos seus hábitos de vida como tabagismo, alimentação/exercício físico, doenças metabólicas e cardiovasculares (como diabetes e hipertensão), exposição a radiação e agentes oxidantes, doenças benignas como endometriosee miomas, tumores ovarianos e doenças oncológicas, doenças sexualmente transmissíveis dentre outros fatores que podem diminuir o potencial fértil.

Dados obtidos de ciclos de fertilização in vitro (FIV) mostram claramente como o envelhecimento dos oócitos diminui as chances de nascimento: as taxas de nascidos vivos caem de 33,1% por ciclo de FIV em mulheres com menos de 35 anos para 5,8% em mulheres com mais de 40 anos. No entanto, quando observamos os dados de ciclos de FIV com ovócitos doados (sempre de mulheres com menos de 35 anos), as taxas de sucesso não se alteram com a idade, o que demonstra que o envelhecimento dos oócitos é muito mais importante que os outros fatores acima citados.

O conhecimento dos dados acima tem tornado maior a procura dos tratamentos de congelamento de óvulos, que consiste em estimulação ovariana controlada, coleta de óvulos através de punção guiada por ultrassom, seguida do congelamento dos oócitos em estágio maduro, tornando possível o uso destes gametas para uma FIV no futuro, sem que haja prejuízo das taxas de sucesso com o passar dos anos.

Conclusão

O avanço das técnicas de reprodução assistida, assim como o avanço das demandas da sociedade resultaram em novas aplicações destas técnicas e como consequência, novas formas de parentalidade e formação de família. Junto, cresce uma demanda especial por atenção dos profissionais, psicólogas e psicólogos que são parte fundamental da equipe multidisciplinar que compõe um centro de reprodução humana.

Referências bibliográficas

1. Resolução CFM N° 2.320/2022. Publicada no D.O.U. de 20 de setembro de 2022, Seção I, pg. 107.
2. Zegers-Hochschild F, Schwarze JE, Crosby JA, Musri C, Souza MCB. Assisted Reproductive Technologies (ART) in Latin America: The LatinAmerican Registry, 2012. JBRA Assist. Reprod. 2014; 18 (4):127-35.
3. Centers for Disease Control and Prevention, American Society for Reproductive Medicine, Societyfor Assisted Reproductive Technology. 2012 Assisted Reproductive Technology Fertility ClinicSuccess Rates Report. Atlanta (GA): US Dept of Health and Human Services, 2014.
4. Mehringer J, Dowshen NL. Sexual and reproductive health considerations among transgender and gender-expansive youth, Current Problems in Pediatric and Adolescent Health Care, Volume 49, Issue 9, 2019.
5. Fesahat F, Montazeri F, Hoseini SM. Preimplantation genetic testing in assisted reproduction technology, Journal of Gynecology Obstetrics and Human Reproduction, Volume 49, Issue 5, 2020.
6. Queiroz P, et al. Obtenção de gametas seguros por meio de associação de técnicas de processamento seminal para casais sorodiscordantes para HIV. Revista Brasileira de Ginecologia e Obstetrícia [online]. 2008, v. 30, n. 4. p. 171-6. Disponível em: https://doi.org/10.1590/S0100-72032008000400003. Epub 02 Jul 2008. ISSN 1806-9339. https://doi.org/10.1590/S0100-72032008000400003. Acesso em 7 de Dezembro de 2022.
7. Vitorino RL. Revisão Sistemática Sobre a Efetividade e a Segurança das Técnicas de Reprodução Assistida em Casais Sorodiscordantes para HIV ou Hepatite C. 2008. 72 f. Dissertação (Mestrado em Pesquisa Clínica em Doenças Infecciosas) – Fundação Oswaldo Cruz. Rio de Janeiro: Instituto Nacional de Infectologia Evandro Chagas, 2008.
8. Centers for Disease Control and Prevention, National Center for Chronic Disease Prevention and Health Promotion. Division of Reproductive Health. Disponível em: http://nccd.cdc.gov/drh_art. Accesso em 9 de novembro de 2017.
9. The Practice Committees of the American Society for Reproductive Medicine and theSociety for Assisted Reproductive Technology. Mature oocyte cryopreservation: aguideline. Fertility and Sterility, Volume 99, Issue 1, 37-43.

Família Homoparental: Dilemas, Desafios, Constituição de Vínculos, Realização de um Desejo

CAPÍTULO 17

Helena Prado Lopes • Maria Yolanda Makuch

A instituição família tem passado por mudanças de grande importância nas últimas décadas, e este momento no qual nos encontramos pode ser entendido como o da atribuição de novos sentidos às relações familiares, aos seus papéis e às suas funções. As transformações culturais, políticas, econômicas e científicas vividas pelas sociedades ocidentais contribuíram para a emergência dessas profundas mudanças nas concepções e nas práticas das relações familiares.[1] Além disso, elas trazem consigo o questionamento dos papéis tradicionais, ocasionando a evolução do comportamento dos indivíduos e gerando novas perspectivas no momento de compreender o novo conceito de família.

Na atualidade, os indivíduos vêm alterando suas definições e, com isso, passaram a interpretar de modo diferente não somente a si próprios, mas também às respectivas funções de homem e mulher. A partir dessa visão, a noção de família está sendo cada vez mais desvinculada do casamento, das ligações biológicas, da diferença de sexo e da necessidade de procriação, aproximando-se, cada vez mais, às relações de afeto e de suporte emocional.

Diante disso, o modelo tradicional de família – cuja configuração é heterossexual, monogâmica e nuclear – tende a perder a sua dimensão histórica e socioconstruída. Prova disso são as transformações de valores ocorridas na contemporaneidade, que legitimam as diversas maneiras de se constituir família e que evidenciam a existência de outros laços para além dos consanguíneos, enfatizando as demais maneiras de relações afetivas que ultrapassam as fronteiras biológicas do parentesco.

No paradigma atual, o conceito de família ganhou significados mais abrangentes e menos ligados aos laços geracionais, ilustrando, com isso, uma nova configuração de rede familiar aberta e situacional, na qual os membros da família criam laços afetivos com amigos e/ou com pessoas da família extensa ou ampliada que são tão importantes e significativos quanto seus laços de origem.[2] Uma entidade familiar necessita ter o afeto na base de sua formação, independentemente da existência de vínculos de consanguinidade entre seus membros, pois é justamente isso que proporciona o desenvolvimento da potencialidade de cada um de seus integrantes na busca da felicidade.

Atualmente, a legislação brasileira permite que casais homossexuais firmem uma união estável. Em 2011, o Supremo Tribunal Federal (STF) reconheceu a união estável entre casais homoafetivos e, em maio de 2013, o Conselho Nacional de Justiça (CNJ) aprovou uma resolução que obriga todos os cartórios do país a celebrarem casamentos entre pessoas do mesmo sexo. Com essa decisão do STF, as relações homoafetivas passaram a ser reconhecidas como entidades familiares e a dispor de proteção constitucional.

A doutrina e a jurisprudência em Direito de Família reconhecem as uniões de pessoas do mesmo sexo como entidades familiares quando nelas se vislumbram todos os requisitos necessários à constituição de uma família, levando sempre em consideração o interesse e o bem-estar da criança. Diante dessa nova realidade, nada justifica impedir que um filho seja reconhecido por ambos os pais ou mães. Por isso, essas crianças já podem – e devem – ter o nome de ambos os pais/mães constando em sua certidão de nascimento.

Ainda que prevaleça a concepção hegemônica de família nuclear – monogâmica, heterocêntrica e patriarcal – esse modelo vem sendo desconstruído com base nas transformações que surgiram nas últimas décadas no cenário sociocultural da família contemporânea. Diversos arranjos familiares se apresentam na contemporaneidade e promovem questionamentos significativos nas relações de parentesco e de filiação.

O próprio termo parentalidade, por exemplo, vem sendo usado por diversos autores desde a década de 1980 e está relacionado à nomeação de vínculos de parentesco e aos processos psicológicos que a partir deles se desenvolvem. Esse termo foi cunhado em 1997, em Paris, pela Associação de Pais e Futuros Pais Gays e Lésbicas (APGL), nomeando a situação em que um adulto que se autodesigna homossexual é – ou pretende ser – pai ou mãe de uma criança, apresentando um modelo familiar alternativo que abrange os vínculos parentais entre homossexuais, travestis ou transexuais e seus filhos, sejam eles adotivos ou biológicos.[3]

Esse termo – parentalidade – designa o vínculo especial que abarca tanto o relacionamento e o amor que se tem pelo filho quanto a responsabilidade que se exerce sobre ele. A parentalidade é um laço emocional, uma dinâmica relacional e um vínculo que se estabelece entre um adulto e uma criança. Quando nos referimos à parentalidade e, mais especificamente, às suas novas formas, inferimos que a responsabilidade e o afeto estão presentes, uma vez que a concepção de um filho geralmente é algo planejado e desejado. Cabe destacar que, embora a homoparentalidade e a heteroparentalidade apresentem diferenças em sua composição, não deve haver dúvidas e/ou problemas no momento de educar e formar uma criança, pois isso não depende da composição familiar.

Diante do surgimento dessas diferentes configurações familiares, os conceitos de paternidade e maternidade estão sendo reiteradamente reformulados. No entanto, essa nova dinâmica promove questionamentos significativos relacionados ao parentesco e à filiação.

Casais homoafetivos: uma nova forma de se constituir família

Os novos modelos de constituição familiar rompem com o tradicional e destituem o outrora princípio norteador das famílias, ou seja, a diferença sexual entre os membros do casal.[4] Casais homoafetivos que elaboram projetos de conjugalidade e de parentalidade desafiam os padrões de felicidade das famílias tradicionais, ou seja, a necessidade de duas pessoas de sexos diferentes, unidas pelo matrimônio e com filhos concebidos biologicamente.[1]

Embora as relações de parentesco e de parentalidade exclusivamente pautadas nos laços consanguíneos ainda sejam predominantes nos casamentos contemporâneos, as novas constituições familiares – compostas por mães lésbicas e pais gays – revelam o declínio desse tipo de relações.

No entanto, para a parentalidade, os casais homoafetivos necessitam da doação de óvulos e/ou de sêmen ou, ainda, de um útero de substituição. As Técnicas de Reprodução Assistida (TRA), viabilizam a concepção por homens e mulheres inférteis ou por casais do mesmo sexo, mas esse recurso, também traz à tona questões fundamentais relacionadas aos aspectos genéticos, gestacionais e sociais, suscitando interrogações éticas, socioculturais e psicológicas inquietantes e sem respostas.

A chamada pós-modernidade introduz novos valores na instituição familiar, como a subjetividade, o prazer, o individualismo, a diversidade e a tolerância, fazendo com que ela seja ressignificada de acordo com as novas maneiras de pensar e agir.[5] A aceitação do matrimônio homossexual, que valida a sexualidade não reprodutiva e desfaz o mito de que a única fonte de parentesco é a biológica, ao mesmo tempo em que introduz uma nova forma de relação, fundada, unicamente, na vontade de exercer a parentalidade, ou seja, o parentesco socioafetivo.

A paternidade e a maternidade socioafetiva

A filiação socioafetiva é compreendida como uma relação de afeto existente entre pais e filhos, independentemente da origem genética. Ela se desenvolve com o passar do tempo, com amor, carinho, atenção e respeito mútuos, podendo fazer-se presente tanto na filiação consanguínea quanto na exclusivamente afetiva. Uma revisão de paradigmas e de seus desdobramentos, implicando novos entendimentos acerca de funções familiares circunscritas aos filhos e que reconhecer a filiação homossexual é entender, que as famílias homoafetivas podem cumprir plenamente a função familiar, ou seja, podem atender às demandas específicas que o cuidado infantil exige.

No entanto, um dos desafios a serem enfrentados pelos casais homoafetivos ao exercerem a parentalidade, conforme afirma Santos,[6] é desconstruir alguns mitos que a sociedade tem a esse respeito, como a ideia de que os homossexuais não poderiam ser pais por serem promíscuos e influenciarem a orientação sexual de seus filhos. Corroborando com esse dado, Acosta, Gómez e García[6] afirmam que as preocupações que a sociedade apresenta diante da homoparentalidade são basicamente duas: a capacidade na criação dos filhos e os efeitos psicológicos que poderiam ser produzidos nas crianças que crescem nesse tipo de composição familiar.

Pesquisas internacionais desenvolvidas nessa área demonstram, no entanto, que a educação dos filhos e os efeitos psicológicos que podem ocorrer em crianças que se desenvolvem nesse tipo de constituição familiar são exatamente semelhantes ao que ocorre com aquelas que são criadas por famílias heteroafetivas. Estudos mostram, inclusive, que o desenvolvimento psicofísico das crianças não depende da estrutura familiar, mas sim das condições e das dinâmicas que ocorrem dentro da família. Desse modo, os fatores que não poderiam faltar para o desenvolvimento saudável de uma criança seriam a afetividade, a comunicação, a unidade familiar e o baixo nível de conflito.[6]

Dentre os estudos que vêm sendo realizados com filhos de famílias homoafetivas, há uma maior análise em quatro aspectos: a identidade sexual, o desenvolvimento pessoal, as relações sociais e o risco de abuso sexual.[7] Seus resultados demonstram não haver diferenças significativas nesses aspectos quando se comparam crianças criadas por famílias heteroafetivas àquelas que crescem em famílias homoafetivas.

No exercício das funções parentais, de acordo com Zambrano, Lorea, Mylius, Meinerz e Borges,[3] entre os parceiros homoafetivos não há uma divisão rígida de atribuições correspondentes aos papéis de gênero, possibilitando que mães e pais socioafetivos possam assumir distintos papéis na relação que estabelecem com a criança. Mesmo que se trate de dois homens ou de duas mulheres, a distribuição das tarefas e dos cuidados do casal com o filho também não corresponde à tradicional divisão de comportamentos e práticas circunscritas ao masculino e ao feminino.

Na homoparentalidade, não há um papel preestabelecido no qual um parceiro – ou uma parceira – estará mais envolvido nas tarefas de cuidado, mas elas podem ser organizadas de acordo com as preferências, o tempo disponível, os gostos e as disposições pessoais de cada um. Ambas as partes contribuem nos dois eixos: o feminino, associado às práticas cotidianas de cuidado e educação, e o masculino particularmente associado à função de provedor – sendo aqui os termos *feminino* e *masculino* associados ao gênero e não, exclusivamente, ao sexo.

A participação ativa dos pais/mães sociais (paternidade e maternidade socioafetiva) reflete, justamente, o comprometimento que eles têm com a educação dos filhos. Esse compromisso de educar vem da disposição de reconhecer-se a si mesmo como pai/mãe, uma vez que, ao contrário dos pais biológicos, o casal homoafetivo não possui nenhum suporte socialmente consolidado. Diante disso, ambos se sentem pai/mãe e assumem, portanto, a responsabilidade de educar seus filhos, dividindo essa tarefa, na maioria das vezes, de modo semelhante.

Outro aspecto relevante ao tratarmos de famílias homoparentais refere-se ao fato de que gays têm, efetivamente, menor probabilidade de ter filhos que as lésbicas, pois, além das barreiras naturais que os homens enfrentam para procriar, há alguns preconceitos específicos contra a homoparentalidade masculina, como a crença de que os homens estão menos motivados para a parentalidade que as mulheres e que eles não possuem as qualidades consideradas necessárias para cuidar de crianças.[8] Embora nos últimos anos tenham sido percebidas mudanças na construção das masculinidades, como uma maior participação dos pais nas tarefas de cuidado dos filhos, esse pensamento ainda persiste.

No entanto, o desejo que homens homossexuais possuem de ter um filho é precisamente semelhante ao dos homens heterossexuais, ou seja, homens gays também expressam o desejo de constituir uma família, de criar filhos e de alcançar o status social dos homens que têm filhos.[9]

A singularidade da parentalidade socioafetiva da família homoparental

Como as famílias homoafetivas não dispõem de modelos aos quais se apegar – uma vez que os papéis complementares preestabelecidos de feminino e masculino não têm força orientadora nesses casos – e diante do crescente número de paternidade/maternidade socioafetiva, essas novas famílias devem lidar com processos concomitantes, como o impedimento de gerar um filho sem o auxílio de uma terceira pessoa externa ao casal.

A parentalidade no contexto da doação de gametas e/ou embriões gera, portanto, uma referência implícita ao elo genético que há entre o doador e a criança concebida e ao papel do elo gestacional entre os pais receptores e essa criança, desvelando feridas que, muitas vezes, ocultam-se atrás de "segredos" e "mistérios" que compõem essas configurações familiares. Componentes emocionais únicos, presentes nessa dinâmica, conferem singularidade a essa parentalidade e demandam o olhar e a escuta psicológica a fim de auxiliar os envolvidos.

Em uma sociedade em que as regulações sociais apontam que o laço biológico é aquele que rege a "verdadeira" relação parental, surgem questões específicas com relação a como as famílias homoparentais lidam com as forças que o vínculo biológico exerce sobre elas? Mais especificamente: como as mães e os pais socioafetivos, ou seja, aqueles que não possuem vinculação genética com o filho, lidam com isso?

Segundo Zambrano, Lorea, Mylius, Meinerz e Borges,[3] a maioria dos pais e mães de famílias homoparentais relatam que são chamadas de *pai* e *mãe*, sem que qualquer outro signo seja utilizado. Além disso, esse processo de nomeação aponta para a necessidade de legitimar a singularidade de cada membro da família, a fim de que todos identifiquem seu lugar e o tipo de relação afetiva que existe dentro dessa cadeia geracional. São essas diversas formas de denominações do pai e da mãe socioafetivos que revelam algo que não tem seu lugar predeterminado e que depende das negociações que se constroem na relação do casal homoafetivo e na relação deles com a criança.

Ademais da nomeação, outra questão enfrentada em um casal homoafetivo é, exatamente, a definição do papel de suas diferentes figuras. Isso se reflete, inclusive, na dificuldade de encontrar uma palavra que indique a função e o status dos pais socioafetivos. Segundo Golombok,[9] a nominação diz respeito ao espaço ocupado na rede de parentesco, referindo-se à posição social de determinado indivíduo.

Resultados de estudos demonstram, inclusive, que o *status* da mãe socioafetiva não depende tanto de seu desejo, mas sim da vontade da mãe biológica, que deverá reconhecê-la como sua parceira e, consequentemente, como mãe socioafetiva da criança. Golombok[10] afirma que a mãe socioafetiva, de fato, não possui nenhum fundamento biológico socialmente reconhecido para reclamar a sua maternidade. Portanto, tanto a mãe quanto o pai biológico desempenham um importante papel na construção de laços entre os pais/mães socioafetivos e a criança.[10] Além disso, esses resultados evidenciam que o processo de nomeação se constitui uma prática respaldada na reciprocidade da relação, por meio da qual se busca legitimar o singular de cada pai e mãe dentro do grupo familiar, identificando o lugar e a qualidade da relação afetiva entre os membros que compõem a família.

Com relação às crianças – e ao "risco" de pertencerem a uma família homoparental – inferimos que elas não apresentam diferenças significativas quando comparadas aos filhos de famílias heteroafetivas. Elas não diferem em orientação sexual, em identidade de gênero, em autoestima e apresentam, inclusive, os mesmos problemas de comportamento, de hiperatividade, de dificuldades emocionais e de desempenho.[10]

Segundo Goldberg,[11] casais de lésbicas apresentam altos níveis de cooperação na divisão de tarefas domésticas, nos processos educativos, na participação em atividades com os filhos e na remuneração financeira. Esse mesmo autor indica, inclusive, que as crianças criadas nessas famílias são mais tolerantes com a adversidade e com outros tipos de discriminação, além de apresentarem maior flexibilidade em seus papéis de gênero, comprovando que o fato de viverem em uma família homoafetiva as leva a entender melhor a diversidade e, especialmente, a homossexualidade.

González, Chacón, Gómez, Sánchez e Morcillo,[12] por sua vez, demonstram que os papéis parentais e a dinâmica das relações em contextos sociais específicos costumam ser muito variados. No que concerne à vida cotidiana, as rotinas de crianças que são criadas por casais homoafetivos têm variabilidade e estabilidade equilibradas para gerar um desenvolvimento saudável e harmonioso. Além disso, esse mesmo estudo comprovou que os casais homoafetivos, tanto os masculinos quanto os femininos, apresentam um bom desempenho em seus papéis parentais, considerando que, atualmente, as atribuições que homens e mulheres devem desempenhar são menos diferenciadas e isso também contribui para esses resultados e para a dinâmica dessas famílias.

Um fator de extrema importância determinado pelas famílias homoafetivas é o respeito à diversidade, incorporado na família desde o nascimento das crianças, junto a outros valores, como a felicidade, o respeito e o gosto pelo trabalho. O sentido de família não está atrelado à sua configuração, mas sim ao que nela se vive e à forma como nela se convive. Cria-se, entre pais e filhos, um vínculo de amor, de afeto, de respeito e de atenção às necessidades individuais nas diferentes fases do ciclo vital, e isso, repetimos, é algo que não depende do gênero e, tampouco, da orientação sexual dos progenitores da criança.[14]

Extensas revisões de literatura evidenciam que o envolvimento emocional, a qualidade das relações parentais e os níveis de segurança na vinculação entre os pais gays e/ou as mães lésbicas e seus filhos não diferem, geralmente, das famílias heterossexuais.[12] Desse modo, não é a orientação sexual do pai/mãe ou a estrutura familiar em si o aspecto determinante para avaliar a capacidade parental ou o desenvolvimento psicossocial dos filhos, mas, sobretudo, a qualidade da relação que há entre eles, assim como a disposição dos pais e das mães homoafetivos para gerirem os conflitos que possam ocorrer frente à evolução dos arranjos familiares.[1]

A partir de posições progressistas baseadas em diversos estudos que sustentam essa ideia de que a qualidade da parentalidade não depende da estrutura familiar, afirmamos que a qualidade advém, sim, dos comportamentos, dos ensinamentos e da efetiva comunicação entre pais e filhos, e que os casais homoafetivos, independentemente de sua orientação sexual, são considerados adequados para formar uma família sempre que possuam essa capacidade de criar um ambiente agradável e feliz, incutindo valores éticos em seus filhos.

Acosta, Gómez e García[6] afirmam que, no que se refere aos filhos e às demandas de informação na homoparentalidade, o importante não é a ausência de um homem/uma mulher na família, mas sim a maneira como se vive essa ausência; o modo como os adultos da família abordam esse tema com as crianças, com especial importância à criação de um espaço para perguntas e manifestação de sentimentos, pois a base de uma família está na proteção, no afeto e na autoridade.

Diante disso, entendemos que, embora a concepção de família, parentesco e parentalidade tenha mudado ao longo do tempo – e continua em uma intensa transformação – o que não mudou é, justamente, a importância da existência do afeto e do apoio emocional dentro de uma família, independentemente da condição sexual dos seus progenitores.

Reiteramos, com base em nossas pesquisas e experiência clínica, que a condição de ser pai e mãe depende, majoritariamente, do afeto entre os seus membros e das funções a serem desempenhadas, e elas não necessitam ser exercidas exclusivamente por um ou por outro, muito menos predeterminadas pela condição de ser homem ou mulher. A diferença sexual, portanto, não exclui a possibilidade de parentalidade. Em outras palavras, a família não precisa de uma figura masculina e feminina para atuar de modo saudável e coerente com os filhos.

Acrescentamos, ainda, que o surgimento de novos modelos familiares advindos das TRA implica um desafio para o profissional de saúde mental, uma vez que se esperam respostas às questões relacionadas ao desenvolvimento psicossocial das crianças nascidas nessas famílias. Conforme citado anteriormente, o bem-estar de uma criança não depende da orientação sexual dos pais, mas sim do nível de afeto, da tolerância, da mentalidade aberta e da capacidade de adaptação aos problemas apresentados pelos filhos ao longo da vida e, principalmente, diante das demandas de um mundo que, cada vez mais, clama por respeito às diferenças. Tanto a saúde mental quanto a felicidade estão diretamente atreladas ao modo como as famílias vivem, e não à forma como elas são definidas e enquadradas por mandatos sociais.

Caso clínico: A mãe socioafetiva e as implicações de estar neste lugar

Sofia e Júlia têm 36 e 40 anos, respectivamente, e estão juntas há 15 anos. Após quatro anos de relacionamento, Júlia entendeu haver chegado o momento de ter um filho com Sofia. Decidiram, então, que o bebê seria gestado por Júlia, mas que haveria a dupla amamentação, para que o bebê tivesse contato com as duas mães.

O primeiro passo foi a escolha da clínica; o segundo, a escolha do doador. As duas combinaram que Sofia teria prioridade na escolha do doador de sêmen, uma vez que seria Júlia quem gestaria o bebê. A escolha do doador é uma questão que também envolve negociação entre as parceiras. Muitas vezes, são selecionados doadores com características físicas compatíveis à mãe socioafetiva a fim de criar a sensação de que o filho se pareça com as duas mães. Além disso, elas também decidiram que, no momento do parto, Sofia cortaria o cordão umbilical e seguraria o bebê antes de entregá-lo para que Júlia o amamentasse.

No dia do parto, enquanto preenchiam algumas fichas, a atendente se dirigiu a Sofia perguntando-lhe se ela seria a acompanhante de Júlia. Embora constrangida, ela foi direta e esclareceu o seu lugar: "sou a outra mãe da criança".

Motivo da consulta

Apesar dos acordos feitos por elas, a forma como seriam chamadas não havia sido decidida. Júlia se dirigia à criança dizendo: "vem com a mamãe", mas, ao entregá-la a Sofia, jamais dizia: "vai com a mamãe". Com isso, Sofia passou a sentir-se desconfortável e com sentimento de menos-valia, o que ocasionou uma crise entre as duas, que não estavam conseguindo evitar e solucionar a questão da nomeação.

A iniciativa para constituir uma família foi de Júlia – quem sempre sonhou em ser mãe e não permitiu que sua homossexualidade fosse um impeditivo para a realização da maternidade. Segundo Júlia, "quando nós nos conhecemos, ela (referindo-se à Sofia) sabia disso (referindo-se à sua vontade de ter filhos), daí a gente foi amadurecendo a ideia".

Sofia, por sua vez, empenhou-se para construir uma família com Júlia, atitude essa relacionada ao desejo de pertencer ao contexto familiar constituído por elas e de fazer parte do processo educativo da criança. No entanto, ao não se considerar incluída nesse projeto, ela acabou se afastando tanto de Júlia quanto do bebê.

Ambas revelam que no início, com a chegada da filha, Júlia acabou dedicando-se mais aos cuidados da criança, em detrimento da qualidade da relação conjugal, fato que gerou problemas. Além disso, houve uma alteração na rotina familiar imposta pela chegada de uma criança. De acordo com Sofia, "ela (referindo-se à Júlia) puxava a responsabilidade só pra ela":

Ela achava que só ela tinha que ter as responsabilidades da nossa filha. Ela arrumava a bolsa, ela fazia leite, ela dava banho, tudo ela. E daí eu falei: "Júlia, ou você começa a passar função para mim também, que eu também quero ser mãe, ou não dá". Sofia ainda desabafa dizendo: "eu me via perdendo as duas, eu não tinha nem a minha filha e nem a minha mulher."

Reflexões sobre o caso clínico

A presença de Sofia durante o tratamento e sua participação durante a amamentação permitiu que ambas participassem do processo. Em uma família composta de duas mulheres, podem haver sentimentos de competição, exclusão e confusão de papéis. As mães socioafetivas precisam de suas parceiras para reconhecê-las como mães iguais e fornecer apoio para seus papéis parentais. Devido à falta de definição do papel das mães não-biológicas na família, suas histórias são, muitas vezes, silenciadas ou ficam em segundo plano nas narrativas das mães biológicas. Neste caso específico, a questão da nomeação gerou tensão e conflito na relação conjugal.

A inexistência de uma nomenclatura para as relações familiares homossexuais torna difícil fazer transparecer a importância dessas pessoas na família quando se fala dela a estranhos. O envolvimento de duas mulheres no processo de concepção dificulta a nomeação e acaba privilegiando uma em detrimento da outra. Porém, o forte desejo de ser mães e vivenciar esse processo na relação conjugal é o motor para enfrentar os obstáculos (socioculturais, legais e familiares), as angústias, as ansiedades, as inquietudes e o processo de criação do filho.

Nos casos como este aqui relatado, em que a criança foi gerada por uma das mulheres do casal, surgem algumas questões, como: a maneira em que serão chamadas, a nomeação de papéis e a falta de direitos da mãe socioafetiva, demonstrando reflexos de uma sociedade onde impera um modelo de família com homem, mulher e filhos biologicamente concebidos. A vinculação genética entre mães e filhos nessa sociedade é o tipo de vínculo considerado como "verdadeiro".

Foi a escuta atenta à singularidade de cada parceira da díade conjugal que permitiu ao profissional de saúde mental observar as características das funções parentais exercidas por cada uma das mães. Além disso, ele pôde notar as distinções das nomeações que conferem a singularidade para cada membro do casal e que engendram a compreensão da variância de papéis e de funções simbólicas. Ao longo do processo terapêutico, questões relacionadas à conjugalidade, às expectativas com relação às funções parentais, às alianças dentro do sistema familiar, dentre outras, foram sendo trabalhadas na medida em que iam surgindo.

Por meio dessa experiência, constatamos que a família homoparental é uma possibilidade dentre as diversas configurações familiares que existem e que o fato de as mães serem pessoas do mesmo sexo não interfere na vivência da parentalidade, visto que ser pai/mãe não está relacionado ao gênero, mas sim à disponibilidade de um adulto para uma relação de cuidado com um ser em desenvolvimento. Dessa maneira, a experiência clínica relatada pôde demonstrar como o processo terapêutico pode auxiliar na construção do ser mãe, do ser mãe socioafetiva a partir da aceitação das dificuldades conjugais e da ressignificação dos papéis e das funções parentais.

Cada psicólogo(a) trabalhará dentro do enquadre teórico que constitui sua formação profissional e utilizando os recursos técnicos próprios dessa linha teórica. Assim, para um terapeuta que utiliza a abordagem Sistêmica Relacional, todas as pessoas, casais e famílias têm contidos, em si mesmos, o potencial e as respostas para a melhora dos aspectos para os quais buscam a terapia, e o terapeuta, na singularidade de sua escuta naquele contexto específico, abrem possibilidades de, juntos, encontrarem alternativas para novas construções.

Principais objetivos para organizar o trabalho terapêutico

- Fortalecer a comunicação.
- Dimensionar os espaços da mãe biológica e da mãe socioafetiva.
- Compreender o que significa "ser mães" no projeto parental.
- Evidenciar os desafios e limitações que se apresentam para a concretização do projeto parental.
- Trabalhar os efeitos das disputas e consensos entre ambas as mães.
- Validar o lugar da mãe socioafetiva.
- Esclarecer o lugar da mãe socioafetiva no contexto familiar/social, além de discutir as implicações legais, sociais e emocionais para ela.
- Explorar a atribuição dos papéis parentais e como são as negociações entre os parceiros.

O trabalho terapêutico deve ser desenvolvido em um tempo e ritmo especial e próprio, pautado, por um lado, pela necessidade de resolução e dificuldade de tolerar incertezas das mães e, por outro, pelos tempos de cada uma delas com sua história pessoal. Neste caso, a escuta empática e o cenário de compreensão e contenção ajudaram as mães a pensar, a lidar com as dificuldades e a começar a vivenciar com menos conflito os papeis nessa nova família.

Considerações finais

As novas articulações entre filiação, relação genética, parentalidade e vínculos familiares colocam profissionais de saúde mental que se desempenham em diversas áreas, principalmente em psicologia da reprodução, psicologia da família e psicologia do desenvolvimento de crianças e adolescentes frente a necessidade de uma reflexão continua perante as novas situações familiares. Tudo o que se refere às vivencias de maternidade, paternidade, filiação no meio de um cenário social cambiante constitui situações singulares e complexas. As TRA contribuem para ampliar essa complexidade e aprofundar interrogantes, inquietudes, angustias...

Por tanto, é importante uma escuta atenta e continua, desde os diversos espaços de atuação do psicólogo, tanto na clínica quanto na pesquisa para aprofundar a compreensão dos interrogantes observados no cotidiano do senário social, da atividade das equipes multiprofissionais e da singularidade de cada sujeito que se manifesta na pratica clínica. Cabe ressaltar que a necessidade de pesquisar no nosso meio as vivencias e significados do desenvolvimento da maternidade, paternidade, das novas filiações e procurar as articulações com a teoria deveriam constituir um exercício cada vez mais fortalecido para contribuir com informações nos debates e discussões interdisciplinares nacionais.

Estudos sobre a contemporaneidade e suas dinâmicas, dentre elas as novas configurações familiares e a criação saudável de filhos – incluindo o advento da reprodução humana assistida nas famílias hetero e homoafetivas – são demandas que contribuem tanto para a reflexão social e científica quanto para a criação de novas políticas públicas e jurídicas que as atendam. Apresentar resultados de pesquisas que possam contribuir com informações consistentes para iluminar e aprofundar a complexidade que significam as diversas formas de gerar um filho e de filiação; o problema da nominação das novas configurações e seu significado são algumas das questões importantes que precisam ser estudas.

Assim os psicólogos poderiam colaborar no desenvolvimento de projetos baseados na experiência clínica e nos resultados de pesquisas nacionais que favoreçam o acolhimento e o olhar profissional destituído de preconceitos. Entendemos que, ao escutar e acolher essas famílias e seus respectivos filhos, práticas inovadoras surgirão, possibilitando que ações e reflexões possam ser multiplicadoras da construção de entendimentos e sentidos para esses temas.

Reiteramos que não se pode restringir o conceito de família exclusivamente a uma configuração heterossexual, pois, com isso, ignora-se a multiplicidade de modalidades familiares que vêm se constituindo no decorrer do século XXI. Ao insistir na concepção heterocêntrica, negam-se direitos fundamentais a essas novas famílias, como o de vivenciarem suas formas de conjugalidade e parentesco. Consideramos, diante de todo o anteriormente exposto, que estudos sobre a homoparentalidade devam avançar para, desse modo, instrumentalizar os profissionais que atuam nessa área.

Referências bibliográficas

1. Uziel AP. Homossexualidade e adoção. Rio de Janeiro: Garamond, 2007.
2. Zauli A. Famílias homoafetivas femininas no Brasil e no Canadá: Um estudo transcultural sobre novas vivências nas relações de gênero e nos laços de parentesco. Brasília. Tese [Doutorado em Psicologia Social, do Trabalho e das Organizações] – Universidade de Brasília, 2011.
3. Zambrano E, Lorea R, Mylius L, Meinerz N, Borges P. O direito à homoparentalidade: Cartilha sobre as famílias constituídas por pais homossexuais. Porto Alegre: Venus, 2006.
4. Passos MC. Homoparentalidade: uma entre outras formas de ser família. Psicologia Clínica, 2005; 17(2): 31-40.
5. Acosta EMV, Gómez MA, García MP. La homoparentalidad en el quehacer terapéutico. Una mirada inclusiva. Poiésis Rev. Eletr. Psicol. Soc. online. 2016; 31: 314-26.
6. Santos C. A parentalidade em famílias homossexuais com filhos: Um estudo fenomenológico de vivências de gays e lésbicas. Ribeirão Preto. Tese [Doutorado em Psicologia] – Faculdade de Filosofia, Ciências e Letras de Ribeirão Preto, Universidade de São Paulo, 2005.
7. Golombok S, Perry B, Burston A, Murray C, Mooney-Somers J, Stevens M, et al. Children with lesbian parents: A community study. Developmental Psychology. 2003; 29(1): 20-33.
8. Greenfeld DA. Gay male couples and assisted reproduction: Should we assist? Fertility and Sterility. 2007; 88(1): 18-20.
9. Golombok S. Modern families: Parents and children in new family forms. Cambridge, UK: Cambridge University Press, 2015.
10. González MM, López F. Relaciones familiares y vida cotidiana de niños y niñas que viven con madres lesbianas o padres gays. Cultura y Educación. 2009; 21(4): 417-28.
11. Goldberg A. Lesbian and gay parents and their children: Research on the family life vycle. Washington, DC: American Psychological Association, 2010.
12. González MM, Chacón F, Gómez AB, Sánchez MA, Morcillo E. Dinámicas familiares, organización de la vida cotidiana y desarrollo infantil y adolescente en familias homoparentales. In: Comunidad de Madrid. Estudios e investigaciones 2002. Madrid: Oficina del Defensor del Menor de la Comunidad de Madrid, 2003. p. 521-606.

Monoparentalidade

CAPÍTULO 18

Ana Rosa Detílio • Luciana Leis

Introdução

A família monoparental não é nova, na verdade, ela já existe há tempos, fruto de situações como viuvez, divórcio ou gravidez não planejada. No entanto, o que chamamos hoje de monoparentalidade por escolha, essa sim, é reflexo da contemporaneidade e das mudanças nos modelos de família tradicional.

Podemos dizer que a família está sendo redesenhada e esse processo é marcado, cada vez mais, pelas relações afetivas e pelo desejo pessoal, onde a presença de um casal heterossexual não é mais condição determinante para que um determinado grupo de pessoas, independente do seu tamanho e componentes, seja considerado família.[1]

Assim, a monoparentalidade por escolha se dá, na maioria das vezes, quando uma mulher decide buscar de forma ativa por um filho, sem a presença de uma parceria para esse projeto. Ela pode ser fruto de relações sexuais esporádicas com fins unicamente reprodutivos, adoção, inseminação caseira com uso de sêmen de doador conhecido ou desconhecido ou, ainda, proveniente de tratamentos de reprodução assistida com uso de sêmen de doador.

Nas clínicas de reprodução humana, percebemos que essas mulheres, muitas vezes, se encontram na faixa etária entre 40 e 50 anos, dispõem de segurança financeira e bom grau de escolaridade. Muitas priorizaram a carreira em detrimento dos vínculos afetivos, sendo que é comum percebemos em seus discursos dificuldades em relacionamentos anteriores, medo de ficarem sozinhas no futuro e receio de arrependerem-se de não terem tentado engravidar.

Em geral, a família por elas almejada é baseada no modelo tradicional, com a presença de pai, mãe e filhos, porém, com a pressão exercida pelo relógio biológico e a ausência de um companheiro para essa parceria, estas acabam decidindo seguir com o projeto pessoal de terem um filho, mesmo sozinhas, com receio de não disporem mais de tempo para isso no futuro.

Nos atendimentos junto a essas pacientes, notamos que sustentar essa escolha nem sempre é fácil, uma vez que esse projeto costuma ser marcado por ambiguidades e muitos questionamentos: "Tenho o direito de privar meu filho de ter um pai?", "Posso me permitir ser mãe desta maneira?", "O que os outros irão pensar dessa minha escolha?".

Embora esses questionamentos sejam muito recorrentes, geralmente não as impedem de irem em frente com o seu desejo e projeto pessoal. Muitas passam um longo tempo planejando a chegada de um bebê, se programando para recebê-lo e até mesmo arquitetando respostas para se defenderem de possíveis julgamentos alheios que possam surgir em decorrência desse tipo de escolha.

Boa parte dessas mulheres espera ainda ter a chance de dar um pai a seu filho em um relacionamento futuro, pois acreditam ser importante a figura de um pai dentro do lar. Porém, como encontrar um parceiro é algo que pode acontecer em qualquer idade mas não se pode ser mãe a qualquer momento, essas acabam optando pela monoparentalidade.[2]

Motivações e possíveis implicações emocionais

Considerando a ausência de um companheiro, muitas buscam apoio para a concretização desse desejo junto à familiares e amigos, o que acaba as ajudando bastante com relação a se sentirem mais confiantes e fortalecidas para esse processo. As que não podem contar com esse apoio e que procuram por tratamentos para engravidar, geralmente, buscam na figura do(a) médico(a) ou no(a) psicólogo(a) da clínica de reprodução assistida um suporte que possa validar a elas seu desejo e esse tipo de escolha de formação familiar.

Classificar de egoísmo as demandas dessas mulheres é tomar o senso popular como referência, desconsiderando a realidade subjetiva de cada uma. Acrescido a isso, o desejo de ter um filho é um projeto que toma o ego/eu como referência[1] e que tem suas bases nos núcleos inconscientes dos indivíduos.

Assim, o desejo de filhos está atrelado a questões narcísicas importantes, onde se busca ver traços de si na criança, realizar antigos desejos por meio desta e se tornar imortal, de alguma maneira, através da transmissão da herança genética. Todos esses são aspectos narcisistas saudáveis e que fazem parte do projeto de ter filho.

Para a mulher, o desejo de filho tem também implicações com sua identidade de gênero, de poder provar sua feminilidade através de um rebento. Para algumas, somente a maternidade, através da gestação de um filho biológico, pode faze-las se sentirem pertencentes ao sexo feminino.

Considerando o desejo de filho(s), mais especificamente junto as que buscam pela monoparentalidade, estudos mostram que entre as principais motivações para esse tipo de escolha estão: medo de ficarem sozinha no futuro, expectativa de obterem um sentido para uma vida pobre de relações, perda de um filho ou, simplesmente, desejo de ser mãe.[2]

Um aspecto a ser ressaltado é que, nos últimos anos, temos percebido uma demanda crescente por mulheres, acima de 45 anos, buscando realizar reprodução independente através de recepção de óvulos e espermatozoides ou embriões. Durante os atendimentos psicológicos, não é incomum percebermos grande receio de ficarem sozinhas na velhice, sem terem com quem contar para cuidarem delas e abandonadas à solidão pelos familiares e amigos. Apostam no filho a saída para esse desamparo, em muitas situações, constitucional.

Silvia Bleichmar[3] nos auxilia a pensar sobre esse assunto, quando discute o sentimento de solidão, a partir de Melanie Klein[*] (1968), onde coloca que no estado de solidão há uma busca incansável por um estado interno perfeito, sendo que ocorre uma discordância entre o objeto encontrado e o esperado, onde o encontrado é sempre insatisfatório para preencher o desejo do encontro absoluto. De um lado temos a ilusão de um preenchimento narcisista e, do outro, a insatisfação narcisista que todo encontro com o objeto real impõe.

Dessa maneira, uma escuta e interlocução cuidadosa são de grande valia junto às pessoas que buscam pela monoparentalidade por escolha. É preciso identificar, em meio às tantas demandas que possam existir por um filho, se o desejo de parentalidade, de se tornar mãe, está ali presente.

Além disso, existem diversos questionamentos e críticas relacionadas a esse tipo de configuração familiar, uma vez que, com a ausência de um pai, o receio que diversos psicanalistas têm é que não haja alguém para fazer a função paterna, ou seja, estabelecer um corte na relação simbiótica entre mãe-bebê, ficando, assim, a criança alienada no desejo de sua mãe, prejudicando seu processo de subjetivação. Somado a isso, sem a presença de uma figura do sexo oposto, isso poderia ser danoso à identidade sexual e de gênero dessas crianças.

É importante ressaltar que a psicanálise nos fala que as funções materna e paterna são distintas e que cada uma, dentro de suas peculiaridades, contribuem para o desenvolvimento psíquico de um filho. No entanto, é importante marcar que a função paterna está diretamente ligada à mãe, uma vez que é ela quem inscreve o pai (ou seu substituto) na vida do filho.[4]

Boamorte,[4] citando Dor[**] (1991), nos explica que a dimensão do pai simbólico transpõe a existência de um homem real, portanto, quando falamos em função paterna, esta não está relacionada a um indivíduo específico, já que pode ser exercida por qualquer pessoa que consiga fazer a função de separação da díade mãe-bebê.

A função paterna se relaciona a tudo que possa drenar e deslocar os investimentos maternos, mostrando à criança que a mãe não é um objeto exclusivamente dela. Essa função pode ser exercida, por exemplo, até mesmo pelo retorno da mãe ao trabalho ou à outras atividades que excluam a criança.

---

[*] Klein M. Sobre el sentimento de soledad. In: El sentimento de soledad y otros ensayos. Buenos Aires: Hormé, 1968.

[**] Dor J. O pai e sua função em psicanálise. Rio de Janeiro: Jorge Zahar, 1991.

Desse modo, pensando as famílias onde há existência somente da mãe, esta pode assumir, no plano psíquico, tanto a função materna quanto, paralelamente, contribuir para os aspectos faltantes. A mãe pode transmitir o afeto e a "lei", à medida que inclui um "terceiro" em meio à sua relação com o filho.[4]

Pesquisas sobre qualidade de vínculo e bem-estar das crianças em famílias monoparentais apresentaram como resultados filhos com desenvolvimento emocional normal e mães demonstrando grande prazer em exercitar suas funções. Segundo esses estudos, a parentalidade exercida por uma única pessoa não pareceu ter efeitos adversos para essas crianças.[5,6]

Apesar de estudos sobre esse tema não evidenciarem problemas para os filhos em decorrência desse tipo de constituição familiar, um receio percebido em boa parte das mães que tiveram seu(s) filho(s) por reprodução independente com uso de sêmen de doador é relacionado ao fato de como falar a esse(s) sobre sua origem e como esse(s) se sentirá(ão) com relação à sua história.

Muitas mulheres falam da preocupação relacionada ao fato de seu filho não ter um pai, de ficar uma lacuna relacionada a essa figura, afinal, um doador de sêmen não pode ser comparado a um pai e, nesses casos, temos uma verdadeira ausência paterna, diferente de outros contextos de famílias monoparentais.

Isso porque, em famílias lideradas somente pela mulher, devido a um divórcio, por exemplo, a criança pode manter contato com seu pai biológico; em famílias monoparentais devido à morte do pai, o filho costuma ter lembranças deste, escuta histórias a seu respeito, vê fotos e vídeos. Até mesmo nos casos de reprodução independente, fruto de relações sexuais esporádicas casuais para fins reprodutivos, há registros do pai biológico por meio de informações da mãe prestadas a seu respeito. Já nos casos de monoparentalidade por escolha, com uso de sêmen de doador, a figura do pai é inexistente.[7]

No Brasil, a legislação vigente coloca que os bancos de sêmen devem manter o anonimato de seus doadores. O que é informado às pessoas que recorrem a esses bancos são somente dados de características fenotípicas como cor de olhos, cor de pele, altura, tipo de cabelo etc. Alguns bancos disponibilizam, ainda, informações extras, como escolaridade, *hobbies* e profissão desses homens. Desse modo, baseadas nesses dados, as pacientes fazem a escolha do sêmen de acordo com seu tipo de preferência.

Assim, caso a mãe não encontre alguém futuramente para uma parceria, a família monoparental terá que lidar com essa diferença de formatação comparada a maioria das famílias, fato que não faz desse tipo de família nem melhor e muito menos pior que as outras, mas sim, diferente dos padrões atuais.

Pensando a atuação psicológica a partir de casos clínicos

Michele (nome fictício), aos 46 anos, já havia realizado duas transferências de embriões, sem sucesso, em outra clínica com óvulos próprios, que congelou aos 41 anos. Pensou em importar óvulos de banco do exterior, quando lhe foi oferecida, pela clínica atual, a possibilidade de embriorrecepção, já que a mesma precisaria tanto de gametas masculinos quanto femininos.

No atendimento psicológico junto à paciente, ficou evidente que o processo de luto e renúncia pelo filho biológico ainda não haviam se concretizado, considerando que já tinha renunciado à constituição de uma família normativa, quando teve que optar pela monoparentalidade para ser mãe pois, segundo ela, ao longo de sua vida teve alguns relacionamentos que não evoluíram.

Acrescentou que cada negativo a fazia pensar que, se ela tivesse um parceiro, não estaria passando por vivências tão desafiadoras e que, estar sozinha, neste momento, era muito difícil. Sua fala vai ao encontro da literatura sobre esse tema, a qual aponta que estas mulheres teriam desejado obter seus filhos em um relacionamento afetivo e que isso ainda estaria presente em seus planos.[8]

Lidar com a culpa e a raiva por não terem realizado o projeto parental nos moldes tradicionais, não possuírem um parceiro para compartilharem tais vivências e ainda se sentirem totalmente responsáveis pelo fracasso quando se deparam com o negativo do tratamento, são situações que muitas precisam enfrentar ao longo deste trajeto, pois provoca desarticulações, considerando que os modelos familiares ao seu redor não condizem com a realidade que buscam.

Além disso, os resultados negativos inerentes às técnicas de reprodução assistida, muitas vezes, não são considerados por essas mulheres, as quais, por não serem, a *priori*, portadoras de qualquer tipo de infertilidade, acreditam no teste positivo de gravidez como único resultado. Pensam ser fácil engravidar a partir dos tratamentos, o que, na prática, não se mostra verdadeiro, já que as técnicas de reprodução assistida têm seus limites de sucesso, principalmente considerando a idade da mulher. Dessa maneira, o trabalho psicológico junto às expectativas idealizadas a partir dos tratamentos se faz bastante importante junto a essas pacientes.

Voltando ao caso de Michele, a mesma contou, na consulta psicológica, ter ótima condição financeira, "apesar do dinheiro ser do pai", e que seu pai e sua mãe seriam sua rede de apoio frente ao projeto parental, embora já fossem de idade avançada, segundo a mesma.

Quando a equipe médica contactou a paciente para oferecer-lhe embriões que estavam disponíveis, Michele entrou em contato com suas angústias e decidiu por um tempo a mais para pensar. Vale ressaltar que aquilo que cabe perfeitamente do ponto de vista médico pode não caber no mundo psíquico.[9] Assim, o atendimento psicológico se mostrou fundamental frente à tomada de decisão da paciente, que necessitava constituir um espaço genuíno para um filho possível.

Após um ano a paciente, então com 47 anos, voltou para solicitar óvulos e sêmen importados, porém, ainda demonstrou dificuldades frente às suas decisões, tendo rejeitado duas ofertas de óvulos, porque as doadoras não tinham olhos claros, apesar de ela não os ter. Sobre o doador de sêmen, dizia que desejava que este tivesse as características de sua família: "pessoas de pele e olhos claros". E seguiu postergando o início do tratamento.

A evolução das técnicas de reprodução assistida e o acesso a elas, principalmente para os mais abastados financeiramente, possibilitam cada vez mais que as pessoas selecionem características dos doadores que mais vão ao encontro de suas expectativas. Para Lopes e Travain,[2] dentro do contexto de reprodução independente, mulheres mais "seguras", decorrentes de todo desenvolvimento sociocultural, narcisicamente podem dissociar e, algumas vezes, até negar a participação do outro na gravidez, como uma espécie de fantasia de autogestação, embora, ainda assim, para engravidar necessitem de espermatozoide de um homem.

Atualmente, as mulheres dispõem de recursos técnicos científicos que possibilitam maior controle de seus corpos, auxiliando na realização do desejo de procriar. O ato sexual tem perdido sua importância, deixando de ser o elo entre as gerações.

Quando Michele estava com 49 anos, retornou à clínica de reprodução assistida e veio a engravidar na terceira transferência de embriões, da maneira como desejava, ou seja, com óvulos e sêmen importados. Aos 50 anos, seu filho nasceu.

Considerando que os artefatos tecnológicos se referem a meios produzidos a fim de responder a alguma necessidade colocada socialmente, cujo caráter e alcance dependem das questões envolvidas no seu aparecimento, pode-se deduzir que o desenvolvimento de uma tecnologia especial não se dá por acaso ou de forma neutra: responde a carências colocadas por um meio social específico num momento histórico determinado.[10]

Após cinco meses do nascimento do seu bebê, a paciente foi, novamente, até a clínica onde realizou seu tratamento e mostrou fotos do seu filho, um menino loiro de olhos azuis, segundo ela: "como queria". Contou que estava vindo de uma consulta médica pois, após o parto, um quadro de esclerose múltipla havia se instalado. Relatou que tinha tido uma única crise quando jovem, que havia "até esquecido" desse diagnóstico, por isso não o mencionou quando estava em tratamento. Acrescentou que estava com muitas dores e que não conseguia segurar seu bebê. Acrescido a isso, estava tendo muitos problemas com sua mãe, que se recusava a ajudar nos cuidados com a criança, e dizia a ela: "Você não quis? Agora você quem cuide!".

A paciente recebeu na clínica que realizou seu tratamento acolhimento psicológico, tendo suporte e escuta às suas angústias, medos e inseguranças que se mostravam como protagonistas, já que, segundo a mesma, não tinha mais ninguém a quem recorrer, pois a rede de apoio que acreditava ter não se mostrava real. Na sessão, foram abordadas possibilidades de apoio frente aos cuidados com o bebê mas, também, a urgente necessidade de apoio a ela, que se encontrava no puerpério em meio a tantos desafios.

Esse caso apresenta uma série de questões que nos norteiam a pensar a monoparentalidade feminina por opção e, ainda, a maternidade tardia, a qual vem se tornando cada vez mais comum. Traz, também, uma realidade que muitas vezes não chega às clínicas de reprodução assistida, pois as pacientes, dificilmente, voltam às mesmas depois da gestação.

Michele parece retornar à clínica por se sentir sozinha, recorre e busca acolhimento no lugar que, em seu psiquismo, fez parte da constituição do seu projeto parental e que, diante das adversidades enfrentadas, projetou o lugar do pai, sustentando a fantasia de não estar sozinha nesta trajetória.

A partir dessa primeira visita de retorno à clínica, após nascimento de seu filho, ela passou a ir com mais frequência àquele local, também em dias que não tinha consulta psicológica, sempre se queixando e dizendo que não sabia o que fazer frente à situação que enfrentava. A transferência que ela realizara para com a clínica, colocada no do lugar do pai, era clara. Ela retornou para reivindicar os cuidados que a rede de apoio, a qual ela idealizou inicialmente, não estava provendo.

Nas sessões, pôde-se abordar o tema buscando reorganizar tais equívocos constituídos por seu psiquismo fragilizado. A escuta qualificada ofertada nas consultas psicológicas se mostrou fundamental diante das repercussões emocionais presentes, oferecendo suporte e cuidado frente à jornada da paciente.

A contratransferência da clínica para com ela também se mostrou presente, observou-se uma comoção exacerbada por parte de alguns membros da equipe, que saíram em busca de alternativas para solucionar os problemas da mesma, dispondo, inclusive, de seus recursos pessoais para ajudá-la.

Diante dessa situação, a intervenção psicológica para com a equipe norteou os papéis e lugares a serem ocupados, os reorganizando a fim de atender às necessidades da equipe e da paciente. Nem sempre as equipes reconhecem as demandas dos clientes e os lugares em que são colocados contratransferencialmente, tanto antes e, até mesmo, depois dos tratamentos.

Após pouco tempo, a paciente voltou à clínica somente para as sessões psicológicas, as quais duraram mais três encontros, quando a mesma interrompeu os atendimentos.

A partir desse caso clínico, percebemos os possíveis riscos psíquicos que podem fazer parte das ofertas da biotecnologia na contemporaneidade. Quando não há uma escuta cuidadosa diante das demandas dos(as) pacientes no contexto de reprodução assistida, muitos filhos podem chegar sem um verdadeiro lugar para poderem existir, fruto somente do desejo de satisfações narcísicas ou outras demandas que não, de fato, o desejo de dar vida a um outro.

Na atualidade, observamos as mulheres contarem com os recursos ofertados pela medicina como aliados para o adiamento da maternidade e, apesar dos altos custos dos tratamentos de reprodução assistida e todas as dificuldades que se mostram inerentes a estes, a busca por tratamentos parece só aumentar. Há de se considerar que a maternidade, ainda que seja um dos pilares da identidade feminina, não é mais a única fonte de realização da mulher; a carreira e as constantes demandas do mercado de trabalho as direcionam, muitas vezes, a postergarem o projeto parental, sendo que, em vários casos, essas se deparam com os limites do seu potencial reprodutivo.[11]

Certa vez, uma paciente, fora do contexto de reprodução assistida, de 37 anos, sem parceiro naquele momento e em grande ascensão profissional, relatou em consulta psicológica que fazia parte de sua vida o plano de ser mãe e que não teria problema em "ser mãe solo". No entanto, esse era um projeto para o futuro, sendo que, em certo momento, disse: "não precisamos mais dos homens para ter filhos". Questionou-se, então, quando seria esse futuro, e ela respondeu: "as técnicas de reprodução assistida estão muito avançadas e, provavelmente, vou contar com elas lá na frente".

Buscou-se então, neste atendimento, desmistificar os tratamentos, falando das reais possibilidades inerentes às técnicas de reprodução assistida e modos da paciente buscar viabilizar esse seu projeto no futuro, a partir do congelamento de seus oócitos. Se faz importante considerar também que, para algumas mulheres, parece haver uma expectativa de que o arsenal técnico científico, aliado à sua ilusão de controle que os tratamentos podem oferecer, irão solucionar não somente o desejo de filho mas, também, conflitos que podem se encontrar em outras esferas da vida. Nesse contexto, abordar tais questões se mostra imprescindível a fim de que essas mulheres possam estar mais conscientes de suas escolhas, o que irá sustentar o percurso que o tratamento demanda, se assim elas decidirem.

Monoparentalidade masculina

A monoparentalidade por escolha não é exclusividade da mulher, ela também pode ser masculina e decorre da circunstância de um homem buscar sozinho pela parentalidade, por meio de adoção ou do uso de técnica de reprodução assistida.

Nas clínicas de reprodução assistida esses casos ainda se apresentam em números significativamente menores, comparado a mulheres, pois sua complexidade no que tange ao tratamento é ainda maior. Nesse modelo, o homem necessita tanto de um útero cedido por uma mulher que possa gerar seu filho como, também, da doação de óvulos que possam ser fertilizados com seus espermatozoides, e ainda sendo tanto o óvulo quanto o útero de mulheres diferentes.

Apesar de, por vezes, serem desencorajados socialmente por conta de estereótipos de uma sociedade que busca se portar de forma normativa, onde um homem não sustentaria uma família sem uma mulher, observamos, ainda assim, de modo discreto, uma transformação no que tange à busca pela monoparentalidade masculina por opção.

Cabe considerar que a família contemporânea vem sofrendo transformações significativas ao longo do tempo e a figura paterna vem acompanhando tal movimento, o que vem gerando desafios, tornando necessário novos entendimentos frente à sociedade em que vivemos. Atualmente, dentro da diversidade familiar, lares monoparentais formados por homens constituem um fenômeno emergente.[2] Ao trazer à cena famílias monoparentais em que os pais homens se propõem a viver a parentalidade com os filhos, assumindo exclusivamente a responsabilidade e os cuidados por estes sem uma mulher, em certa medida significa romper com a norma representada pelo binarismo: homem-pai-provedor × mulher-mãe-cuidadora.

Temos observado, em nossa sociedade, uma importante transformação frente às tarefas e cuidados dos pais para com os filhos. Percebemos uma dança de lugares no que tange aos cuidados com a prole e os estereótipos tradicionais do homem-pai-provedor vêm se transformando e os aproximando mais dos cuidados e da educação dos filhos. Tal fenômeno tende a promover mais transformações acerca dos modelos de paternidade.

Uma pesquisa realizada por Campeal et al.,[12] que buscou compreender as experiências e significados vivenciados por homens em famílias monoparentais masculinas, concluiu que nos cinco casos estudados o vínculo dos pais com seus próprios pais foi caracterizado pela fragilidade, pelo distanciamento e pela negatividade, o que os levou a desconsiderarem essa figura como referência de como ser pai. Desse modo, estes saíram em busca de outras referências para constituírem melhor o lugar que pretendiam oferecer como cuidadores de seus filhos.

Considerando que as referências paternas são oriundas do ambiente nos quais os homens se desenvolveram, essas serão relevantes na constituição do pai que se tornarão e na construção de suas próprias famílias, mesmo que seja, em certos casos, pelo anti-modelo, o qual tem como base, inevitavelmente, o modelo paterno.

Vale considerar que as mudanças atuais nos estereótipos do homem somente como pai-provedor para com os filhos, vem promovendo um modelo mais afetivo e participativo de pai frente aos cuidados com os mesmos, portanto, podemos inferir que tal fenômeno possa contribuir para homens mais habilidosos com o cuidar e, a partir disso, que esses venham a desejar se arriscar mais na monoparentalidade por opção.

Tantas mudanças de papéis convocam a sociedade a rever os conceitos sobre a condição do pai e da mãe no que tange aos cuidados dedicados aos filhos.

As possibilidades oferecidas pelas técnicas de reprodução assistida abrem espaço para mais um modelo de constituição familiar: a monoparentalidade masculina por escolha e, com ela, uma mudança mais intensa no papel de pai, passando a ser o de pai-provedor-cuidador. Desse modo, não haveriam funções exclusivamente maternas e paternas, mas sim funções parentais, que poderiam ser sustentadas independentemente do gênero do genitor.[13]

Entende-se que muito ainda necessita ser discutido e pensado, considerando que a monoparentalidade masculina por opção é um fenômeno pouco estudado, principalmente quando as técnicas de reprodução assistida estão inseridas.

Considerações finais

As técnicas de reprodução assistida vêm colaborando para a ampliação do repertório de possibilidades nos modos de fazer família, quebrando paradigmas e promovendo um reordenamento de valores e funções.

Reorganizar os entendimentos já estabelecidos sobre as organizações familiares é uma tarefa que, embora difícil e desafiadora, se mostra urgente, pois remete às desigualdades nas divisões de atribuições e cuidados para com os filhos entre homens e mulheres ao longo da história da humanidade.

Se faz ainda imprescindível ressaltar que na monoparentalidade, seja feminina ou masculina, é indispensável a presença da uma rede de apoio que se apresenta como uma ferramenta fundamental, auxiliando na construção de um ambiente que favoreça o exercício das funções parentais, promovendo continência e suporte às necessidades dessas famílias.

A temática da monoparentalidade, promovida pela reprodução assistida, se apresenta como um vasto campo que precisa ser compreendido como um processo complexo e pluridimensional e a psicologia reitera a convocação para nos debruçarmos diante deste cenário.

Referências bibliográficas

1. Quayle J, Dornelles LMN. Monoparentalidade programada e reprodução assistida: da "produção independente" à utilização de sêmen *póst mortem*. Mudanças – Psicologia da Saúde [periódicos na internet]. 2015. Acesso em 20 de março de 2022. Disponível em: https://www.researchgate.net/profile/Julieta_Quayle/publication/284547794_Monoparentalidade_Programada_e_Reproducao_Assistida_Da_Producao_Independente_a_Utilizacao_de_Semen_post_mortem/links/568ec2a608ae78cc051608ab.pdf.
2. Lopes HP, Travain ASA. Monoparentalidade feminina e masculina na era tecnológica. In: Avelar CC, Caetano JPJ. Psicologia em Reprodução Humana. São Paulo: SBRH, 2018. p.46-51.
3. Bleichmar S. El sentimento de soledad. In: Bleichmar S. La construcción del sujeto ético. Buenos Aires: Paidós, 2011. p. 39-63.
4. Boamorte JB. As funções materna e paterna na família monoparental. O portal dos psicólogos, 2014. Acesso em 1 de março de 2019. Disponível em: http://www.psicologia.pt/artigos/textos/A0787.pdf.
5. Murray C, Golombok. Solo mothers and their donor insemination infants: follow-up at age 2 years. Human Reprod. 2005; 20(6): 1655-60.
6. Chan RW, Raboy B, Patterson CJ. Psychosocial adjustment among children conceived via donor insemination by lesbian and heterosexual mothers. Child Dev. 1998; 69(2):443-57.
7. Graham S. Being a 'good' parente: single women reflecting upon 'selfisness' and 'risk' when pursuing motherhood through sperm donation. Anthropology & Medicine. 2018; 25(3):249-64.
8. Farinati DM, Dornelles LMN, Pena M. Doação/recepção de material genético: mães sós, casais em idade avançada. Em: Straube K, Melamed R. Guia de recomendações de atenção psicossocial nos centros de Reprodução Assistida. São Paulo: Soul, 2018. p.31-5.

9. Seibel D. Pensando a ovodoação. Em: Melamed R, Quayle J. Psicologia em reprodução assistida: Experiências Brasileiras. São Paulo: Casa do psicólogo, 2006. p.154-66.
10. Oliva Augusto MH, Mendosa D. Tecnologias de reprodução assistida, regulação e monoparentalidade: entre a autonomia e o individualismo. ID [periódicos na internet], 2022. Acesso em 10 de novembro de 2022. 10(28):129-52. Disponível em: https://revistas.unam.mx/index.php/inter/article/view/83293.
11. Montagnini HL, Lopes HP. A mulher solteira e o desejo de ser mãe. Em: Straube K, Melamed R. Temas Contemporâneos de Psicologia em Reprodução Humana Assistida: a infertilidade em seu aspecto psicoemocional. São Paulo: Livrus, 2015. p.15-24.
12. Campeal AR, Pereira CRR. A paternidade em famílias monoparentais masculinas: a perspectiva bioecológica. Arq. bras. psicol. [periódicos na internet], 2021. Acesso em 25 de outubro de 2022. 73(1):121-136. Disponível em: http://pepsic.bvsalud.org/scielo.php?script=sci_arttext&pid=S1809-52672021000100009&lng=pt.
13. Tachibama M, Rezende GG. Como é ser pai numa família monoparental masculina? Pensando fam. [periódicos na internet], 2020. Acesso em 11 de novembro de 2022. 24(2): 90-105. Disponível em http://pepsic.bvsalud.org/scielo.php?script=sci_arttext&pid=S1679-494X2020000200008&lng=pt&nrm=iso.

Pessoas Transgênero e os Tratamentos de Reprodução Assistida

CAPÍTULO 19

Juliana Roberto dos Santos

> "O migrante perdeu o Estado-nação. O refugiado perdeu a casa. A pessoa trans perdeu o corpo. Todos eles atravessaram a fronteira. A fronteira os constitui e os atravessa, os destitui e os derruba."[1]

Introdução

Escrever e pensar sobre pessoas transgênero é importante para tornar compreensível uma categoria que, por mais heterogênea que se apresente, enfrenta em seu cotidiano discriminações específicas. No entanto, essa reflexão se faz necessária, também, para afirmar a compreensão de que não é possível enquadrar essas pessoas em estruturas psíquicas ou qualquer patologia, há que se pensar em cada caso, considerando a individualidade de cada ser.

Pessoas transgênero são aquelas que não coincidem sua identidade de gênero com o sexo biológico que lhes foi designado ao nascerem. São pessoas para quem a única realidade possível é ser homem/mulher a partir da própria realidade psíquica.

> "O organismo vivo humano é, a cada tempo da ininterrupta eternidade, um estranho no ninho buscando um lugar para existir, viver e deixar sua identidade no mundo. Na sexualidade, tal movimento é essencial à expressão autêntica de si mesmo, enfrentando desafios e obstáculos para poder ser, ser gente que é, com dores, amores, imperfeições e dons, alegrias e tristezas, na vida e na morte."[2]

O imaginário social que contém transições e transações dá conta de um sujeito que se forma na dialética do "dentro" e "fora", que pertence aos espaços "entre".

Desse modo, o sujeito moderno é desestabilizado por meio das transformações e das negociações ocorridas nessa restruturação e, com isso, as identidades rompem fronteiras sociais ao experimentarem-se fora de um padrão.[3]

Pensar e agir a partir de uma identidade múltipla, que não ordene a pessoa a uma agência pré-determinada e acrítica permite que se desatrele e não se identifique, em parte, do que foi socialmente imposto. Contudo, pode ser uma tarefa difícil, embora as identidades sejam cada vez mais fluidas. A cultura ainda está baseada em um protótipo heterossexual e, por isso, responde a um certo enquadramento. Possivelmente, essa é a razão de algumas pessoas enfrentarem tanta dificuldade em serem aceitas como são.

Os estudos culturais e decoloniais denunciam, há anos, a normatividade presente na concepção de sujeito universal, isso é, na concepção de sujeito abstrato, racional e reflexivo que dominou nossa modernidade. Nos estudos culturais não existe sujeito abstrato, sem raça e sem gênero. O sujeito estaria sempre situado no tempo e no espaço, relacionado a um momento histórico, a uma certa sociedade, a uma certa cultura. O que se acredita como universal não passa da extensão de um determinado modo de viver que se torna naturalizado e acaba sendo imposto a todos.[4]

A violência não consiste apenas na universalização de uma forma de vida, mas no fato de apresentá-la como natural e neutra. Nesse sentido, qualquer um que se coloque como neutro ou isento diante da violência racial ou de gênero estaria reproduzindo a normatividade social vigente, fazendo ouvidos moucos às relações de poder, à injustiça social e à violência traumática. É salientado mais uma vez que essa neutralidade, entendida como isenção ou não implicação, não é a neutralidade requerida pela psicanálise.[4]

A violência com a população trans – a transfobia –, engloba diferentes graus de intensidade de agressão, culminando no assassinato sistemático e frequente de pessoas transgênero, particularmente no Brasil, o país que mata mais transexuais em todo o mundo, ao mesmo tempo em que é o país que mais consome pornografia trans.[5] A cada dois dias morre, em nosso país, uma pessoa trans. Os profissionais que estão inseridos na clínica de reprodução assistida, disponíveis a atender essa nova demanda de pacientes, necessitam entrar em contato com tal realidade para compreenderem parte do que se trata ser uma pessoa que está fora do padrão da normatividade no Brasil. Uma pessoa transgênero vive com medo, é vítima de violência, corre o risco de sofrer agressões e perder a vida por ser quem é.

Refletindo a partir de um caso clínico – Sobre o encontro com Inácio*

O encontro com Inácio partiu de uma necessidade específica, não como uma vontade de cuidar de si e de seus desejos, mas uma imposição vinda de seu médico.

---

* Nome fictício

A demanda para psicoterapia surgiu pela solicitação de "preparo" emocional para um processo que seria irreversível.

Sem embrago, considerando a exigência médica pelo tratamento psicoterápico por pelo menos um ano, antes da cirurgia de retirada das mamas, o paciente ingressou na psicoterapia. Ele não estava sendo acompanhado por um endocrinologista, desejo que pretendia realizar futuramente. O paciente não queria parecer mais "homem" fisicamente, com barba e a voz grossa, tinha receio de ser criticado pela mãe, que se mostrou a mais incomodada da família.

A maneira trabalhada com Inácio se pautou na não necessidade de enquadrá-lo em estruturas psíquicas ou diagnóstico. Diferente disso, a condição de homem transgênero seria considerada como doença e tal disposição, isso é, não se encaixar no corpo do nascimento, não se trata disso, como exposto anteriormente.

O paciente sentia estranheza com o seu corpo desde criança, na pré-adolescência considerava intolerável ser mulher. Quando adolescente procurou no Youtube relatos de outras pessoas que poderiam se sentir como ele, se encontrou em uma fala de outro adolescente que se designava como pessoa transgênero.

Nas sessões, aparecia alguém que buscava fora o que estava dentro, o seu "jeito de homem", um homem trans. Inácio considerava que a vagina estava escondida; a menstruação não causava incomodo em excesso, porém, as mamas eram aparentes e "grandes", o que fazia com que ele se sentisse angustiado e deprimido. Não havia uma maneira de lidar com "elas", fisicamente era impossível esquecer ou esconder. Psiquicamente, eram ainda mais presentes, não havia um só dia em que as mamas eram deixadas de lado ou sentidas de outra maneira, era insuportável viver.

Pensando na história pregressa do paciente, a irmã mais velha preferira um irmão, um menino e, assim, escolheu um nome de menino. Quando descoberto que ele nasceria com um corpo biologicamente feminino, foi mudado o nome dele, acrescentou-se apenas ao final do nome, a vogal "a". Seria o desejo dos pais que Inácio fosse um menino? O que seria essa urgência de se livrar das mamas? Ele não suportava ser mulher e por isso queria ter um corpo de homem. O desejo de cirurgia poderia se tratar de violência ao corpo ou ataque aos pais e, especificamente, à mãe? São muitas as indagações que se faz pensar sobre a recusa de Inácio em ter um corpo feminino.

Quinodoz afirma que, para que um processo analítico se instale, é preciso desprezar o corpo, a realidade concreta externa, e considerar as fantasias corporais e a realidade psíquica, assim, pensar a bissexualidade psíquica.[6] Os encontros com Inácio foram marcados pelo não esquecimento do corpo.

Foi considerado, durante o processo terapêutico, a construção da identidade do jovem indivíduo, observando os papéis da triangulação, os processos de identificação e introjeção, bem como a possibilidade de integração do sujeito a partir da aceitação de quem ele é: um homem transgênero. Isso não significou rotular ou categorizar o sujeito, mas nomear quem se é, não limitante, e sim como base de tudo mais que possa desenvolver sobre si próprio.

Durante o atendimento, foram vividos pelo paciente sentimentos de profunda solidão, percepção da não compreensão do seu modo de ser vindo das pessoas, a vivência de preconceito e medo de sofrer violência por intolerância. Inácio não sentia que era respeitado. Em certos momentos, foi observada angústia persecutória, achava que as pessoas falavam dele na rua, olhavam com dúvida se ele era homem ou mulher e, por vezes, pensava que tais pessoas tinham certeza de que ele era homem, em outros momentos, quando as mesmas olhavam para as suas mamas, achavam que ele era "sapatão".

Em sua família, a mãe não compreendia o que acontecera com "a sua filha", afirmava que demoraria para se adaptar à realidade do filho, ao mesmo tempo que se preocupava com os possíveis riscos de uma cirurgia. Além disso, a mesma pensava que "a filha" queria ser um menino, por isso, o desejo de retirada das mamas; ela não podia considerar um filho com mamas. Com relação ao pai, ele se preocupava com o filho e temia a possibilidade de suicídio e depressão caso ele não passasse pela cirurgia, por isso, o apoiara desde o início. Na Inglaterra,[7] há relatos de pais com a mesma preocupação. Lá, as pessoas trans que são contrariadas ameaçam tirar a própria vida, caso não passem pela cirurgia de redesignação de gênero.

Na experiência clínica, se esperava a sua capacidade de mentalização e simbolização. Poderia interessar-se por seu mundo interno, por sua vida psíquica e capacidade criadora, gosto pela vida? Foi pensado que dificilmente ele poderia encontrar um sentimento de coesão interna e uma reunificação da pessoa dele sem reconciliar-se com a primeira metade de sua vida, ele poderia ser ajudado a reencontrar o seu passado infantil e reconstruir a sua história interna. No entanto, o paciente não continuou as sessões e, depois da retirada das mamas, interrompeu o tratamento psicoterápico. Se pode pensar que, após a cirurgia, Inácio desejara rejeitar o seu passado?

É importante que o profissional de saúde mental tenha claro que se sabe sobre o outro a partir do momento que é convocado a se colocar no lugar de analista, alguém que poderá saber sobre os desejos de quem o procura como paciente.

Sobre os tratamentos de reprodução assistida

A pessoa transgênero precisa ser aconselhada sobre as consequências de suas intervenções médicas e receber informações sobre opções para preservar seu potencial de procriação, antes das intervenções de transição de gênero serem iniciadas. "A procriação sendo possível via técnicas reprodutivas traz como benefício a possibilidade de experimentar um modo de parentalidade, anteriormente indisponível."[8]

Para que a pessoa possa preservar a sua fertilidade, ela precisa deixar de consumir os hormônios que vão ajudá-la a transformar o corpo da maneira que deseja, isso se já tiver iniciado esse processo. Alguns estudiosos da área afirmam que a pessoa poderá se impactar ao se deparar com um corpo que não deseja mais,[8] processo por vezes angustiante, pois levará o paciente a lidar novamente com um corpo indesejado e, talvez, abominável.

Em se tratando da gravidez, em algumas situações, ao casal ou paciente poderá ser dada a opção de engravidar ao homem com útero e, esse, gestará o bebê caso a esposa, ou marido, não possam engravidar por algum motivo de saúde ou não possibilidade do corpo. Importante realçar que nesses casos se faz necessário considerar o desejo legítimo do paciente para o tratamento, pois o mesmo precisará contar com o corpo "antigo" por recomendação da equipe, que deve ser cuidadosa para propor tal indicação, tendo em vista que esse caso também poderá suscitar vivências angustiantes.

E, ainda, é comum esses sujeitos não desejarem cuidar do corpo, marcar consultas ou exames que precisam ser realizados periodicamente por qualquer pessoa. Eles se sentem envergonhados, não acolhidos nos consultórios médicos e laboratórios. Podemos pensar que os mesmos negam a realidade física do corpo? Situação extremamente preocupante pois, dessa maneira, deixam e deixarão de realizar exames preventivos, não cuidando da saúde do corpo, podendo, inclusive, adoecer sem chances de tratamento. O médico inserido na clínica também se atentará a essa necessidade de cuidado.

Cabe à equipe proporcionar um ambiente acolhedor e respeitoso, atenta à individualidade de cada paciente/casal, começando pelo nome social e o pronome usado para se referir à pessoa. É preciso respeitar o paciente e, ainda, legitimar a sua importância. É possível que essas pessoas não contem com rede de apoio, visto que muitas famílias podem se encontrar enlutadas pela perda da pessoa que o paciente trans fora no passado.

Para que os profissionais possam ser acolhedores, se faz necessário a escuta da equipe e das dificuldades e dúvidas da mesma, ela pode estar enredada à norma padrão ou preconceito. É condição *sine qua non* que os serviços de reprodução assistida estejam preparados para receber as pessoas transgênero que têm direito[9] de utilizar as técnicas de reprodução assistida para aumentar a família ou preservar a sua fertilidade, que pode estar ameaçada depois da inserção de hormônios para mudança corporal.

A parentalidade das pessoas transgênero

A parentalidade das pessoas transgênero pode representar uma dessas categorias não convencionais, combinando desejos e possibilidades reprodutivas com quebras de paradigmas socioculturais. Isso pode ser possível na sociedade contemporânea, que cultiva as particularidades, permite que se desenvolvam corpos que fogem de tentativas de normatização para que possam ser "eles próprios" e que encontrem um lugar para existir.

Entretanto, sabemos que na atualidade o modelo de família tradicional (pai, mãe e filhos biológicos) foi substituído por novos modelos. O novo modelo foi redesenhado pelas relações afetivas e pelo desejo pessoal, portanto, o casal parental existe apenas na essência.[10] Para tanto, pressupõe-se relações mais democráticas do que as estabelecidas e isso não depende só da boa vontade dos indivíduos.[11]

Dessa maneira, podemos afirmar, pensando em maternidade/paternidade, que cada um, dentro do seu próprio universo, atribui os lugares simbólicos de pai e mãe e, assim, não se trata de gênero para a definição desses papéis dentro de uma família. Contudo, a capacidade de cuidado e a qualidade do relacionamento com os filhos e filhas são os fatores que correspondem à boa parentalidade.[12]

Quanto ao psicólogo/psicanalista, ele deve levar a pessoa a considerar alguns fatores, como "o filho está a serviço de que?", "Até onde vai o excesso de narcisismo?" E atentar para a contemplação da alteridade daquele que será chamado para a vida: o bebê será o protagonista! O bebê deve ser cuidado enquanto subjetividade e isso deve ser salientado na consulta terapêutica com o paciente/casal.

Em alguns casos, haverá também a necessidade de leva-los a pensar, caso seja indicado, na recepção de gametas ou embriões e tudo o que essa escolha envolve, como abrir mão da própria genética e da perda que isso circunda, e na possibilidade de filiação. O casal/paciente deve ser levado a pensar também sobre a manutenção de segredos que podem ser sobre a origem do filho ou identidade de gênero do pai ou mãe e o possível impacto para a criança.

Baseado no que foi relatado acima, parece que serão mais os julgamentos morais advindos de diferentes esferas da sociedade devido ao fato de ter um pai ou mãe transgênero, excesso de narcisismo dos pais e o não reconhecimento da alteridade do bebê ou o peso do segredo, de qualquer ordem, que poderá apresentar consequências para a criança.

Se considera que é tarefa do profissional de saúde atentar para essas configurações que estão emergindo cada vez mais em nossa sociedade. Não há de se categorizar, entretanto, que ele é um pai/mãe, ou ela é uma mãe/pai; ele é, na verdade, um pai e ela é, na verdade, uma mãe. Não se trata de uma mera e simples troca de lugares, mas da construção de um outro lugar e de outros sentidos.

"...nesse terreno, a única certeza é a diversidade. Diversidade de experiências, diversidade de arranjos familiares, diversidade de possibilidades."[13]

O nosso trabalho, que se propõe a receber e cuidar de pessoas, entende que é necessário compreender como a identidade que se encontra em si mesmo se insere no mundo e nas relações, levando o paciente a pensar da forma mais verdadeira possível, para que possa se constituir de maneira mais real, podendo escolher, decidir, assumir quem é e, assim, exercer a parentalidade frente ao filho desejado e àquela família constituída.

Considerações do trabalho clínico

Em atendimento a pessoas transgênero, mesmo que elas ainda não procurem em grande escala o consultório para análise ou consulta terapêutica na clínica de reprodução assistida, é essencial que não tentemos encontrar um sujeito igual ao outro, há que se considerar sempre que nunca há dois semelhantes, cada um tem a sua história, o seu temperamento, o seu modo de abordar as dificuldades. Com cada um, a noção de transgênero adquirirá um significado particular.

Devemos desconfiar de rótulos que, como um grilhão, imobilizam a pessoa e a impedem de evoluir. O rótulo pode fixar características que são muito distantes dos fatores que moldam uma personalidade e que, na verdade, são um mistério. O rótulo "trans", "pessoa trans" ou "transgênero" parece ser mais rígido, pois condensa uma variedade infinita de tendências em uma única categoria. Algumas pessoas podem se sentir confortáveis com a denominação dada, desde que não pareça trair seu ser profundo. Outros, ao contrário, podem ficar apavorados com a ideia.[6]

O que podemos fazer, segundo Butler, citado por Gondar e Coelho,[4] é "relaxar o domínio coercitivo das normas com a finalidade de viver uma vida mais vivível". Para isso, devemos "salvaguardar os rompimentos com a normatividade e oferecer apoio e afirmação para os que realizam essas rupturas".

Para concluir, podemos usar as ideias de Butler com relação a todas as normas, não apenas a de gênero. Elas valem para a normatividade, de modo geral, e para a psicanálise, em particular: "a ideia de salvaguardar, proteger os rompimentos com a normatividade e oferecer apoio a quem os faz está próxima do trabalho que realizamos. Ou, ao menos, do que nos dispomos a realizar. Que saibamos trabalhar nessa via, construindo, com os analisandos, um espaço onde possam criar suas próprias normas, obedecendo à sua própria forma de vida e não às nossas ou aos nossos preceitos".[4]

Referências bibliográficas

1. Preciado PB. Eu sou o monstro que vos fala. Relatório para uma academia de psicanalistas. Tradução Carla Rodrigues. 1. ed. Rio de Janeiro: Zahar, 2022.
2. Rezende ACF. A Gênese da identidade de um jovem transgênero a partir da Triangulação Edípica – Apresentação de um caso clínico. Em: Friedmann MRM e Mello MLM (Org.). XXI Simpósio APP. São Paulo, 2020.
3. Braidotti R. Becoming-Woman: Rethinking the Positivity of Difference. Em: Heilburn C, Miller N. (Org.) Bronfen E, Kavka M. (Eds.). Feminist Consequences: Theory for the New Century. Columbia University Press, 2001.
4. Gondar J, Coelho NEJ. Psicanálise e Normatividade. Rio de Janeiro: Tempo Psicanalítico, 2021. v. 53.1, p. 202-20.
5. Lewkowicz S. Violência de gênero: os violentos "laços do mundo com o eu trans." Em: 26º Encontro do Curso de Especialização em Psicoterapia Psicanalítica. O masculino e o feminino questões atuais em psicoterapia psicanalítica. Levinzon e Yamamoto (Orgs.). São Paulo, 2022.

6. Quinodoz D. Un/a paciente transexual en psicoanálisis. Trabajo presentado em el XL Congreso Internacional de Psicoanálisis, celebrado en Barcelona, 1997. Psicoanálisis APdeBA – Vol. XIX – Número 3 – 1997.
7. Elliachef C. A criança transgênero. Seminário Transdisciplinar Internacional promovido pela La Cause des Bébés. Paris, 2022.
8. Avelar CC. Parentalidade Transgênero. Psicologia em Reprodução Assistida. Em: Quayle J, Dornelles LMN, Farinati DM. (Orgs.) São Paulo: Editora dos Editores, 2019.
9. Conselho Federal de Medicina (CFM). Resolução nº 2.294/2021. Acesso em 10/11/2022. Disponível em: https://sistemas.cfm.org.br/normas/arquivos/resolucoes/BR/2021/2294_2021.pdf.
10. Santos JR. Single parenting – a new family arrangement. Trabalho apresentado no VII Seminário Internacional Transdisciplinar sobre o bebê. Comunicação oral (on-line). Instituto Langage; Hópitaux Universitaires Pitiê Salpêtrière Charles Foix e UPMC Sorbonne Universités (Orgs.). (no prelo). Paris, 2021.
11. Badinter E. Um amor conquistado: o mito do amor materno. Editora Nova Fronteira, 1980.
12. Zambrano E. Parentalidades "impensáveis: pais/mães homossexuais, travestis e transexuais." Horizontes Antropológicos, 2006. vol.12, n.26, 123-47.
13. Medrado B, Lyra J. O homem no processo de ter filhos. Rede Saúde, Dossiê Humanização do Parto. Rede Nacional Feminista de Saúde, Direitos Sexuais e Direitos Reprodutivos. São Paulo, 2002.

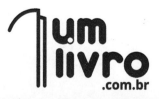